AF469087

ÉTUDES

SUR

LES EAUX MINÉRALES D'URIAGE

PRÈS GRENOBLE (ISÈRE)

ET

SUR L'INFLUENCE PHYSIOLOGIQUE DES EAUX EN GÉNÉRAL

ET LES DIVERS MODES DE LEUR EMPLOI.

PAR J. VULFRANC GERDY

MÉDECIN INSPECTEUR DE CES EAUX, PROFESSEUR AGRÉGÉ A LA FACULTÉ DE PARIS, MEMBRE-CORRESPONDANT DE L'ACADÉMIE NATIONALE DE MÉDECINE, DES SOCIÉTÉS DE MÉDECINE DE LYON, DIJON, ETC.

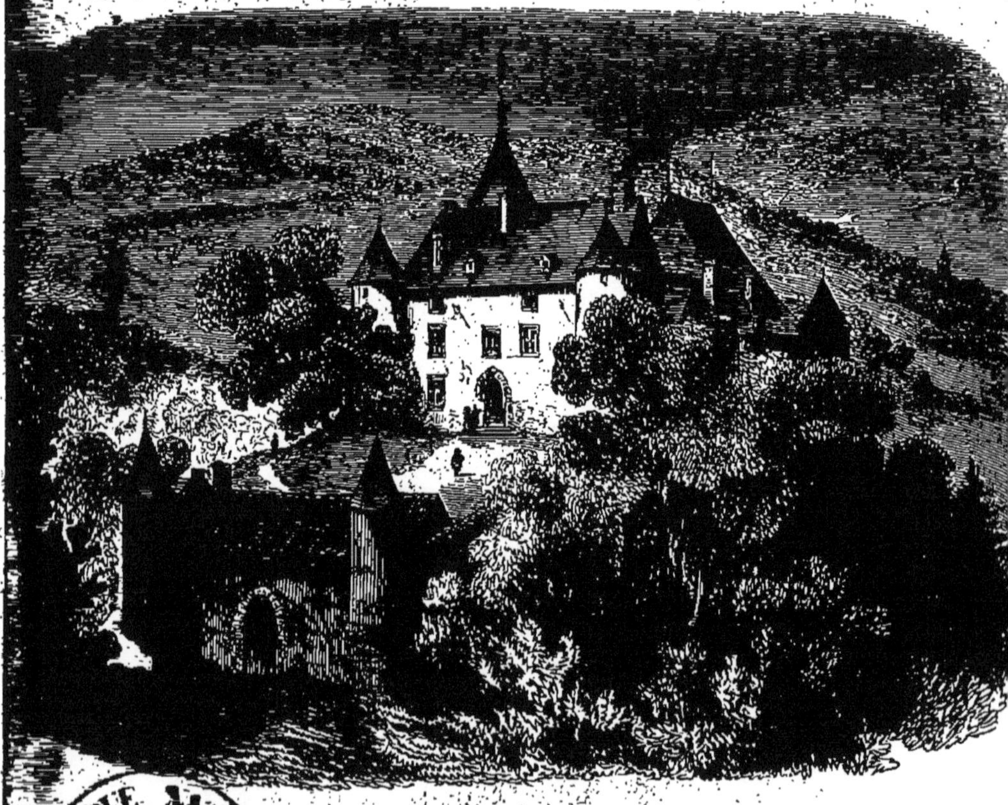

CHATEAU D'URIAGE (Album d'Uriage)

PARIS

LABÉ, LIBRAIRE DE LA FACULTÉ DE MÉDECINE,

PLACE DE L'ÉCOLE-DE-MÉDECINE, 4

1849

ÉTUDES

SUR LES

EAUX MINÉRALES D'URIAGE.

PARIS. — IMPRIMÉ PAR PLON FRÈRES
RUE DE VAUGIRARD, 36.

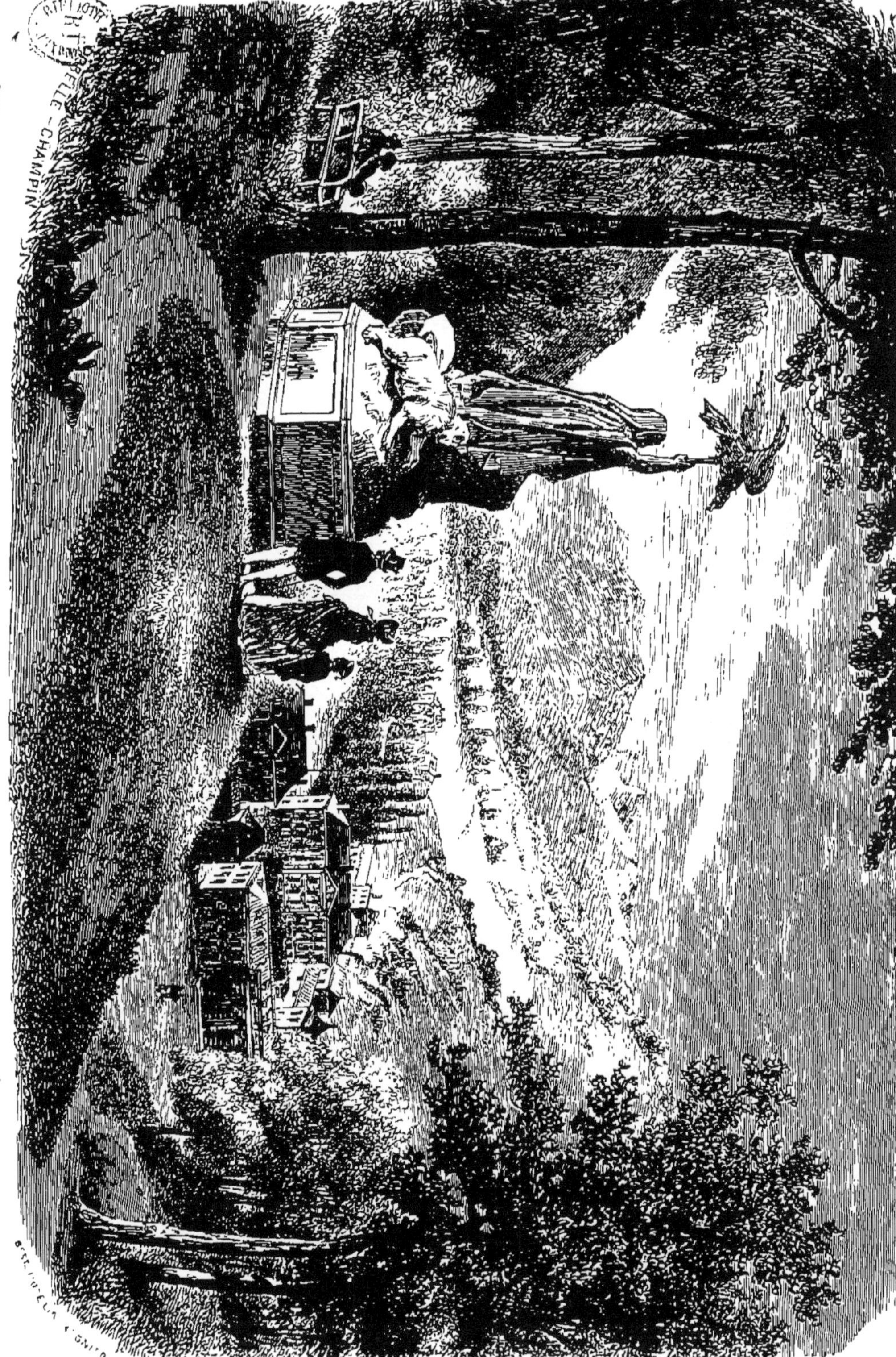

ÉTUDES

SUR

LES EAUX MINÉRALES

D'URIAGE

PRÈS GRENOBLE (ISÈRE)

ET

SUR L'INFLUENCE PHYSIOLOGIQUE DES EAUX EN GÉNÉRAL

ET LES DIVERS MODES DE LEUR EMPLOI,

PAR J. VULFRANC GERDY

Ancien lauréat des hôpitaux et de la Faculté de Médecine de Paris,
ancien professeur particulier de physiologie,
médecin inspecteur de ces eaux, professeur agrégé à la Faculté de Paris,
membre-correspondant de l'Académie nationale de Médecine,
des Sociétés de médecine de Lyon, Dijon, etc.

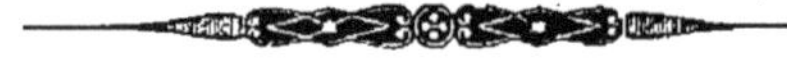

PARIS

LABÉ, LIBRAIRE DE LA FACULTÉ DE MÉDECINE
PLACE DE L'ÉCOLE-DE-MÉDECINE, 4

1849

CONSIDÉRATIONS GÉNÉRALES PRATIQUES

SUR L'INFLUENCE PHYSIOLOGIQUE DES EAUX MINÉRALES ET SUR LES DIVERS MODES DE LEUR EMPLOI.

I. La science des eaux minérales est encore dans l'enfance : on pourrait presque dire qu'elle est toute à créer. Et pourtant il existe sur les eaux minérales de nombreux matériaux épars, des matériaux importants; mais comment les réunir, les systématiser, en faire sortir un ensemble de connaissances régulièrement coordonné et qui puisse conduire à des applications faciles et assurées? Pour la solution de ce problème, une foule d'éléments nous manquent complétement.

Il me serait facile de démontrer ici que, sous aucun point de vue, l'étude des eaux minérales ne nous offre des notions précises; que, même sous le rapport des propriétés physiques et chimiques des sources, base nécessaire d'une pareille étude, nous ne trouvons presque rien de positif dans la science; que, si une source a été analysée par plusieurs chimistes, les diverses analyses présentent presque toujours des différences considérables, qui proviennent, entre autres causes, de ce qu'un très-grand nombre d'eaux minérales sont loin d'être, comme on l'a dit, invariables en quelque temps qu'on les observe, etc. Il me serait facile également de faire voir combien les effets des eaux doivent être sujets à varier, suivant que les sources sont situées dans des plaines basses ou dans des lieux très-élevés au-dessus du niveau de la mer, suivant la température des localités, leur état habituel de sécheresse ou d'humidité, suivant la différence des saisons, suivant la diversité infinie des modes de traitement, etc. Toutes choses qui viennent compliquer la question des propriétés médicales des eaux et rendre la solution plus difficile.

Mais il n'entre pas dans mon sujet de traiter ici la question des eaux minérales dans son ensemble. Je me bornerai à présenter des considérations sur les points qui se rattachent à l'objet spécial de mon travail et qui l'éclairent. Une partie des idées que je vais développer ont déjà été émises par moi antérieurement [1]; et ce que je dirai, dans ces considérations générales, me permettra de réduire beaucoup la partie de mon ouvrage consacrée à l'influence physiologique et thérapeutique de la source principale d'Uriage. Je serais heureux si, en signalant les incertitudes et les lacunes de la science, je pouvais

[1] *Recherches et observations sur les eaux minérales d'Uriage*, etc. Paris, Béchet jeune, 1838.

déterminer mes confrères à les faire disparaître par leurs observations.

II. L'influence des eaux minérales sur l'économie est très-complexe et présente un grand nombre d'éléments divers, qu'il faudrait avoir étudiés séparément et avec grand soin, pour pouvoir apprécier d'une manière sûre la valeur des effets obtenus dans tel ou tel cas donné. Si nous recherchons quelles sont les principales causes de leur action, nous trouvons, en premier lieu, l'eau elle-même, qui, par ses propriétés délayantes, communes à toutes les sources, contribue puissamment aux résultats que l'on admire; ensuite la composition chimique de chaque source, c'est-à-dire ses principes salins, gazeux, acides, etc., si diversifiés dans leur nature, dans leurs proportions, dans leurs combinaisons, et partant si diversifiés aussi dans leur mode d'agir sur l'organisme sain ou malade; puis la température de l'eau, c'est-à-dire la température à laquelle on l'administre, élément qui n'est guère moins variable, guère moins multiple que le précédent; enfin la manière dont les eaux sont employées, et c'est là encore un élément très-multiple dans ses formes, très-multiple dans ses effets. Examinons en particulier chacun des éléments simples ou multiples qui viennent d'être indiqués.

ACTION DE L'EAU.

III. On a écrit bien des pages sur les propriétés médicales de l'eau; et cependant, faute d'expériences directes et précises, on est loin d'avoir des idées bien arrêtées sur l'importance et l'étendue des effets qu'elle peut produire. On sait que la plupart des tisanes habituellement employées agissent surtout par l'eau qui en fait la base, et que les substances, plus ou moins sapides ou odorantes, dont elle est chargée, n'ont guère d'autre effet, généralement, que de faire supporter cette eau par l'estomac et d'en rendre l'absorption plus facile. Mais beaucoup de médecins font peu de cas de ces tisanes, les ordonnent seulement pour satisfaire la soif, ou par habitude, ou parce qu'on les leur demande, et ne tiennent pas grand compte de la quantité et de la température du liquide employé. On cite cependant, mais seulement pour mémoire, la méthode de certains praticiens qui faisaient boire une énorme quantité d'eau chaude pour combattre la goutte, par exemple. On sait aussi que fréquemment, dans le peuple surtout, des boissons chaudes et extrêmement abondantes sont employées pour rétablir la transpiration et provoquer des sueurs copieuses, et par là prévenir le développement d'une maladie grave, ou l'arrêter dès son origine.

Mais toutes ces pratiques empiriquement établies,

tantôt mal à propos appliquées, tantôt exagérées ou mal dirigées, parfois fort utiles néanmoins, ont peu fixé l'attention des hommes de science. Ils ont été frappés par les inconvénients, par les abus, par le ridicule ou le danger de ces manières d'agir, et n'ont pas cherché à déterminer exactement ce qu'il pouvait y avoir d'avantageux.

On a coutume de considérer comme une médecine expectante l'emploi de la diète et des tisanes, et l'on ne prend pas garde qu'avec les tisanes les plus bénignes on peut faire une médecine fort active; qu'en provoquant d'abondantes évacuations par les sueurs et par les urines, on modifie aussi fortement peut-être les liquides de l'économie qu'on le peut faire par les saignées et les purgatifs, et que, dans certains cas, le malade subit un traitement actif, quand le médecin ne croit faire que de l'expectation.

IV. Quant aux bains, qui ne sait qu'ils peuvent être d'une immense utilité dans un nombre infini de circonstances! Dans la plupart des maladies qui réclament une médication antiphlogistique, une médication sédative, leur emploi devient au moins un puissant secours, et souvent ils peuvent suppléer avec avantage à des évacuations sanguines ou à d'autres remèdes, qui ne seraient pas toujours sans inconvénients. On a rapporté beaucoup d'exemples de succès remarquables, obtenus, dans des cas de diverse nature, par l'emploi de bains tièdes répétés et prolongés. Les auteurs qui ont écrit sur les bains se sont généralement efforcés de montrer qu'un emploi bien plus fréquent de ce moyen offrirait à la thérapeutique, aussi bien qu'à l'hygiène, une grande ressource et de grands avantages. Et cependant, malgré ces faits, malgré ces conseils, l'usage des bains est encore beaucoup trop restreint. On n'y a point recours dans une multitude de cas où ils seraient parfaitement indiqués, et lorsqu'on y a recours, c'est le plus souvent d'une manière trop peu active, trop peu énergique, pour que l'on puisse en tirer tous les résultats auxquels on serait en droit de prétendre. Par suite, leur influence n'est pas assez généralement connue, et surtout elle est loin d'être complétement connue et exactement appréciée.

V. L'hydrothérapie ou l'hydrosudopathie, renouvelée dans ces derniers temps, après avoir déjà plus d'une fois occupé le monde de ses effets extraordinaires, est venue rappeler l'attention sur des faits oubliés, et jeter quelque lumière sur certaines manières d'agir de l'eau. Malheureusement, acceptée avec enthousiasme par des esprits ardents et avantureux ou trop peu éclairés; poussée par eux à ses dernières conséquences, et quelquefois à des excès remarquables, et par cela même exposée au dédain ou à la répulsion des esprits sévères et positifs; ne produisant parfois que des résultats de courte durée, et parfois produisant de fâcheuses conséquences; exigeant fort souvent, pour que ses résultats soient durables, une continuation en quelque sorte indéfinie des moyens employés; nécessitant, dans tous les cas, une grande perte de temps, un traitement fort long, des soins très-actifs, des conditions hygiéniques spéciales, qui ne se rencontrent bien complétement qu'en certains lieux; l'hydrothérapie, par toutes ces causes et par d'autres encore, n'a été pratiquée que par un petit nombre de médecins, et n'a pas été étudiée toujours avec la sévérité nécessaire. Il en résulte que, jusqu'à présent du moins, la vérité étant obscurcie par l'exagération, elle nous fournit peu de données certaines et n'a pas notablement agrandi le champ de nos connaissances positives.

VI. Les effets obtenus aux sources minérales peuvent-ils nous faire connaître l'action des bains d'eau simple, au moins dans les maladies chroniques? C'est l'opinion de M. Rostan, qui pense (article BAINS du *Répertoire général des sciences médicales*, Dictionnaire en 25 vol.) que « la plupart des eaux minérales thermales n'ont, sous forme de bain, que l'action des bains chauds ordinaires. » Sans doute, il se peut que certaines eaux minérales n'aient pas d'autre action que celle de l'eau douce; mais cela ne saurait être admis pour le plus grand nombre, du moins quand on les emploie en bains tièdes seulement, et dès lors on ne saurait conclure sûrement des effets produits par les bains d'eaux minérales à ceux que devraient produire les bains d'eau ordinaire. J'ai dit : quand on les emploie en bains tièdes, parce qu'à une température différente, par exemple à une température de 38 ou 40°[1], et surtout encore à une température plus élevée, l'absorption ne se faisant plus sensiblement par la peau, l'eau du bain n'agira plus ou n'agira plus guère par ses principes minéralisateurs, mais surtout par ses propriétés d'eau chaude. Ceci, d'ailleurs, ne se rapporte qu'aux maladies chroniques, les seules que l'on traite par les eaux minérales généralement.

VII. Ainsi donc nous n'avons que des notions incomplètes et souvent peu précises sur les propriétés de l'eau employée, soit à l'intérieur, soit à l'extérieur, pour combattre les diverses maladies qui nous affectent. Mais c'est surtout pour les maladies chroniques que nos connaissances à cet égard sont peu avancées. Nous ne saurions donc assigner avec exactitude la part qui revient à l'eau elle-même dans l'action complexe des eaux minérales. Cependant on ne peut douter que cette part ne soit considérable, et parfois la principale cause des résultats obtenus. C'est là une des raisons qui expliquent pourquoi des maladies de même nature guérissent souvent sous l'influence d'eaux fort différentes par leur composition.

[1] Toutes mes indications de température sont données d'après le thermomètre centigrade.

Est-ce à dire que, dans tous les cas où des sources fort diverses produisent les mêmes effets, on doive en attribuer l'honneur tout entier à l'action de l'eau seulement? Non certes : j'indiquerai plus loin quelques autres circonstances qui concourent à rendre compte de ce même phénomène, dont, bien à tort, on s'est étonné.

INFLUENCE DE LA COMPOSITION CHIMIQUE DES EAUX MINÉRALES.

VIII. S'il est difficile d'apprécier exactement l'action de l'eau, la même difficulté, on le conçoit, se représente quand il s'agit d'apprécier l'action des principes minéralisateurs qui s'y trouvent associés; elle se représente augmentée encore de toute la variété de ces principes, de toute la variété de leurs combinaisons. On a essayé de classer les eaux minérales en un certain nombre de groupes, formés d'après les analogies chimiques, pour en déduire des principes généraux relativement à la thérapeutique. Mais il est un grand nombre d'eaux minérales dont nous connaissons fort incomplétement la composition, et, par ce motif déjà, il était impossible d'en faire une classification bien exacte. En outre, certaines sources ne contiennent pas seulement un principe très-prédominant, soit par sa quantité, soit par son activité, mais plusieurs principes importants à la fois, qui ont des propriétés diverses, une action réelle et différente, d'où il résulte que ces sources appartiennent à plusieurs classes en même temps, par leur composition, sans appartenir spécialement à aucune par leur influence sur l'économie. Leur action thérapeutique, plus complexe encore que celle des autres eaux minérales, est par cela même plus difficile à analyser. Un des exemples les plus remarquables de ce genre nous est fourni par la source d'Uriage, qui n'appartient pas moins aux eaux salines qu'aux eaux sulfureuses parmi lesquelles on l'a classée.

Comme un grand nombre d'eaux minérales réunissent ainsi, quoiqu'à un degré moins élevé généralement, plusieurs principes susceptibles d'exercer une action physiologique différente, il est fort difficile de savoir comment ils agissent par leur combinaison. La classe des eaux salines, d'ailleurs, doit nécessairement être subdivisée, sous le rapport de leurs effets thérapeutiques, car il y a une très-grande différence, à ce point de vue, entre les eaux minéralisées principalement par des carbonates alcalins, comme celles de Vichy, et les eaux qui le sont par des chlorures ou des sulfates. Ne pourrait-on pas également séparer les sources particulièrement chlorurées, comme celles de Balaruc, de Bourbonne-les-Bains, des sources particulièrement sulfatées, comme celles de Sedlitz, Seidchutz, Pullna, etc., et de celles qui sont à la fois chlorurées et sulfatées en proportion à peu près égale, comme celle d'Uriage, différenciée, en outre, des autres eaux salines par le principe sulfureux abondant qu'elle renferme. Enfin, peut-on réunir et apprécier ensemble les eaux qui contiennent une grande quantité de matières salines, et qui, par exemple, comme les dernières que je viens de citer, produisent, lorsqu'on les emploie à l'intérieur, un effet purgatif immédiat et très-prononcé, avec des eaux beaucoup moins chargées de principes minéralisateurs, ne donnant lieu souvent à aucun résultat spécial, immédiatement appréciable, n'ayant, par conséquent, aucune action apparente, si ce n'est celle de l'eau ordinaire, et néanmoins gratifiées de propriétés altérantes, apéritives, etc., qui pourraient bien appartenir autant à l'eau elle-même qu'à ses principes salins?

IX. Ce n'est pas tout encore. Quel rôle jouent dans les eaux minérales les principes peu abondants, mais doués d'une grande puissance sur l'organisme, qu'on y a découverts dans ces dernières années, l'iode, le brôme, l'arsenic, etc., et ceux qu'on pourra y découvrir encore? L'arsenic, par exemple, trouvé par MM. Chevallier et Gobley, en quantité assez notable dans plusieurs sources, dont quelques-unes ne s'éloignaient guère de l'eau commune par leur composition connue, rendra-t-il compte des effets thérapeutiques de ces eaux, jusqu'alors inexpliqués ou attribués à des forces mystérieuses?

Sur tout cela nous n'avons que de vagues notions, et parce que les études, sous ce rapport, n'ont pas été poussées assez loin, et parce que l'influence si importante de la température et du mode d'administration des eaux, qui varient presque pour chaque source, pour chaque établissement, vient sans cesse compliquer le problème et rendre sa solution fort difficile.

INFLUENCE DE LA TEMPÉRATURE ET DU MODE D'ADMINISTRATION DES EAUX.

Je réunis ces deux causes ou ces deux éléments de l'action des eaux, parce qu'ils se trouvent à chaque instant confondus ou combinés ensemble.

X. Un grand nombre de sources ne s'emploient guère qu'en boisson : telles sont la plupart des eaux ferrugineuses, plusieurs eaux purgatives, etc. Est-ce à dire qu'elles ne puissent pas être utilement employées sous une autre forme, en bains, par exemple? Pour les eaux ferrugineuses, celles qui sont minéralisées par le sulfate de fer pourraient être employées avec quelque avantage, soit en bains, soit en douches, en un mot, sous les diverses formes de l'usage extérieur. Les autres ne sauraient, en général, offrir la même utilité : presque toutes froides, il faudrait les chauffer, ce qui précipiterait le fer à l'état de peroxyde sans action sur la peau. Quelques-unes cependant, naturellement chaudes, sont administrées en bains et en douches; mais, si elles sont minéralisées par le carbonate ferreux, la décomposition rapide de cet agent ne doit guère leur laisser d'autre action que celle de l'eau ordinaire, à moins qu'elles ne contiennent un autre principe actif. Quant aux sources salines purgatives, dont quelques-unes ne sont employées qu'en boisson, toutes pourraient l'être utilement, dans certains cas, en bains, douches générales, douches ascendantes, etc.

Des eaux employées en boisson.

XI. Prises, tantôt le matin à jeun, tantôt à différentes heures du jour; tantôt aux repas ou après les repas; tantôt froides, tantôt chaudes à divers degrés; tantôt à la dose de quelques verres seulement, deux à huit verres par jour, tantôt à des doses beaucoup plus fortes, jusqu'à 30, 40 et même 60 verres dans la journée; tantôt chaque jour, pendant toute la durée du traitement, tantôt seulement tous les deux ou trois jours; les eaux minérales donc sont employées en boisson de bien des manières différentes, et, par suite, produisent nécessairement des effets fort dissemblables, indépendamment de ceux qui résultent des principes particuliers à chaque source.

XII. Ainsi, ces eaux sont-elles bues chaudes, elles tendent à produire une diaphorèse générale plus ou moins intense, suivant la température à laquelle on les prend, suivant la quantité du liquide porté dans l'estomac ; elles activent les fonctions de la peau, les rétablissent dans leur état normal, lorsque auparavant ces fonctions étaient dérangées et affaiblies, les exagèrent même et provoquent un mouvement excentrique, qui établit sur toute l'enveloppe tégumentaire une dérivation importante par son étendue. En outre, la sécrétion urinaire est aussi habituellement augmentée et contribue à modifier l'état des liquides et des solides de l'économie. Si les eaux contiennent des principes spéciaux, purgatifs, par exemple, et qu'il en résulte des évacuations alvines, alors une troisième action viendra se joindre aux deux précédentes, diminuera d'autant leur importance et pourra devenir l'action principale, sans que pour cela leur influence soit complétement annulée. On conçoit, du reste, que, suivant la quantité et la nature des principes minéralisateurs, suivant les circonstances extérieures et les dispositions individuelles, l'influence de la température chaude des eaux bues pourra être diversement modifiée, que l'action diurétique pourra parfois l'emporter sur l'excitation cutanée, toutes deux, d'ailleurs, pouvant être, comme je viens de le dire, dominées par une action différente.

XIII. Les eaux sont-elles prises froides, alors la diaphorèse aura besoin, pour se produire, d'être favorisée par la chaleur de l'atmosphère, par l'exercice, etc. Ce ne sera plus qu'un phénomène accessoire, subordonné à l'influence de causes secondaires, tandis que la sécrétion urinaire, s'il n'y a pas d'action purgative, sera seule, ou à peu près seule, chargée d'éliminer le liquide introduit dans la circulation par les bouches absorbantes du tube digestif. Mais les effets varient beaucoup en raison de la quantité du liquide ingéré. A la dose de quelques verres, si l'eau minérale ne contient pas de principes bien actifs, elle pourra agir simplement comme délayant, augmenter la quantité des urines, sans modifier l'état des organes sécréteurs ; si elle contient des principes diurétiques, elle excitera l'appareil urinaire, activera sa fonction, agira plus fortement sur l'ensemble de l'organisme et produira une véritable dérivation ; si elle renferme d'autres principes actifs, il se joindra à la diurèse des phénomènes différents, tantôt des changements dans la composition du sang, tantôt des purgations plus ou moins fortes, tantôt, et le plus souvent, une excitation générale de l'économie, produisant des modifications importantes dans le système lymphatique surtout, dans le système nerveux, etc.

XIV. Mais, si la dose ingérée est beaucoup plus forte, si l'on boit, par exemple, 30, 40 verres d'eau minérale dans la matinée, avant le déjeuner, ainsi que cela se pratique près de certaines sources, alors les résultats sont en rapport avec la quantité du liquide. Tantôt la sécrétion urinaire devient extrêmement active; tantôt l'absorption ne peut suffire à débarrasser le tube digestif des masses d'eau qui sont à chaque instant versées dans sa cavité; quelquefois même, par suite de l'excitation que provoque la trop rapide réplétion de l'estomac, l'absorption se fait à peine et la sécrétion urinaire n'est pas beaucoup augmentée : alors une partie plus ou moins considérable de cette eau parcourt le tube intestinal, et est rendue sous forme d'évacuations alvines.

Ce n'est pas que, dans ce cas, il en résulte toujours un effet réellement purgatif, car assez souvent l'eau est rendue presque seule et fort peu troublée par les matières qu'elle entraîne : alors elle a seulement parcouru l'intestin, sans l'exciter assez pour déterminer des sécrétions muqueuses ou bilieuses, pour déterminer des contractions capables d'expulser les matières fécales qu'il renferme. Aussi, voit-on fréquemment, après ces évacuations liquides, survenir, dans la même journée, des selles ordinaires et copieuses, qui prouvent que les matières contenues dans l'intestin n'ont point été entraînées, pas même notablement modifiées par le passage du liquide sur leur surface. Du reste, on observe parfois le même phénomène, après l'emploi d'eaux purgatives naturelles ou artificielles, à la dose de quelques verres seulement, parce qu'elles n'ont produit dans l'intestin qu'un faible degré d'excitation et de légères contractions, insuffisantes pour pousser au dehors autre chose que le liquide presque pur et sans mélange de matières excrémentitielles.

XV. D'autres fois le tube digestif plus vivement excité, ou plus sensible à la stimulation que lui communiquent soit la basse température du liquide, soit les substances minérales qui s'y trouvent en dissolution, réagit avec énergie, et il en résulte une véritable purgation. D'autres fois encore, c'est une sorte d'indigestion produite par la réplétion trop rapide et la distension de l'estomac, qui irritent ce viscère et provoquent des évacuations abondantes.

Mais que l'on n'aille pas croire que ces effets soient dus toujours, nécessairement, aux principes minéralisateurs que l'analyse chimique découvre dans les eaux, ou à des principes mystérieux non encore reconnus ; car si l'on veut essayer de boire le matin, à jeun et en se promenant en plein air, 30 ou 40 verres d'eau fraîche non minérale, on pourra se convaincre qu'elle présente aussi des propriétés purgatives. Seulement, on ne se résignerait pas facilement à en boire autant que l'on boit de certaines eaux minérales, dont l'action provient ainsi surtout et presque uniquement de la quantité du liquide ingéré.

XVI. Quoi qu'il en soit, dans ces différents cas, il y a des évacuations alvines plus ou moins abondantes, toujours accompagnées d'un certain degré d'excitation intestinale et constituant une action dérivative, plus ou moins énergique. Tantôt cette action dérivative est tout d'abord aussi intense qu'elle peut être, et diminue ensuite, parce que les organes s'habituent à cette influence ; tantôt, au contraire, faible d'abord, elle augmente graduellement par la répétition de la même cause, et peut aller juqu'à produire de graves irritations. Aussi une pareille action, continuée pendant 15, 20, 30 jours de suite, amènera-t-elle parfois, dans l'organisme et dans la santé, de grandes modifications, que ne pouvaient faire prévoir la nature et la quantité des principes contenus dans l'eau employée.

C'est ainsi que certaines sources, fort peu riches en principes minéralisateurs, ont acquis la réputation d'eaux purgatives énergiques et de remèdes puissants contre un bon nombre de maladies. Je pourrais citer une source qui ne jouit que des propriétés des eaux ferrugineuses, à un degré peu élevé, et qui cependant est renommée pour ses effets purgatifs et pour la guérison de plusieurs espèces de maladies chroniques, parmi lesquelles on indique particulièrement les maladies de la peau. Il est vrai que l'on a obtenu parfois des résultats importants et des guérisons assez remarquables, sans que les malades fissent d'autre traitement que de boire l'eau de cette source. Mais ils en buvaient chaque jour depuis 30 jusqu'à 60 verres, et même davantage, et cela déterminait, comme on peut le penser, des purgations extrêmement abondantes, qui, renouvelées tous les jours, pendant trois semaines ou un mois, ne pouvaient manquer de faire la plupart du temps ou du bien ou du mal.

XVII. Est-ce à dire qu'une semblable manière d'agir doive être rationnellement admise? Non, certes : aussi n'a-t-elle jamais été autorisée par les prescriptions médicales; a-t-elle au contraire toujours été combattue avec énergie, à cause des accidents qui en étaient la conséquence trop souvent. Mais on conçoit que les malades qui peuvent supporter une médication aussi active, doivent en obtenir des changements importants dans leur état de santé. Du reste, les accidents occasionnés par ce traitement empirique ne sont pas aussi fréquents qu'on pourrait l'imaginer, au moins les accidents immédiats, car il n'est point rare de voir, durant tout le traitement et sous l'influence même de l'excitation générale qui en résulte, l'estomac tolérer ces remèdes, mais ensuite tomber tout à coup, aussitôt que l'on cesse la médication, dans un état de délabrement parfois incurable.

Employées avec plus de modération, à une dose moyenne de 15 à 20 verres dans toute la journée, par exemple, des eaux comme celles dont je viens de parler sont en général assez bien supportées, avec l'aide de l'exercice et des conditions hygiéniques dans lesquelles se trouvent les malades. Elles ne produisent pas d'effets aussi énergiques, de résultats aussi remarquables parfois, mais pas d'accidents graves; elles laissent apparaître, dans leur action, celle des substances qui les minéralisent; elles excitent toutes les fonctions, stimulent et modifient tout l'organisme, et amènent encore, dans un certain nombre d'états morbides, d'importants changements. Mais je ne m'étendrai pas davantage sur les différents modes d'emploi et sur les différents modes d'action des eaux prises en boisson seulement. J'en ai dit assez pour faire comprendre comment on peut en obtenir un bon nombre d'effets divers, indépendamment même des principes qui s'y trouvent contenus, et comment, en tenant compte de ces principes et de leurs influences si dissemblables, les résultats se multiplient et se compliquent à l'infini. Nous allons les voir tout à l'heure se compliquer bien davantage encore par l'emploi simultané des eaux à l'intérieur et à l'extérieur.

XVIII. Les eaux minérales s'emploient à l'extérieur suivant des modes assez nombreux et assez divers que nous allons successivement examiner. Ce sont les bains généraux, les bains partiels et locaux, les bains de vapeur, les douches, qui se divisent aussi en générales, partielles et locales, les lotions, les applications humides, les applications de boues minérales, etc.

Bains.

Le *bain général* ou bain de corps varie par sa température, par sa durée. A la mer, il est habituellement pris froid ou frais, à un degré plus ou moins bas, suivant les climats et le caractère des saisons. En certains lieux on a établi des appareils pour chauffer l'eau de mer, et l'on peut alors y donner des bains à toutes les températures désirées. Lorsqu'on les prend dans la mer, ils sont tantôt très-courts et consistant en de simples immersions, que l'on répète généralement plusieurs fois de suite; tantôt on y reste un quart d'heure, une demi-heure ou même davantage, une seule fois ou deux fois par jour. Quelquefois on les prend dans des bassins communiquant à la mer et où l'eau n'est pas très-agitée, d'autres fois dans la mer elle-même et sous le choc des lames. Il y a donc là de grandes différences déjà dans le mode d'administration et partant dans le mode d'action.

XIX. Si nous recherchons ce qui se passe près des sources minérales, nous trouvons dans les bains de non moins grandes différences et, pour ainsi dire, une infinie diversité. Certaines sources d'une température très-peu élevée, mais non cependant tout à fait froide, n'ayant pas acquis assez d'importance pour donner lieu à la création d'établissements dispendieux, on y prend des bains frais ou très-peu tièdes, d'une demi-heure à une heure de durée, et que l'on répète souvent deux fois par jour. Ailleurs, suivant la température naturelle des sources, on prend les bains tièdes, depuis 32° jusqu'à 37° cent., tantôt à une température invariable qui est celle de la source, tantôt à une température variable, parce que, l'eau ayant une plus forte chaleur, on la refroidit plus ou moins, à la volonté du malade ou du médecin. En quelques lieux enfin, les bains sont encore plus chauds, et leur température s'élève jusqu'à 42° et même quelquefois 45°.

XX. La durée des bains varie également, et, dans certains cas, en raison de leur température. Ainsi, la température est-elle seulement de 32°, on ne saurait, en général, demeurer dans l'eau plus d'une ou deux heures, sans y éprouver une sensation de froid fatigante, et souvent même sans qu'il en résultât quelque inconvénient. De 34° à 36°, le bain peut être supporté beaucoup plus longtemps. Au delà de 36°, le bain prolongé détermine fréquemment le mal de tête : aussi n'y reste-t-on pas d'ordinaire un temps bien long. Cependant l'habitude amoindrit cette influence, et c'est ainsi qu'à Louesche, par exemple, on parvient, au bout de quelques jours d'augmentation graduelle, à passer chaque jour 6, 7 et même 8 heures dans l'eau chaude, depuis 36° jusqu'à 37° 50. Mais, dans la plupart des établissements, la durée de l'immersion ne s'étend pas d'ordinaire au delà de une ou 2 heures chaque jour. Enfin, lorsque les bains dépassent 38° de température, leur durée diminue de plus en plus, à mesure que leur chaleur est plus élevée. Au delà de 40°, on ne reste dans l'eau généralement qu'un quart d'heure, 10 minutes, 5 minutes même parfois, et encore faut-il presque toujours des conditions de maladie spéciales pour supporter, pendant 5 ou 10 minutes, un bain de 43° à 45°. Un bain de 40° seulement, dans l'état sain, provoque assez rapidement une congestion cérébrale, qui deviendrait souvent dangereuse si l'on persistait à y demeurer au delà d'un quart d'heure ou 20 minutes.

XXI. Quelles ne doivent pas être les différences d'action qui résultent nécessairement de pareilles différences dans le mode d'emploi des bains! Les bains *frais* déterminent, pour l'ordinaire, au bout d'un certain temps, très-variable suivant leur température, les qualités du liquide et la susceptibilité individuelle, une sensation de froid et d'astriction plus ou moins pénible sur toutes les surfaces immergées. La transpiration cutanée ne s'y fait pas et l'absorption est très-peu active, ou même nulle peut-être, dans certains cas, quoique l'on semble lui attribuer alors une assez notable activité. S'il y a des envies d'uriner assez fréquentes, cela ne tient pas, ou du moins pas principalement, à l'abondance du liquide qui pénétrerait par la peau dans le torrent circulatoire, mais d'abord à ce que, l'exhalation ne se faisant plus sur la surface tégumentaire externe, les reins sont obligés de suppléer à cette fonction; et puis aussi à ce que l'impression du froid, ressentie par la peau, provoque les envies d'uriner avec une grande énergie. C'est un fait que chacun a pu observer sur soi-même dans les temps froids, un fait, d'ailleurs, qui révèle sa nature par les circonstances dont il s'accompagne; car, si l'on urine souvent dans le bain frais, on urine très-peu à la fois, et aussitôt qu'il y a dans la vessie une petite quantité de liquide, le besoin de l'évacuer se fait sentir. Par la même cause, on éprouve souvent des envies d'aller à la selle, ainsi qu'ont pu le constater tous ceux qui font usage des bains de rivière durant la bonne saison. Les bains frais, d'ailleurs, jouissent d'une action excitante et fortifiante assez prononcée chez la plupart des individus, et en même temps et par cela même, d'une action sédative bien manifeste chez un grand nombre de personnes nerveuses.

XXII. Les bains *tièdes*, pour ne pas nous arrêter aux nuances intermédiaires, que l'on a désignés par le nom peu caractéristique de bains tempérés; les bains tièdes relâchent et dilatent tous les tissus, calment en général le système nerveux, ralentissent la circulation, affaiblissent, mais disposent au libre exercice de toutes les fonctions et favorisent l'absorption cutanée, qui se fait largement et se traduit par de fréquentes et copieuses évacuations d'urine. C'est entre

32 et 35° cent. que ces phénomènes se produisent habituellement, c'est-à-dire à une température environ de 2 à 4 degrés plus basse que celle du sang, dans l'état normal. Au delà comme en deçà de cette limite, le pouls s'accélère plutôt qu'il ne se ralentit : en deçà, par suite de la réaction que détermine l'impression de froid ressentie par toute la surface dermique; au delà, par l'excitation que produit une chaleur plus élevée que celle de la peau. Inutile de dire que ce point de sédation extrême est nécessairement différent, pour les individus chez lesquels un état morbide quelconque a modifié la chaleur normale et la vitesse des battements du cœur. Il varie un peu aussi suivant les saisons et la température de l'atmosphère.

De 35 à 38°, les bains sont *chauds*, car ils causent une sensation de chaleur assez marquée et persistante, une excitation périphérique légère mais réelle, qui se transmet à toute l'économie, entraîne un peu d'accélération du pouls, souvent un peu de sueur à la tête, et laisse à sa suite un affaiblissement plus prononcé que dans le cas précédent, parfois une fatigue nerveuse assez considérable. Dans ce cas, il n'y a pas sédation immédiate, mais il y a fréquemment encore sédation consécutive, et quelquefois plus manifeste qu'après le bain tiède.

XXIII. Au delà de 38°, le bain peut être dit *très-chaud*. Ses phénomènes sont l'exagération de ceux du bain chaud et tout autres que ceux du bain tiède.

Dans celui-ci, l'absorption était aussi active que possible, et, par conséquent, les substances dissoutes dans l'eau, absorbées en même temps que l'eau, allaient agir sur l'organisme en raison de leurs propriétés spéciales. Dans le bain très-chaud, si l'absorption proprement dite s'exerce encore, c'est du moins très-faiblement, et le liquide agit surtout par ses propriétés physiques, sa température, sa densité, sa faculté conductrice du calorique. La peau, vivement ou même douloureusement excitée, rougit, se tuméfie, par l'afflux du sang dans les capillaires périphériques, une sueur plus ou moins abondante se manifeste sur les parties restées hors de l'eau ; la circulation et la respiration s'accélèrent fortement; la tête se congestionne, s'embarrasse et s'alourdit, etc. Ces phénomènes ne s'effacent que lentement après le bain. Il reste souvent de la céphalalgie, toujours de la soif, de la fatigue, de la torpeur et de l'affaiblissement, en proportion de la durée et de la température du bain dans lequel on a été plongé.

XXIV. Ce sont du reste les mêmes effets immédiats, à peu près, que l'on obtient des bains de vapeurs humides ou sèches, employés à une assez haute température. Dans ces différents cas, l'absorption cutanée me paraît être complétement nulle, toutes les fois que la chaleur est assez forte pour stimuler vivement la peau et provoquer une abondante transpiration. On pourra objecter cependant que les effets thérapeutiques de ces divers moyens ne sont pas les mêmes et qu'ils témoignent souvent d'une action spécifique, indépendante de celle du calorique appliqué à la surface du corps. Mais cela tient à deux causes, d'abord à ce qu'ils exercent sur la peau elle-même une action diverse, et qu'ils doivent, par conséquent, agir diversement sur les maladies de cette membrane, qui sont un des plus fréquents motifs de leur emploi ; en second lieu, à ce que les substances en dissolution ou en vapeur, qui viennent agir sur la peau (soufre, cinabre, etc.), laissent la surface de cette membrane imprégnée de particules médicamenteuses, susceptibles d'être ultérieurement absorbées, et, dès lors, de modifier l'organisme tout entier.

XXV. Quoi qu'il en soit de ce dernier point, qui forme une question spéciale, il résulte de ce qui précède qu'il est impossible de comparer entre elles, sous le rapport de leur action, les eaux qui sont employées en bains frais, celles qui le sont en bains tièdes, celles qui sont employées chaudes, et enfin celles qui le sont à une température encore plus élevée; celles qui sont employées en bains d'un quart d'heure, frais ou très-chauds, en bains d'une ou de deux heures, en bains de six ou huit heures. Ainsi, supposez deux sources parfaitement identiques par leur composition, mais l'une n'ayant que 24° cent. de température, et se jetant dans des bassins où l'on prend des bains d'une demi-heure chaque jour, à cette température même ; l'autre chaude à 37°, et employée en bains à 37°, où l'on reste six heures par jour : il est évident que vous obtiendrez, dans des cas aussi analogues que possible, des effets totalement différents. De même, avec des sources de nature fort différente, mais aussi employées d'une manière différente ou opposée, vous pourrez obtenir dans certains cas des effets parfaitement semblables. C'est ce qui se voit tous les jours, en réalité, chez beaucoup de malades qui ont été traités par les eaux minérales.

Mais, s'il peut exister une pareille désharmonie entre la composition chimique des sources et les résultats qu'elles produisent, lorsqu'on les a seulement employées en bains, plus ou moins différents par leur durée et leur température, à plus forte raison existera-t-elle, quand à l'action de bains aussi variés on joindra celle des eaux en boisson, sous les modes si divers que nous avons indiqués plus haut ; à plus forte raison, enfin, existera-t-elle quand on y joindra, en outre, les autres moyens ou les autres formes de médication thermale, qui sont habituellement usités dans les établissements des eaux minérales.

Bains partiels et bains locaux.

XXVI. J'entendrai, comme on l'a fait avant moi, par bains partiels les demi-bains, où l'on plonge seulement la moitié inférieure du corps; par bains locaux, toutes les autres espèces de bains patiels. Les demi-bains sont employés surtout tièdes ou très-chauds. Tièdes, ils suppléent désavantageusement, pour l'ordinaire, les bains généraux, parce qu'ils exposent au refroidissement des parties qui restent hors de l'eau et dont les vêtements se mouillent presque toujours, si l'on n'a point des baignoires disposées tout exprès pour cet usage. Cependant, avec des appareils convenables, on prévient cet inconvénient, et l'on peut retirer de bons effets de ce moyen de traitement, alors que la gêne de la respiration ou toute autre cause analogue ne permet pas l'emploi des grands bains. Très-chauds, les demi-bains déterminent une vive excitation générale et, par cela même, n'exposent guère au refroidissement des parties supérieures du corps, qu'il est alors très-facile de préserver de cette influence. Ils provoquent une sueur plus ou moins abondante, une forte accélération du pouls et de la respiration; mais ils congestionnent beaucoup moins la tête que ne le font les bains entiers; ils ne gênent pas les mouvements de la poitrine, et, dès lors, ils peuvent être plus facilement et plus longtemps supportés. Aussi remplacent-ils souvent avec avantage les bains généraux, lorsqu'on veut produire une très-vive stimulation de la peau, une révulsion énergique, par exemple dans le traitement des affections chroniques des poumons.

XXVII. Les bains locaux s'appliquent tantôt à une partie assez étendue de notre corps, comme un membre tout entier, le bassin, etc., tantôt à une partie très-circonscrite, un œil, le nez, les lèvres, dans certaines maladies de ces organes. Ils s'emploient dans trois buts principaux : 1° pour appeler le sang dans une partie, soit parce qu'il est nécessaire d'établir une congestion sur ce point, soit parce qu'il est important de détourner le sang d'une autre partie, fâcheusement congestionnée. Ainsi, les bains de siége pour provoquer l'apparition ou le rétablissement des menstrues, ainsi les pédiluves et les manuluves pour combattre les congestions de la tête et de la poitrine. — 2° Pour agir sur une partie malade, à la manière dont agissent les bains généraux, du moins quant à l'action directe de l'eau et des principes qu'elle contient, l'absorption étant alors de très-peu d'importance. Ainsi les bains donnés à un membre pour combattre une maladie de peau siégeant sur ce membre, une affection scrofuleuse qui a plus ou moins profondément envahi une jointure, un rhumatisme qui a laissé, dans les ligaments et le tissu cellulaire des articulations, une rigidité gênante ou douloureuse. — 3° Enfin, et sans qu'on se rende bien précisément compte de ce mode d'action, pour agir, soit par absorption locale, soit par dérivation de voisinage. Ainsi les bains de siége, donnés contre certaines affections chroniques des organes intrapelviens, sur lesquels ces bains ne peuvent agir directement, mais seulement par l'absorption peu considérable qui s'exerce à la surface des parties immergées, et surtout par la faible action dérivative qui peut résulter de l'impression produite par les eaux minérales sur la peau de cette région.

XXVIII. Je dirai d'une manière générale que les bains locaux sont loin de déterminer toujours l'effet qu'on en attend, et que souvent ils produisent des effets contraires, ainsi qu'on l'a signalé déjà pour plusieurs de leurs espèces. Ce qui a été dit par divers auteurs, pour les bains de siége ordinaires, n'est guère moins vrai pour les bains de siége d'eaux minérales, qui sont employés encore par plus d'un praticien dans le traitement des affections utérines. Trop chauds, ils augmentent la congestion des organes pelviens ; op froids, ils peuvent avoir le même inconvénient par la réaction dont ils sont suivis ; et même tièdes, à une température bien mesurée, ils sont encore parfois défavorables, sans doute parce qu'ils disposent au relâchement les organes contenus dans le bassin.

Bains de vapeur.

XXIX. Dans un certain nombre d'établissements d'eaux minérales, on emploie les bains de vapeur. Tantôt la vapeur se dégage des sources elles-mêmes, lorsque leur température est assez élevée, tantôt elle est artificiellement produite par des appareils qui chauffent les eaux minérales ou de l'eau simple. Le plus souvent ils s'administrent à une température d'environ 40°, ou même davantage; et alors, quelle que soit l'origine de la vapeur, son action est à peu près la même et à peu près semblable à celle des bains très-chauds, ainsi que je l'ai dit déjà. Elle excite la peau, accélère la circulation, provoque la sueur, congestionne la tête, qui pourrait en être fâcheusement influencée parfois, si on n'avait la précaution de mouiller le visage avec de l'eau fraîche, etc. Du reste, la température de la vapeur nécessaire pour produire ces effets varie suivant les dispositions individuelles, comme je l'ai dit pour les bains d'eau. Certaines personnes ne peuvent pas supporter le bain de vapeur au delà de 38°; à d'autres il faut, pour en obtenir quelques effets, une température d'au moins 45°.

Tantôt ces bains sont pris dans des étuves où l'on est plongé tout entier, d'autres fois dans des espèces de boîtes, hors desquelles reste la tête, dans lesquelles même on peut ne plonger qu'une partie du corps, un membre par exemple. On a dit que la tête était beaucoup moins congestionnée lorsqu'elle n'était pas plongée dans la vapeur comme le reste du corps. La principale circonstance qui me paraît établir une notable différence entre les bains avec immersion complète et les bains pris jusqu'au cou seulement, c'est l'impression de la vapeur sur l'appareil respiratoire. Par son action directe sur la muqueuse bronchique, elle gêne plus ou moins la respiration, et chez certaines personnes même, le contact de la vapeur chaude irrité assez fortement cette membrane. Dans les cas de ce genre, surtout, il est important que la tête reste hors du bain. Quoi qu'il en soit, et malgré l'analogie d'action que présentent les bains de vapeur avec les bains d'eau très-chauds, et aussi avec les douches chaudes dont je parlerai tout à l'heure, ils sont un auxiliaire utile dans un établissement thermal, parce qu'il est des circonstances où ils produisent de bons effets, alors que des bains très-chauds ou des douches ne seraient pas supportés facilement. Je citerai seulement, comme exemple, certains cas d'affections scrofuleuses ou rhumatismales des jointures, dans lesquels, en raison d'une irritation très-vive, je me suis bien trouvé de l'action des bains et des douches de vapeur, pour aider ou préparer l'action des autres moyens.

XXX. J'ai dit que l'action de ces bains était à peu près la même, quelle que fût l'origine de la vapeur employée, lorsqu'elle était administrée à une assez haute température, c'est-à-dire à un degré de chaleur suffisant pour exciter la peau, provoquer la sueur, etc. Alors, en effet, la vapeur a beau être mêlée de gaz sulfhydrique ou de tout autre gaz dégagé par les sources, elle n'agit que comme bain de vapeur et pas autrement, du moins d'une manière sensible, parce que l'absorption cutanée est complétement ou à peu près complétement suspendue. Mais si l'on se place dans un bain de vapeur d'une température moins élevée, alors les principes gazeux peuvent agir sur la peau par contact direct, et par absorption sur l'économie tout entière. Ils peuvent aussi agir d'une manière analogue par les voies respiratoires. C'est ainsi que des étuves à 30 ou 35°, dans lesquelles le gaz sulfhydrique est mêlé à la vapeur d'eau, peuvent exercer une influence assez prononcée parfois, soit sur des maladies extérieures, soit sur des maladies intérieures, des irritations de la muqueuse bronchique, par exemple.

Je ne parlerai pas en particulier des douches de vapeur, dont l'action sera, je crois, comprise, et par ce que je viens de dire des bains de vapeur et par ce que je vais dire maintenant des douches d'eaux minérales.

Des Douches.

XXXI. Les douches sont générales, partielles ou locales. Elles sont chaudes, tièdes ou froides dans certains cas; quelquefois elles sont alternativement chaudes et froides, c'est-à-dire composées d'une douche chaude et d'une douche froide, tantôt administrées successivement l'une après l'autre, tantôt alternativement. Elles sont plus ou moins énergiques, selon qu'on les donne à plein jet ou en arrosoir; selon que l'eau tombe d'une plus ou moins grande hauteur, etc. Enfin, elles sont parfois de simples irrigations, comme cela arrive assez souvent pour les douches ascendantes utérines ou intestinales.

XXXII. La douche générale est habituellement employée chaude. Elle varie, dans sa température, depuis 38° jusqu'à 46°, quelquefois même jusqu'à 50°; dans sa durée, depuis cinq minutes jusqu'à une demi-heure; dans sa force de percussion, depuis 2 mètres jusqu'à 8 mètres de chute, et d'ailleurs à l'infini, suivant le diamètre de l'ouverture ou des ouvertures que l'eau traverse. Il résulte de là une très-grande diversité dans son énergie. Une autre cause de diversité résulte de la manière dont elle est administrée. Dans les établissements les moins avancés sous ce rapport, la douche est simplement une colonne d'eau qui tombe verticalement, sous laquelle le malade va se placer, exposant du mieux qu'il peut à la chute du liquide les parties qu'il veut ou qu'on lui a recommandé de faire doucher. Dans les établissements les plus perfectionnés, le malade n'est pas abandonné à lui-même, mais toujours accompagné d'un doucheur, quelquefois même de deux doucheurs, qui dirigent la douche au moyen de tuyaux flexibles, la promènent sur tous les points du corps, la tête exceptée généralement, et qui en même temps, lorsque rien ne s'y oppose, frictionnent et massent les membres et le tronc, de manière à ajouter à l'action de la douche une autre action non moins puissante.

XXXIII. Les effets de la douche chaude, très-variables dans leur intensité par ces diverses causes, sont de deux sortes, généraux et locaux. Les effets généraux, analogues à ceux des bains d'eau ou de vapeur d'une température élevée, sont une turgescence générale plus ou moins forte, avec rougeur de la peau, sueur, congestion de la tête, etc. Mais, à la suite de ces premiers phénomènes d'une durée plus ou moins longue, il s'opère généralement une réaction qui amène des résultats inverses. Il en est de même pour les effets locaux : d'abord congestion, turgescence de la partie sur laquelle on a dirigé la douche; puis ultérieurement, déplétion du système capillaire de cette partie. Après une seule douche, ces résultats sont le plus souvent très-peu sensibles; mais, après un certain nombre de douches, ils sont parfois très-prononcés. C'est là ce qui explique pourquoi des personnes sujettes à une congestion encéphalique ont été soulagées ou guéries par ce mode de traitement, qui semble contraire à leur état, puisqu'un des effets de la douche générale est d'abord de congestionner la tête; pourquoi des engorgements ont été dissous, des douleurs dissipées par cette médication, dont le premier effet est fréquemment de les augmenter; pourquoi des irritations de la peau, même assez intenses, ont été plus d'une fois améliorées ou guéries par les douches, et quelquefois même amoindries sensiblement après une seule douche chaude, dirigée sur les surfaces malades, etc. Du reste, c'est par un phénomène du même genre que l'on fait parfois avorter un panaris commençant, en plongeant le doigt dans de l'eau très-chaude.

XXXIV. Mais, je m'empresse de le dire, une pareille médication demande de la prudence et ne peut être tentée dans tous les cas. De même que l'immersion du doigt dans l'eau très-chaude augmente l'inflammation et accélère la marche du panaris un peu trop avancé, de même l'action de la douche peut accroître et aggraver une congestion trop intense, une inflammation trop prononcée. Si l'on a quelquefois guéri ou amendé, par l'emploi des eaux chaudes, des paralysies dépendant d'une lésion des centres nerveux, bien plus souvent on a été obligé de s'arrêter devant des accidents menaçants, et quelquefois on a déterminé des apoplexies immédiates, par l'emploi téméraire de ces moyens. C'est que, le premier effet des douches chaudes étant d'augmenter les congestions ou les irritations existantes, il ne faut pas que cette augmentation puisse atteindre des limites au delà desquelles la réaction ne pourrait plus avoir lieu. Il faut donc savoir parfois s'abstenir, et ne pas poursuivre avec trop d'ardeur des succès possibles, mais à côté desquels se trouvent des malheurs possibles aussi.

Lorsque des organes moins importants sont intéressés, il n'y a point d'inconvénients à essayer avec prudence l'emploi des douches, si l'insuffisance des autres moyens paraît le conseiller, car elles produisent quelquefois de très-bons effets, alors même que l'on n'avait pas lieu de l'espérer. D'ailleurs, ainsi que je l'ai dit, les douches de vapeur sont, dans certaines circonstances, mieux supportées que les douches d'eau, et peuvent servir à y préparer les organes malades. Mais, dans tous les cas, il faut savoir se guider d'après les effets obtenus, lorsqu'ils ont une signification réelle, car il est, pour ces moyens comme pour toutes les autres ressources de la médecine, des individualités où les remèdes les mieux indiqués échouent complétement, tandis que des moyens contraires réussissent.

XXXV. Si j'ai avancé que la douche chaude avait une action analogue à celle des bains d'eau ou de vapeur d'une température élevée, ce n'est pas à dire que leur action soit identique. Par cela même qu'elle n'agit pas en même temps, mais successivement et alternativement, sur toute la surface de la peau, ce qui permet de l'employer beaucoup plus chaude que le bain, par cela aussi que l'effet de la température du liquide est puissamment secondé par la percussion, et encore par les frictions et le massage, lorsqu'on les pratique, la douche stimule davantage la peau et toute l'économie, sans produire du côté de la tête et de la poitrine une congestion et une gêne aussi forte. Mais il est vrai aussi qu'elle agit surtout par la température et la percussion, fort peu par les propriétés chimiques du liquide, qui ne peuvent guère exercer une influence médicamenteuse que sur la surface de la peau. En cela donc la douche se rapproche du bain très-chaud, l'absorption étant à peu près nulle dans l'un comme dans l'autre, et d'autant moindre que la température de l'eau est plus élevée. C'est encore une des causes qui font que des eaux fort différentes peuvent produire des résultats semblables dans un certain nombre de maladies.

XXXVI. Les douches tièdes, au contraire, et j'applique cette dénomination à toutes celles dont la température est comprise entre 38° et 28°, les douches tièdes agissent beaucoup plus par les propriétés chimiques du liquide, et se rapprochent des bains tièdes sous ce rapport; mais elles excitent la peau et toute l'économie, et produisent une stimulation favorable en même temps qu'une sédation du système nerveux.

XXXVII. Les douches froides agissent beaucoup moins que les précédentes par absorption immédiate; cependant elles laissent à la surface de la peau des principes actifs des eaux minérales, qui agissent, dans certains cas, comme substances médicamenteuses, et directement sur cette membrane, et sur toute l'économie par absorption consécutive. Ainsi, les eaux sulfureuses, contenant du soufre hydraté en suspension, laissent une partie de ce soufre à la surface de la peau, qui souvent en conserve l'odeur pendant deux ou trois jours, et la transmet aux vêtements. Mais leur principal effet, c'est l'action tonique et fortifiante qu'elles produisent sur l'ensemble de l'organisme, et qui modifie d'une manière avantageuse un certain nombre d'états morbides, surtout si l'on peut les faire suivre immédiatement d'un exercice assez actif. Mais les personnes qui ne peuvent pas se livrer, aussitôt après, à un exercice suffisant, et qui sont d'ailleurs très-sensibles à l'action du froid; celles dont la poitrine est susceptible de s'irriter facilement; toutes celles chez lesquelles l'indication principale est d'exciter fortement les fonctions de la peau, soit pour détourner des fluxions intérieures, soit pour modifier l'état de la peau elle-même, etc., éprouveraient des effets moins favorables, ou même des effets fâcheux, de l'emploi des douches froides. Ce n'est pas cependant que, dans un bon nombre de ces cas, on ne pût encore arriver à de bons résultats par l'emploi des eaux froides; mais il faudrait beaucoup plus de temps et de soins que par les traitements thermaux des eaux minérales.

XXXVIII. Pour éviter les inconvénients des bains de vapeur et des douches chaudes dans certains cas, les inconvénients aussi des douches froides, et pour réunir, autant que possible, les avantages de ces deux ordres de moyens ; enfin, pour produire des perturbations nerveuses instantanées d'une assez grande énergie, et par là modifier des états morbides peu accessibles aux ressources ordinaires de la médecine, on a emprunté aux usages du Nord le bain russe et la douche écossaise. Le bain russe n'est autre chose, comme on le sait, qu'un bain de vapeur terminé ou entrecoupé par une forte aspersion d'eau froide. La douche écossaise n'en diffère que parce que l'on remplace le bain de vapeur par une forte douche d'eau chaude, destinée de même à échauffer et à exciter vivement la peau, avant de la soumettre à l'impression de l'eau froide. Très-utiles chez les peuples du Nord, qui sont obligés de s'habituer dès l'enfance à lutter contre les températures extrêmes d'un climat rigoureux, ces moyens sont loin d'offrir chez nous les mêmes avantages ; et si, par leur action perturbatrice et tonique, ils ont parfois produit de très-bons résultats, plus d'une fois aussi ils ont présenté des inconvénients assez sérieux. Ils demandent à n'être employés qu'avec réserve et prudence, et avec une surveillance très-attentive, qui permet d'en obtenir assez souvent d'heureux effets.

XXXIX. J'ai pensé que l'on pourrait en faire disparaître les inconvénients, tout en conservant les avantages principaux de cette médication, par un autre mode d'administration de la douche, en substituant à l'aspersion générale et brusque d'eau froide une aspersion circonscrite et successive, à une température plus ou moins basse, et promenée sur les membres et le corps, alternativement avec la douche chaude. Dès 1838, j'ai fait établir à Uriage des appareils destinés à ce mode de traitement; et depuis cette époque j'en ai fait un usage très-fréquent et très-souvent avantageux. C'est une douche à deux températures diverses, une douche d'eau chaude et une douche d'eau tiède ou fraîche, qui sont administrées alternativement, à plusieurs reprises, pendant un temps plus ou moins long. L'organisme est ainsi successivement stimulé par ces températures différentes et par l'action propre de la douche, sans que les effets dus à la nature chimique de l'eau minérale soient sacrifiés; et, suivant la température que l'on emploie, tantôt on obtient simplement un effet tonique et fortifiant, une sédation très-prononcée du système nerveux; tantôt on obtient en même temps des transpirations modérées, qui combattent assez efficacement le rhumatisme, chez les personnes dont la susceptibilité nerveuse ne supporterait pas l'action de la douche chaude ou du bain de vapeur, etc.

XL. Les douches locales sont employées dans deux buts principaux, comme dérivatives et comme résolutives. Les douches dérivatives sont surtout la douche des extrémités inférieures et la douche ascendante en lavement. La douche des extrémités inférieures est loin de produire toujours l'action dérivative qu'on en espère ; car, de même que les bains de pieds, il n'est pas rare qu'elle produise un effet inverse. Ainsi, j'ai vu souvent des personnes qui avaient pris des douches à 45 et même 47° sur les pieds et les jambes, avoir ensuite les pieds plus froids qu'auparavant. C'est l'effet de la réaction dont j'ai parlé à propos des douches générales. Cependant il arrive assez fréquemment qu'après un certain nombre de douches de cette espèce, il en résulte un effet dérivatif, que le sang se porte davantage aux extrémités, que la chaleur y est plus prononcée, mais il ne faut pas trop compter sur des conséquences importantes de cette médication.

XLI. Quant aux douches ascendantes en lavement, leur action dérivative est plus certaine et plus efficace généralement. Elle est d'ailleurs d'autant plus assurée, que les eaux employées contiennent en plus grande abondance des principes susceptibles de stimuler la muqueuse intestinale, des sels purgatifs par exemple. Et alors aussi elles peuvent à la longue produire un résultat important, rétablir la liberté du ventre chez des personnes habituellement et fortement constipées ; mais il faut prendre garde, surtout au début, de les employer trop énergiques, soit par leur durée, soit par leur température, soit par l'impulsion du liquide, soit par l'activité de ses principes; car il peut en résulter parfois des irritations assez vives et fort douloureuses.

XLII. Les douches résolutives sont directement appliquées sur les parties malades. D'après ce que j'ai dit des effets locaux de la douche chaude, on comprend qu'il est possible, dans certains cas, d'obtenir, en dirigeant la douche sur une partie malade spécialement, une action résolutive assez énergique. Mais on comprend aussi qu'il faut craindre de dépasser la limite convenable de la stimulation à produire. Car, si cette excitation est portée trop loin, elle ne pourra plus être suivie d'une réaction favorable, et alors on verra survenir des inflammations fâcheuses, des suppurations que l'on voulait éviter, etc. Aussi me paraît-il généralement plus avantageux lorsqu'on recherche des effets résolutifs importants, de ne pas employer la douche seulement sur le point malade, mais de joindre à la douche locale une douche générale, qui, en dispersant l'excitation sur toute la périphérie du corps, atténue par cela même les inconvénients de la stimulation locale, sans rien ôter à son efficacité.

XLIII. On a plus d'une fois conseillé des douches locales froides, dans le but de produire la déplétion du système capillaire d'une partie. Mais ici encore les résultats ont été généralement en harmonie avec le fait que j'ai signalé précédemment, et la réaction développée à la suite de la douche, annulant les premiers effets de l'eau froide, a rétabli, quelquefois en l'augmentant, la congestion primitive. Du reste, on le comprend facilement, car, si des applications froides peuvent arrêter et même réprimer le développement d'une inflammation aiguë, c'est à la condition qu'elles soient continuées pendant assez longtemps et sans interruption. Les applications froides momentanées ne font qu'irriter le mal fort souvent, et, pour me servir d'une expression vulgaire, jeter de l'huile sur le feu. Je n'ai pas ici à examiner s'il serait toujours désirable que l'on réussît en pareil cas, et s'il n'y aurait pas quelquefois un véritable danger à faire disparaître rapidement, par une médication répercussive, des congestions pouvant provenir d'une cause interne ou liées à un état constitutionnel.

XLIV. Mais je ne prolongerai pas davantage ces considérations générales, qui m'ont déjà entraîné trop loin. Cependant, je n'ai guère fait qu'effleurer le sujet. Mais j'en ai assez dit, je pense, pour faire comprendre deux choses : — la première, c'est qu'à l'exception de quelques propriétés spéciales, appartenant à des agents bien déterminés, il est impossible, dans l'état actuel de la science, de se faire une idée bien nette de l'action des eaux minérales, parce que leurs propriétés médicamenteuses sont tellement influencées et modifiées par toutes les circonstances du traitement, que l'on ne saurait souvent faire la part qui revient à la nature des eaux elles-mêmes, et celle qui revient aux conditions accessoires; — la seconde, c'est qu'en présence des agents nombreux et positifs que la chimie a déjà découverts dans une foule d'eaux minérales et qu'elle y découvre encore tous les jours, en présence des innombrables modifications que l'empirisme ou la pratique médicale ont apportées à l'administration ou à l'emploi des eaux minérales, et dont quelques-unes suffiraient seules à produire, dans certains cas, des résultats considérables avec l'eau la plus pure, la plus dénuée de toute espèce de principe étranger, il serait désormais puéril de chercher encore l'explication des vertus des eaux dans des forces surnaturelles.

Certaines personnes semblent craindre de détruire le prestige qui appelle beaucoup de malades vers les sources minérales, cette foi puissante en des propriétés mystérieuses, qui souvent n'est pas étrangère aux bienfaits qu'elles produisent. N'est-il donc pas convenable de porter atteinte à ces croyances populaires, longtemps admises par les hommes de la science, et qui fréquemment au moins consolent en donnant l'espérance, quand elles ne peuvent faire davantage? Mais ces croyances aussi ne sont-elles pas la cause principale de tous les désordres qui règnent dans l'administration des eaux minérales? Ne sont-elles pas tous les jours la cause d'une multitude d'insuccès très-fâcheux, d'une multitude d'accidents parfois graves, qui proviennent de la manière inconsidérée dont on use des eaux ? Pour moi, j'ai vu tant d'inconvénients et de si graves inconvénients résulter de ces préjugés, comme je le dirai plus loin, j'ai vu la somme de leurs mauvais effets l'emporter tellement sur la somme des bons, que je ne saurais hésiter à combattre leur funeste influence.

PREMIÈRE PARTIE.

DESCRIPTION DE L'ÉTABLISSEMENT ET DU PAYS.

L'établissement d'Uriage est situé à deux lieues de Grenoble, au pied de la chaîne des Alpes dauphinaises et dans une jolie vallée. En se dirigeant à l'orient de cette ville, suivant la route qui mène en Savoie par la rive gauche de l'Isère, on traverse les riches cultures de la vallée de Graisivaudan, et puis, au village de Gières, on quitte la grande route pour entrer dans les montagnes. Alors le site change complétement de nature. On suit un étroit défilé, dont le caractère sauvage saisit au premier aspect. Dans le fond de cette gorge, une petite rivière, ou plutôt un torrent, roule ses eaux sur un lit de roches schisteuses et côtoie le chemin dans une grande étendue; de chaque côté, des montagnes escarpées et couvertes de bois s'élèvent et ne permettent à l'œil que la vue d'un ciel assez borné; en certains endroits, leurs pentes abruptes se rapprochent davantage, encaissent le torrent par leurs bases qui se confondent, et il a fallu creuser leurs flancs pour y frayer un passage facile. Ces forêts qui s'élancent à perte de vue dans les airs et qui semblent suspendues sur le vallon, les rochers nus qui de loin en loin s'aperçoivent au-dessus de leurs cimes, et la crête neigeuse des Alpes, qui se dresse en avant comme une barrière infranchissable, et la solitude de ces lieux et le silence qui les habite, tout concourt à donner à cette partie de la route une nature sévère, imposante et très-pittoresque.

Durant plus d'une lieue la route est renfermée dans ce défilé; ensuite elle débouche dans la vallée de Vaulnaveys, qui s'étend à peu près du nord au midi, dans une longueur de trois lieues, qui est dominée au nord par le château d'Uriage et fermée par l'établissement des bains, qui se termine, au midi, sur le bord de la Romanche, que commande le château de Lesdiguières. Assez large et spacieuse, cette vallée n'est plus encaissée dans des montagnes presque perpendiculaires. Des pentes plus inclinées, qui s'élèvent en gradins successifs, forment de chaque côté, mais surtout à l'orient, un immense amphithéâtre, embelli par la magnificence d'une végétation pleine de vigueur. C'est au pied de cet amphithéâtre, c'est au point où le défilé s'élargit et change de direction pour former la vallée de Vaulnaveys, que l'établissement d'Uriage a été bâti sur les ruines enfouies de constructions romaines.

URIAGE ANCIEN.

Il n'est pas étonnant que les Romains, qui attachaient tant d'importance à la santé de leurs armées, et qui ont laissé des traces de cet intérêt et de leur puissance auprès de la plupart des sources minérales aujourd'hui renommées, il n'est pas étonnant, dis-je, qu'ils aient compris la valeur de la source d'Uriage, et qu'ils y aient fondé un établissement sanitaire. Ils avaient reconnu parfaitement l'utilité des bains comme moyen d'hygiène et de thérapeutique, et partout où ils pouvaient découvrir une source thermale ils s'empressaient d'en tirer parti. C'est ainsi qu'ils avaient établi des thermes à Uriage, comme on en trouve tous les jours de nombreuses et incontestables preuves. Lorsqu'on a creusé le sol pour y placer l'établissement actuel, on a rencontré, dans le point qu'il occupe et dans les lieux environnants, des pans de murailles encore debout sous une mince couche de terre, des débris de constructions diverses et dont le caractère révèle leurs anciens habitants. Mais c'est surtout un peu plus haut vers le sud-est, sur la croupe de la montagne, que l'on a trouvé de nombreux restes de ce genre, à l'évasement du ravin d'où sort la source qui alimente les bains. Là, le sol est partout sillonné de murailles et de débris d'édifices enterrés. Un bon nombre déjà ont été détruits dans les fouilles qui furent faites lors de la création de l'établissement actuel. D'autres le furent en 1836, et de nouveaux bâtiments ont été élevés avec les matériaux de ces bâtiments enfouis. Il eût été désirable que, plus soigneux des monuments du passé, on tâchât de conserver, autant que possible, tous les restes qui offraient quelque intérêt. On en avait formé la résolution; mais les difficultés de l'exécution n'ont pas permis de réaliser ce projet.

Parmi les débris découverts, je mentionnerai spécialement quelques-uns de ceux qui attestent l'ancienne destination de ces constructions. Il est fort à regretter que plusieurs n'aient pas été conservés. Ainsi, dans les premières fouilles, on a découvert et détruit un aqueduc voûté, enduit à l'intérieur d'une espèce de stuc tellement solide, qu'il fut difficile de le briser à coups de marteau. A la même époque aussi ont été brisées plusieurs piscines, analogues généralement à une piscine encore existante sur les lieux, mais très-dégradée. Elles étaient faites avec un béton composé de chaux, de brique pilée et de petits cailloux; elles avaient environ deux pieds de hauteur, quatre de largeur et douze de longueur. Une de ces piscines avait son plancher en béton soutenu par deux rangs de petites colonnes, et elle présentait, sur deux de ses faces, cinq gradins en pouzzolane et d'un beau poli.

Lors de ces fouilles, on recueillit un grand nombre d'objets plus ou moins curieux : des tronçons de colonnes ; — des fragments considérables de tuyaux en terre cuite, non point cylindriques, mais de forme parallélipipède, et portant le nom de Clarianus, constructeur romain qui vivait au premier siècle de l'ère chrétienne, suivant M. Arthaud; — des inscriptions, dont une, entre autres, sculptée en relief, sur plomb, est ainsi conçue : *L. Scr. Martitinus. Ac. F. Lucius Scribanus Martinus acquæ ductum fecit*, et remonte, suivant M. Champollion, au règne d'Auguste; — une quantité considérable de petits marteaux en plomb, de sept à huit pouces de longueur, qui paraissent avoir été des *ex-voto* offerts à Vulcain, le dieu des sources thermales; — un *ex-voto* plus considérable, en plomb également, malheureusement brisé en trois morceaux, et composé d'un couronnement sculpté, soutenu par deux marteaux qui reposent sur une base où on lit l'inscription suivante : *M. Ruf Marcianus. V. F. Marcus Rufus Marcianus votum fecit*. Le couronnement est orné d'un bas-relief représentant un trépied flanqué de deux griffons. M. Champollion fait remonter cet *ex-voto* au règne d'Adrien. — Le même savant a examiné et décrit plusieurs médailles provenant de la même fouille, et qui sont de Vespasien, de Titus, d'Adrien, de Commode, de Gallien, de Claude (le gothique), de Tétricus, de Maximien. — On a trouvé depuis une médaille de Constantin. Je ne parle pas de plusieurs autres objets de peu d'importance.

Les fouilles faites en 1836 ont donné lieu à d'autres découvertes, mais à une surtout plus curieuse et plus intéressante que les précédentes : ce sont trois petites statues en bronze, de 25 à 35 centimètres de hauteur, et qui sont d'un très-beau style et dans un état de conservation très-satisfaisant. Nous allons en dire quelques mots, en attendant la description qui doit être donnée par un de nos savants les plus distingués.

Une de ces statuettes, remarquable par la beauté de ses formes et l'élégance de sa pose, représente un jeune homme. Dans sa main droite, appuyée sur la hanche, il tient un instrument que l'on avait supposé d'abord être un *strigille*, espèce de spatule avec laquelle les Romains, au sortir du bain, faisaient racler toute la surface de leur corps, pour en enlever la graisse dont ils l'enduisaient avant de se mettre au bain. Mais on a reconnu depuis, avec beaucoup plus de probabilité, dans cet instrument, un *plectrum*, qui servait à toucher de la lyre. Cette figure, entièrement nue, est coiffée du nœud d'Apollon. La main et l'avant-bras gauches manquent.

Une autre de ces statuettes offre un caractère plus viril, mais des formes un peu moins belles et un travail moins parfait. Elle tient dans sa main droite une pomme de pin, attribut ordinaire des *Faunes*.

Une légère draperie, retenue sur l'épaule gauche, couvre la partie inférieure du torse et les cuisses. La troisième statuette est une figure d'enfant d'une grâce charmante. Malheureusement, c'est celle des trois dont l'état de conservation laisse le plus à regretter. Ses formes sont un peu altérées par des aspérités arrondies et volumineuses, qui recouvrent presque tout le corps avec une sorte de régularité. Cette circonstance a fait penser à quelques personnes qu'on avait voulu représenter une maladie de la peau. Mais une pareille hypothèse est inadmissible; si l'on considère que les tubercules dont est hérissée la surface de cette statue ne sont pas formés par le bronze à l'état métallique, comme le reste du sujet, mais par du bronze carbonaté, qui s'écrase et se réduit facilement en poussière et se dissout avec effervescence dans les acides; si l'on considère, d'ailleurs, que ces tubercules, qui font relief au dehors de la surface, font aussi relief au dedans, car en grattant toute la partie carbonatée, on produit une dépression assez profonde à la place de la saillie. C'est donc une altération de la surface du métal, qui s'est tuméfié dans certains points, parce qu'il s'est combiné avec l'oxygène et l'acide carbonique. Mais il n'en reste pas moins fort singulier que cette altération ait affecté une semblable disposition et une aussi grande régularité. L'enfant tient, dans sa main droite, quelque chose que l'on n'a pu encore déterminer avec quelque probabilité, car les formes en sont fort peu caractérisées. Les yeux sont d'argent, suivant un usage assez général chez les Romains, qui l'avaient emprunté des Grecs. Ils manquent dans les deux autres statues.

En 1837, on a déblayé un aqueduc ou une galerie encore debout sous le sol, mais en partie obstruée par l'éboulement de sa voûte et du terrain meuble qui la recouvrait. Cette galerie, dont l'entrée correspondait à la source minérale, et qui avait environ quinze mètres de longueur, présentait une direction à peu près perpendiculaire à celle de la source et s'enfonçait à travers un tertre voisin, où elle était recouverte par quelques pieds de terre. Des racines de châtaigniers qui croissaient par-dessus, des galets et de la terre, lui formaient une voûte accidentelle encore assez solide. Sur ses parois, passablement conservées, on trouvait des ouvertures cintrées, donnant accès dans des cabinets ou des galeries adjacentes. On y remarquait aussi, au niveau du sol et du côté qui regardait la vallée, l'orifice d'un canal en pierre, d'environ un pied de diamètre, de forme carrée, qui se continuait assez loin et qui paraissait avoir été destiné à conduire de l'eau. Enfin sur la partie latérale de cette galerie on a découvert un fourneau, qui depuis, malheureusement, a été détruit par des enfants du voisinage. Ce fourneau présentait une surface de près de deux pieds d'étendue en largeur et en profondeur, une hauteur de plus d'un pied. Sa voûte était soutenue par de petites colonnes en brique, qui laissaient un peu d'espace entre leur circonférence et les parois latérales du fourneau, et qui circonscrivaient une aire intérieure d'au moins huit pouces de diamètre. Il existait encore sur le foyer des cendres et des débris de bois en partie charbonné.

Ce fourneau servait-il à chauffer de l'eau minérale? On peut le supposer, avec d'autant plus de raison que déjà, dans les premières fouilles, on avait découvert un fourneau dans un état parfait de conservation, placé sous une piscine. Il résulterait donc de là, comme le pense M. Gueymard, qu'au temps des Romains, comme de nos jours, la température de l'eau d'Uriage n'était pas assez élevée pour qu'on pût, dans tous les cas, l'employer en bains sans lui donner un plus haut degré de chaleur. Cela démontrerait que les Romains attachaient une grande importance aux propriétés thérapeutiques de cette source, car ils avaient l'habitude de n'employer pour leurs bains que les sources suffisamment chaudes par elles-mêmes, et ces appareils de chauffage sont le seul exemple de ce genre trouvé dans les restes des bains anciens, suivant la remarque de M. Chevallier [1].

Depuis cette époque, d'autres fouilles et d'autres

[1] *Notice historique sur les eaux minérales d'Uriage* (Journal des sciences phys. et chim. de France, 1836).

découvertes ont été faites. A côté de la galerie dont je viens de parler, on a mis au jour les murailles en partie conservées de plusieurs cabinets, dans l'un desquels était creusé un bain de deux mètres au moins de longueur sur un mètre de largeur, revêtu, à l'intérieur, par une belle pierre polie, analogue à la pierre de Sassenage. A peu de distance et également sur le côté gauche du ravin, mais à un niveau plus élevé de quelques mètres, on a découvert d'autres constructions, parmi lesquelles se trouvait un bain ou une petite piscine carrée, de deux mètres d'étendue en tout sens, à peu près, et dont l'intérieur était revêtu de marbre blanc. Mais ce marbre avait été brisé et il n'en existait plus que la partie inférieure. Deux autres piscines, toutes deux assez vastes, ont été trouvées dans le voisinage, l'une dans le lit même du ruisseau, l'autre sur l'emplacement de la seconde galerie, commencée en 1843. Cette piscine, de forme carrée, avait environ six mètres de côté, et l'une de ses parois est encore visible, avec son revêtement de ciment romain, près de l'entrée de cette galerie, dont elle contribue à former la paroi méridionale. Mais, au fond même de la galerie, dans le lieu où l'on a atteint la source pure, en 1845, se retrouvaient des restes romains, un massif de béton considérable et très-dur, des pièces de sapin enfoncées verticalement dans le sol et semblant former un barrage, au milieu de l'émergence de la source. Ce point, situé maintenant à quinze mètres de profondeur, était donc alors à la surface du ravin, et la disposition de ce barrage paraissait indiquer qu'il servait à faire monter l'eau minérale à un niveau plus élevé, ce qui était, du reste, nécessaire pour qu'elle pût être conduite au bain de marbre situé sur l'extrémité du coteau.

Enfin, au-dessous de la première galerie moderne, parmi d'autres restes plus ou moins altérés et à côté d'une piscine assez importante, s'est offerte une construction remarquable. C'était un bassin circulaire, de trois ou quatre mètres de diamètre, dont la circonférence reposait sur une maçonnerie, et au-dessous duquel était un fourneau, qui paraissait en occuper toute l'étendue. Autour du bassin et affleurant ses bords dans une grande partie de sa circonférence, se montraient rangés de petits tuyaux en terre cuite, de forme parallélipipède, ayant environ dix à douze centimètres de diamètre dans un sens, quatre à cinq dans l'autre, et semblant descendre jusque près du sol du foyer. Aucun de ces tuyaux n'était noirci à l'intérieur. Le bassin était enfermé entre quatre murailles formant un carré, et séparées de sa circonférence par un espace assez considérable dans les angles, mais beaucoup moindre au milieu des côtés.

Cet espace intermédiaire était rempli par un massif de maçonnerie, presque jusqu'au niveau des bords du bassin ; et la surface de ce massif était couverte, dans une bonne partie de son étendue, par des cloisons ou de petits piliers carrés, en brique, peu distants les uns des autres et évidemment destinés à supporter quelque chose. Mais leurs bases seules restaient, les plus élevées ne dépassant pas trente à quarante centimètres, et rien ne pouvait nous éclairer sur la nature et la disposition de la partie supérieure de cet édifice. Quels étaient donc ses usages? Était-ce un *vaporarium*, ainsi que cela semble le plus probable, d'après l'habitude qu'avaient les Romains de faire un fréquent usage des bains de vapeur? Je ne saurais rien affirmer à cet égard, quoique les dispositions singulières de cet édifice, autant qu'on pouvait en juger d'après son état de conservation fort imparfait, ne semblent guère permettre une autre supposition.

Ainsi donc, de toutes parts, les terrains qui environnent l'emplacement ancien de la source étaient remplis de constructions romaines, qui faisaient partie d'un vaste établissement thermal. Plusieurs de ces constructions sont encore visibles dans les excavations où on les a découvertes ; mais il n'a pas été possible de les mettre à l'abri des influences atmosphériques qui les détruisent rapidement, et qui bientôt n'en laisseront guère de vestiges sur les lieux où elles ont existé.

Quoi qu'il en soit, après avoir brillé de la splendeur romaine, les bains d'Uriage avaient cessé d'exister. Jusqu'à leur souvenir, tout en avait disparu. Les travaux du grand peuple gisaient enfouis dans la terre; la source seule restait et continuait de couler sur ces débris ignorés des anciens dominateurs du monde. D'où vient qu'à la surface du sol pas une trace n'annonçait leur passage? Ils avaient régné dans ces lieux pendant des siècles : d'où vient que pas un souvenir n'y racontait leur ancienne présence? Qui a caché sous le sol ces édifices qui se dressaient à sa surface? Est-ce la main des barbares qui a passé sur ces lieux, et qui, en se retirant, n'a laissé que des ruines? Est-ce le temps, resté seul maître du terrain? Quelque catastrophe subite, quelque éboulement de la montagne est-il venu ensevelir, comme certains l'ont supposé, l'établissement encore debout? Ou bien ces édifices abandonés ont-ils été peu à peu envahis par le limon des eaux descendant de la montagne? A toutes ces questions, l'histoire ni les traditions ne répondent.

Si l'on considère cependant que la plupart des débris découverts, piscines, édifices, aqueducs, etc., ont été trouvés ou affleurant la surface du sol, ou enfouis à peu de profondeur; que toutes ces ruines sont situées au pied de la montagne, et la plupart à l'ouverture d'un ravin où ne coule, en été, qu'un faible ruisseau, mais où, à l'époque des grandes pluies et de la fonte des neiges, se précipitent des masses d'eau assez considérables pour former parfois un véritable torrent; que d'ailleurs l'effet lent, mais éternel, des pluies est d'entraîner sans cesse dans les vallées la terre des montagnes, qui sans cesse se renouvelle par la végétation; si l'on considère que ces ruines sont toutes renfermées dans un terrain de dépôt récent, composé de terre végétale, de sable et de galets de toute espèce, on sera, je crois, à peu près convaincu que l'ancien établissement d'Uriage n'a point été enseveli sous un éboulement ou par quelque catastrophe de ce genre, mais que, abandonné sans doute par suite des invasions des barbares, et peut-être ruiné par eux, il aura été successivement envahi par les eaux de la montagne et enfoui dans le limon, le sable et les cailloux roulés qu'elles entraînent. Un pareil travail, continué pendant des siècles, a pu suffire à produire le résultat que nous voyons aujourd'hui. Il se peut aussi d'ailleurs que ce résultat ait été en partie produit brusquement, ou rendu plus rapide par quelqu'une de ces inondations terribles qu'amènent parfois les grands orages des montagnes.

URIAGE MODERNE.

La source d'Uriage se faisait jour à la partie inférieure du ravin dont je viens de parler. Destituée de tout secours humain, obstruée par l'amas des sables et des galets que roule le ruisseau qui occupe le fond de ce ravin, elle s'y dispersait en nombreux filets, et parvenait ainsi divisée à la surface du sol. Là, elle était réunie dans une petite mare, à l'air libre, et répandait au loin son odeur hydro-sulfurée. De temps immémorial, et par un usage traditionnel, les gens du pays s'y rendaient chaque année, en grand nombre, pour se purger; et, sans autre guide que l'usage, pendant trois jours ils buvaient de cette eau en si grande abondance que souvent il en résultait de fâcheux accidents. On conçoit qu'employée de cette sorte, sans mesure comme sans discernement, la source d'Uriage ne devait pas produire de bien favorables effets. Cependant elle avait plus d'une fois donné lieu à des guérisons inespérées; sa renommée s'étendait, et les médecins du voisinage commençaient à y envoyer des malades, lorsque, vers 1820, la sollicitude de l'administration fut enfin éveillée par les renseignements qui lui arrivaient à cet égard. Alors, M. le docteur Billerey fut nommé inspecteur de cette source; des mesures furent prises pour que l'on pût donner, sur le lieu même, des bains avec l'eau minérale portée à une chaleur convenable; de pauvres malades y furent envoyés aux frais de l'administration, et les heureux résultats de ces expériences encouragèrent de plus considérables efforts.

Madame la marquise de Gauthèron, propriétaire de la source d'Uriage, et dont le nom est resté cher aux malheureux, se chargea de continuer les travaux commencés et de fonder à ses frais un établissement thermal, dans l'espérance que ces sacrifices profiteraient à l'humanité. Pour s'assurer si l'eau minérale n'était pas refroidie par son mélange avec d'autres sources dans l'intérieur du sol, et s'il ne serait pas possible, en la suivant jusqu'à une certaine distance, de l'obtenir à un degré de chaleur assez élevé, comme l'espérait M. Billerey, on creusa dans la montagne et suivant la direction du ravin une galerie de cent mètres de profondeur.

Ce travail, dirigé par M. Émile Gueymard, professeur d'histoire naturelle à la faculté des sciences de Grenoble et ingénieur en chef des mines, ne produisit pas une élévation sensible dans la température de la source, et ne permit pas de poursuivre davantage cette idée. Une maçonnerie solide fut construite dans toute la longueur de cette galerie, de manière à lui conserver à peu près partout une hauteur d'au moins quatre pieds sous la voûte, et une largeur d'environ deux pieds sur le sol. Dans le fond, on réserva, pour servir de citerne, un espace de six mètres de longueur, séparé du reste par un barrage, à la partie supérieure duquel l'eau minérale était reçue dans des tuyaux qui la conduisaient à l'établissement.

Le terrain dans lequel on avait ainsi suivi la source était un terrain d'alluvion, principalement formé de sable et de cailloux roulés, et qui, par sa mobilité et sa perméabilité, avait offert, en certains points, beaucoup de difficultés au percement de la galerie. On croyait en avoir atteint les limites, mais il n'en était rien. Par ce travail, cependant, on avait pu recueillir et rassembler des filets d'eau minérale épars et perdus auparavant, et par là grossir le volume de la source; mais on ne l'avait point isolée complétement des eaux douces qui s'infiltraient dans un semblable terrain, point mise à l'abri de l'influence des pluies et de toutes les circonstances qui venaient accroître momentanément la quantité des eaux répandues au voisinage.

Aussi, lorsque je fus chargé de l'inspection médicale de cette source, lorsque j'eus constaté, par des expériences maintes fois répétées, l'insuffisance des premiers travaux pour donner aux eaux d'Uriage toute la valeur, toute l'importance qu'elles devaient avoir, m'efforçai-je d'obtenir que, par de nouvelles recherches, on fît disparaître les inconvénients d'un état de choses peu fâcheux encore pour le présent, mais inquiétant pour l'avenir. Heureusement, je m'adressais à un propriétaire très-éclairé, doué d'idées élevées et généreuses, qui n'hésita pas à entreprendre ce qu'il reconnaissait bon et utile. Je dirai plus loin les grands travaux qui ont été exécutés, les grands résultats qui ont été conquis, et je traiterai en même temps des propriétés physiques et chimiques des eaux d'Uriage. Pour le moment, je vais me borner à décrire l'établissement tel qu'il existe aujourd'hui.

Établissement thermal.

Actuellement, la source minérale est amenée jusqu'à l'établissement par une galerie de 300 mètres de longueur, dont le fond, appuyé au rocher (lias, étage des bélemnites), se trouve presque au-dessous du fond de la première galerie, mais à 28 mètres en contre-bas et à 45 mètres environ sous la surface du sol. Durant son trajet, elle est renfermée dans une conduite en brique, revêtue d'un ciment imperméable (ciment romain de la porte de France) ; à peu de distance de la galerie, l'eau se partage en plusieurs branches qui se distribuent, par divers tuyaux de conduite, au grand réservoir, aux deux chauffoirs de l'eau minérale, aux bains, aux fontaines servant pour la boisson, etc.

Le réservoir dont je viens de parler est une vaste construction, voûtée et cimentée très-fortement, qui contient douze cents hectolitres d'eau. Il servait surtout avant les derniers travaux, alors que la source était beaucoup moins abondante, à recueillir et à tenir en réserve l'eau minérale, dans les moments où elle n'était pas employée pour le service de l'établissement. Alors il était indispensable, particulièrement aux époques où l'établissement était obligé de fournir plus de 400 bains ou douches par jour; car, si l'on avait laissé perdre le produit de la source pendant la nuit, on n'aurait pu suffire au service du lendemain. Aujourd'hui, il offre beaucoup moins d'utilité, et sert seulement à rendre le service plus rapide et plus facile pendant les heures où l'on a besoin de donner en même temps un grand nombre de bains et de douches. Il redeviendra fort utile lorsque, dans la construction prochaine d'un nouve établissement thermal, on aura fait de vastes piscines, qui exigeront en peu de temps un très-gran volume d'eau.

Les chauffoirs sont destinés à élever la température de l'eau minérale, qui n'est que de 27° centigrades, et qui serait insuffisante, par conséquent, pour les bains et les douches, dans la plupart des cas où ils sont réclamés. Pour éviter d'altérer ses propriétés, on a construit, d'après les conseils de M. Gueymard, des appareils dans lesquels elle n'est échauffée que par le contact de lentilles en fonte remplies de vapeur. L'eau minérale est reçue dans de vastes cuves en pierre de taille (celle du chauffoir des douches contient 300 hectolitres, celle du chauffoir des bains plus de 500 hectolitres), au fond desquelles se trouve une lentille de fonte, qui en occupe toute la largeur, et dont la cavité est en communication avec une chaudière à vapeur, placée sur un fourneau voisin. L'excédant de vapeur, lorsqu'elle n'est pas tout entière condensée dans la lentille, se dégage par un serpentin, dont l'extrémité s'élève au-dessus de l'orifice de la cuve. Par là, on évite tous les accidents dont les soupapes de sûreté ne mettent pas toujours à l'abri.

On comprend facilement les avantages d'un pareil système, également adopté pour d'autres eaux minérales sulfureuses. Cependant, comme il n'est pas possible de chauffer ainsi, en grande masse, une eau qui contient des gaz, sans perdre une bonne partie de ces gaz; comme on ne peut guère, par ce procédé, élever la température du liquide au delà de 60 ou 65°, il y aurait, à mon avis, au moins autant d'avantages à chauffer l'eau avec les appareils ordinaires, en maintenant constamment sa température à environ 90°. De cette manière on n'aurait besoin d'ajouter à l'eau de la source, dont la température est déjà presque suffisante pour les bains, qu'une très-faible quantité d'eau chauffée, et il n'en résulterait aucun inconvénient au point de vue de la thérapeutique.

Indépendamment de ces appareils, il en existe un troisième semblable, mais plus petit, employé à chauffer de l'eau douce, qui sert à donner des bains ordinaires, ou à mitiger les bains d'eau minérale pour un bon nombre de personnes, soit dans le cours, soit surtout au début des traitements. Enfin, dans le grand chauffoir des bains, se trouve un fourneau particulier, qui fournit de la vapeur pour les cabinets de douches et pour les bains et douches de vapeur.

L'établissement thermal proprement dit se compose d'environ soixante cabinets de bains, les uns à deux baignoires, le plus grand nombre à une seule; de sept cabinets de douches, d'un cabinet de bains de vapeur et de bains russes, et d'un cabinet servant à donner des bains d'air chaud et des fumigations sèches. Des baignoires d'enfants, des baignoires spéciales pour les demi-bains, les bains de siége, etc., ne laissent rien à désirer sous le rapport du matériel des bains. Il en est de même du matériel des douches, qui est aussi complet que possible. Des appareils spéciaux pour les douches ascendantes du rectum et du vagin, pour les douches du visage, pour les douches des extrémités; des tuyaux doubles pour les douches générales, de manière que l'on puisse donner en même temps la douche sur deux points différents du corps, et la donner, successivement ou en même temps, à des températures diverses ou opposées; des ajutages de toutes sortes, pour administrer la douche à un seul jet plus ou moins volumineux, à plusieurs jets, ou en pluie diversement forte, etc.; en un mot, tous les appareils et toutes les formes de douches se trouvent là réunis à la disposition du médecin. A Uriage, d'ailleurs, de même qu'à Aix en Savoie, on emploie, en même temps que la douche, les frictions et le massage, qui ajoutent beaucoup à l'effet de cette médication. Il serait à désirer, je crois, que ces pratiques, si usitées dans les bains des Orientaux, fussent plus généralement adoptées dans les établissements français.

Quant à la température des douches, elle est, comme celle des bains, réglée pour chaque malade suivant les prescriptions du médecin. Si la source d'Uriage n'est que tiède, et s'il en résulte pour l'établissement l'inconvénient d'être obligé de chauffer une partie de l'eau employée, il en résulte aussi un avantage, c'est de pouvoir très-facilement, par le mélange de l'eau chaude avec l'eau de la source, donner toutes les températures réclamées par les besoins de la médecine. Pour les douches surtout, le degré de chaleur de l'eau devait être réglé avec une grande précision, et ce résultat est complétement obtenu par les dispositions existantes. Dans le chauffoir le plus élevé, on a établi de grands vases en bois, dont la capacité est de 5 à 6 hectolitres, qui sont tous munis de thermomètres, et qui correspondent, deux par deux, à chacun des cabinets de douches. Lorsqu'une douche est commandée, on remplit à l'instant le vase, ou, si elle doit être à double température, les deux vases correspondant au cabinet indiqué, en mêlant l'eau chaude et l'eau tiède en proportion convenable pour obtenir exactement le degré demandé; puis on ouvre le tuyau qui conduit l'eau ainsi préparée dans le cabinet où est placé le malade. La hauteur de la colonne d'eau descendante est d'environ 6 mètres, ce qui lui donne une force de percussion suffisante, trop considérable même pour certaines personnes, mais que l'on diminue à volonté en ouvrant incomplétement le robinet sur lequel se visse l'ajutage qui termine le tuyau.

Comme on le voit, par cet exposé très-succinct, les ressources thermales d'Uriage ne le cèdent en rien à celles des établissements les mieux organisés. Cependant le nombre des cabinets de douches est un peu trop restreint, eu égard à la facilité du service, et, s'il a suffi jusqu'à présent, c'est que la nature de la source d'Uriage, donnant à cette eau minérale une très-grande activité par la seule influence de ses propriétés chimiques, dispense, par cela même, dans la plupart des cas, de recourir à l'action des douches, où les propriétés physiques du liquide jouent un rôle plus important que les propriétés chimiques. Mais, pour l'avenir, cette partie de l'établissement surtout appelle des agrandissements nécessaires. Aussi, un nouvel établissement sera-t-il bientôt construit, qui donnera au service des douches tous les développements dont le besoin se fait sentir, et qui réunira dans le même bâtiment tous les cabinets de bains, actuellement divisés. Les constructions nouvelles comprendront aussi une amélioration d'une grande importance à mes yeux : une vaste piscine, dont l'absence avait été souvent regrettée par les médecins, et dont le volume de l'ancienne source ne permettait pas d'enrichir l'établissement. Aujourd'hui que, grâce à l'abondance de l'eau minérale, on peut en consacrer une bonne partie à cet usage, ce sera une ressource puissante ajoutée à toutes les autres. En effet, un bassin de grande dimension, qui donnera la facilité de s'y livrer, à l'aise, à l'exercice de la natation, offrira de grands avantages pour les femmes, les enfants, pour tous les individus ayant besoin d'être fortifiés, et, en raison des propriétés de la source d'Uriage, pourra, dans beaucoup de cas, remplacer les bains de mer.

Bains des pauvres.

En créant les bains d'Uriage, madame de Gautheron n'avait pas oublié les pauvres : elle avait consacré à leur usage un cabinet contenant trois baignoires. M. de Saint-Ferriol, son héritier, animé des mêmes sentiments envers les malheureux, a fait participer la classe indigente à l'extension donnée à l'établissement. Quatre cabinets de bains, un cabinet de douches et un cabinet de bains de vapeur, indépendants du système des constructions thermales que j'ai décrit tout à l'heure, sont affectés à leurs besoins et permettent de leur donner au moins quatre-vingts bains ou douches par jour.

Le nombre des indigents qui reçoivent ainsi gratuitement les secours médicaux de l'établissement s'est accru d'année en année. En 1827, il était de 101 ; en 1837, de 228 ; en 1847, de plus de 250. Le nombre des bains et douches qui leur ont été donnés annuellement s'élevait en 1827 à 1,757 ; en 1837, à 3,778 ; en 1847, à 4,638. Cette progression est la meilleure preuve de l'efficacité des eaux d'Uriage. Les gens riches vont aux eaux parfois pour s'amuser ou se distraire : mais les pauvres, ce n'est pas le plaisir qui les y conduit. La couche de l'indigent n'est douce nulle part, et la vie lui devient souvent plus pénible encore lorsque, malade, il s'éloigne de sa famille et de ses foyers.

Conditions d'admission des indigents. Tout malade qui se présente muni d'une ordonnance de médecin et d'un certificat d'indigence délivré par le maire de sa commune ou par le curé de sa paroisse, pourvu que l'authenticité de la signature du curé soit garantie par le visa du maire et le sceau de la mairie, est admis au traitement gratuit et reçoit, en outre, quelques secours alimentaires fournis par l'établissement. Mais le grand nombre de ceux qui sont ainsi reçus ne permet pas de subvenir à tous leurs besoins. Il est donc nécessaire qu'ils aient par eux-mêmes quelques ressources, ou que les communes auxquelles ils appartiennent ne les laissent point partir sans aucun moyen d'existence. C'est ainsi que l'hôpital de Grenoble envoie chaque été à Uriage un assez bon nombre de malades, qui sont admis au traitement gratuit, comme les autres indigents, mais qui sont logés et nourris dans quelqu'un des petits hôtels du voisinage, moyennant une modique rétribution payée par l'hôpital.

J'ai dû rappeler les conditions réglementaires exigées pour l'admission des indigents, et sans lesquelles de nombreux abus se produiraient au détriment même des véritables indigents; j'ai dû aussi appeler l'attention sur la nécessité qui existe pour eux d'avoir quelques ressources pécuniaires, car, sans cela, ils seraient exposés, comme dans le premier cas, à ne pas pouvoir suivre leur traitement, ou à ne faire qu'un traitement incomplet et inutile, ainsi qu'il arrive trop souvent. Je dois encore ajouter une observation, c'est que, depuis quelques années surtout, les indigents ne viennent à Uriage qu'en petit nombre pendant le mois de juin, tandis qu'ils arrivent en foule au mois de juillet, où l'établissement est plus peuplé et plus animé. Il en résulte pour eux de graves inconvénients : réunis en trop grand nombre à la fois, ils trouvent plus difficilement à se loger et sont souvent plus mal logés, et de plus quelquefois ils ne peuvent pas avoir des bains tous les jours et perdent ainsi un temps précieux. J'adresse ces observations à mes confrères surtout, pour qu'ils envoient aux eaux leurs malades pauvres à une époque où ils ne seront pas exposés à perdre parfois un ou deux bains par semaine et où ils trouveront, d'ailleurs, sous tous les rapports, plus de facilités et d'avantages, c'est-à-dire dès le commencement de juin.

Établissement d'habitation.

Jusqu'ici, je n'ai considéré que la partie thermale de l'établissement, et je l'ai décrite à part, à cause de la spécialité de sa destination, quoique, pour le présent, elle ne soit point séparée du reste. En effet, les bains et les douches occupent la partie inférieure de trois bâtiments, dont les étages supérieurs sont divisés en chambres d'habitation.

L'établissement d'Uriage n'est point situé dans une ville ou dans un village. Il est complétement isolé et à un ou deux kilomètres de distance des hameaux environnants. Bâti au-dessous du château, qui le domine presque perpendiculairement; abrité des vents du nord et de l'est par la montagne au pied de laquelle il est placé, éloigné de toutes les ravines qui conduisent des ruisseaux parfois torrentiels, il regarde le midi et fait face à la vallée de Vaulnaveys, dont il embrasse la vue, jusqu'aux montagnes qui la terminent, au delà de Vizille.

Dans l'origine, le petit bâtiment des bains, qui

existe encore, mais qui doit bientôt disparaître, formait à lui seul tout l'établissement. Aujourd'hui, par suite des agrandissements successifs que l'affluence croissante des malades a nécessités, l'établissement renferme des logements pour six cents personnes, et se compose de cinq grands hôtels et de plusieurs bâtiments de moindre importance. En outre, un bon nombre d'auberges ont déjà été construites le long de la route, à une plus ou moins grande distance, par les habitants du pays, et fournissent aux indigents et à la classe peu aisée des baigneurs des logements à très-bas prix. Mais l'établissement lui-même offre, sous ce rapport, des ressources pour toutes les fortunes, dans les hôtels secondaires qui sont placés à quelque distance des bains.

Plusieurs restaurants, où l'on trouve, à des prix modérés, des tables d'hôte trop bien servies pour bon nombre de ceux qui s'y asseoient, et des tables particulières à la portée de toutes les bourses; un vaste et beau café; un cercle d'abonnement largement établi et qui contient, indépendamment des salles accessoires de billard, de jeu et de lecture, etc., un magnifique salon, également remarquable par son architecture et par ses proportions, car il reçoit jusqu'à 500 personnes les jours de fête : en un mot, toutes les ressources et tous les agréments de la vie ont été réunis là, dans un petit espace, et l'on y rencontre tous les amusements que peuvent offrir les établissements les plus fréquentés, où une société nombreuse, choisie, animée, consacre au plaisir presque tous les instants que ne réclament pas les soins de la santé.

Aussi Uriage est-il un des principaux lieux de rendez-vous pour les habitants de Grenoble qui veulent aller, le dimanche, respirer l'air des champs et vivre d'une autre vie. Aussi un grand nombre de familles de la ville et des environs viennent-elles, le dimanche surtout, ajouter à l'éclat des bals où se réunit chaque soir, jusqu'à une heure convenable toutefois, une bonne partie de la population des eaux; car le plaisir et la distraction sont aussi des remèdes, ou du moins fort souvent d'utiles auxiliaires qui favorisent l'action des eaux minérales.

Je n'ai nullement l'intention de donner ici une description détaillée de toutes les parties de l'établissement, ni de la chapelle, fort simple par elle-même, mais offrant, parmi les toiles qui la décorent, quelques tableaux remarquables de Paul Véronèse et d'autres maîtres italiens; ni de la belle fontaine qui fait face à l'entrée de la cour principale et qui est due au ciseau d'un très-habile statuaire de Grenoble, M. Sappey, etc. J'en ai dit assez pour faire comprendre que l'on n'a rien négligé à Uriage de tout ce qui peut être réclamé par les besoins moraux, intellectuels et matériels d'une population nombreuse et variée.

D'ailleurs, placé à une heure de Grenoble, relié à cette ville importante par une très-belle route, que parcourent presque incessamment plusieurs voitures régulières, faisant chacune le trajet trois ou quatre fois par jour, indépendamment des voitures de louage que l'on se procure très-facilement à Uriage comme à Grenoble, cet établissement présente ainsi toutes les ressources d'une grande ville et tous les charmes de la campagne dans une vallée délicieuse, cachée au sein des Alpes. Avec de telles conditions locales et des eaux minérales d'une grande puissance, la prospérité sans cesse croissante de ces eaux s'explique parfaitement et ne peut que se développer de plus en plus dans l'avenir, grâce à l'abondance maintenant intarissable de la source.

J'aurais voulu pouvoir évaluer, aux moins approximativement, le nombre des personnes qui ont fait usage des eaux pendant les années précédentes et les bénéfices considérables qui en résultent pour le pays. Mais, en raison du chiffre très-élevé des baigneurs ou des buveurs d'eau qui se logent dans les hameaux environnants ou dans les auberges échelonnées sur la route, et sur lequel je n'ai pu jusqu'à présent obtenir des renseignements de quelque valeur; en raison de la masse flottante des buveurs qui ne passent que deux ou trois jours à l'établissement; du grand nombre aussi d'habitants de Grenoble et des environs qui viennent le matin, par les premières voitures, boire les eaux ou prendre des bains pour s'en retourner dans la journée, et dont quelques-uns même font ainsi des traitements complets, d'une efficacité fort incertaine; et en raison d'autres circonstances encore, il m'est impossible de donner à cet égard des résultats un peu précis. Tout ce que je puis faire pour montrer la progression croissante de l'établissement, c'est d'indiquer le chiffre des bains et douches donnés par saison ou, pour abréger, dans la saison qui termine chaque période quinquennale. Quant au nombre de ceux qui fréquentent les eaux d'Uriage chaque année, et qui, peu considérable dans les mois de juin et de septembre, s'est élevé aux époques de la plus grande foule, durant les années précédentes, jusqu'à une affluence de plus de 800 personnes en même temps, je ne saurais fournir un total, même approximatif. En 1847, on l'a évalué à environ 2,500, mais c'est une estimation fort incertaine.

Tableau du nombre des bains et douches donnés dans une saison, à la fin de chaque période quinquennale.

1823 (création de l'établissement). .	5,095 B. et D.
1827.	6,289
1832.	10,192
1837.	14,805

1842.	18,449 bains.
—	4,773 douch.
Total.	23,222 B. et D.

1847.	21,195 bains.
—	5,046 douch.
Total.	26,241 B. et D.

En 1848, la diminution de la population des baigneurs n'a pas été aussi considérable qu'on avait lieu de le prévoir, car le total des bains et des douches s'est élevé encore à 20,043.

NOTA. Les bains et douches gratuits donnés aux indigents sont compris dans ces relevés.

ÉPOQUE DES EAUX.

La saison des eaux commence à Uriage ordinairement le 1er juin et se termine vers le 20 ou le 25 septembre. Les mois les plus favorables sont ceux de juin, de juillet et d'août. Quoique assez beau encore, le mois de septembre est plus souvent troublé par les pluies. On dédaigne beaucoup trop le mois de juin, qui est fréquemment le plus avantageux pour les traitements thermaux.

PROMENADES ET EXCURSIONS.

Le plaisir et la distraction sont aussi des remèdes, ai-je dit, ou du moins d'utiles auxiliaires pour les eux minérales.

C'est à ce titre, mais surtout à cause de l'exercice qui en résulte, auxiliaire bien plus puissant encore, que l'on a généralement recommandé les promenades aux malades qui fréquentent les eaux. Les promenades, en effet, contribuent très-efficacement, dans beaucoup de cas, au rétablissement de la santé. Mais, pour qu'elles puissent avoir sûrement ce résultat, il faut qu'elles offrent un puissant attrait, il faut que des sites nombreux et variés, imposants ou gracieux, ou des lieux riches en souvenirs, éveillent et occupent la mémoire ou émeuvent l'imagination. Sous ce rapport, peu de localités sont aussi favorisées qu'Uriage.

Placé sur la frontière de la Savoie et près de la Suisse, le Dauphiné réunit à peu près toutes les beautés de ces deux pays. Comme eux parcouru par les Alpes, il ne lui manque aucun des magnifiques spectacles que fournissent les grandes montagnes. Montagnes de neige, glaciers, sommets perdus dans les nues, précipices, éboulements, lacs, torrents, cascades, forêts immenses aux sapins séculaires, sites majestueux, effrayants, sublimes d'horreur ou de beauté; toutes les grandes scènes de la nature, enfin, s'y trouvent multipliées à l'infini. Et si le Dauphiné n'était pas en France, la foule des curieux s'en irait visiter ses merveilles, qu'on oublie parce qu'elles sont chez nous. Aussi trouve-t-on autour d'Uriage, et à des distances peu éloignées, un grand nombre de promenades fort belles par les sites qu'elles présentent. On y en trouve d'autres aussi, non moins importantes par les souvenirs qu'elles rappellent, ou par l'intérêt présent qu'elles excitent : car les monuments du passé et les grands ouvrages de nos jours ne sont pas moins curieux que les beautés de la nature.

Je ne parlerai pas des promenades qui touchent à l'établissement, du petit bois qui est à sa porte, et dont les sentiers ombragés offrent un agréable refuge contre la chaleur du jour, sans avoir une dangereuse fraîcheur; de la visite à faire aux ruines maintenant décombrées de l'établissement romain, etc. La première promenade que j'indiquerai c'est une visite au château d'Uriage, monument féodal assez bien conservé, avec ses tourelles gothiques et sa bizarre irrégularité.

Château d'Uriage. Situé, comme je l'ai dit, presque perpendiculairement au-dessus de l'établissement, à 100 mètres de distance verticale, il est bâti à l'extrémité d'un promontoire élevé et escarpé, et domine d'une part la vallée de Vaulnaveys, d'autre part le défilé qui mène à Grenoble. C'était, sans doute, par sa position, un poste important durant les guerres de la féodalité; aujourd'hui, vieux manoir inoffensif, il n'a plus sa splendeur guerrière, et des vignes et des vergers croissent dans l'enceinte où venaient se réfugier les vassaux, sous la protection de leur seigneur.

Son origine remonte jusqu'au douzième ou au treizième siècle. Il était le siége d'une des principales branches de la famille des Alleman, famille puissante dans ces temps de confusion et d'anarchie; puissante et célèbre par l'étendue de ses possessions, par le nombre de ses branches, par l'union intime et formidable de tous ses membres, qui délibéraient en commun, sous l'impulsion des chefs ou des anciens, et puis agissaient ensemble comme un seul homme. Plus d'une fois la grande galerie du château d'Uriage a été témoin de ces assemblées de vingt branches diverses, dispersées dans tout le Dauphiné, et même dans les provinces voisines, et qui se réunissaient pour prendre les graves résolutions concernant l'honneur ou les intérêts de la famille. Préposés d'abord à la garde des défilés des montagnes, pour protéger le Graisivaudan contre les incursions dévastatrices des Sarrasins ou d'autres peuples étrangers, les Alleman ont joué plus tard un rôle considérable dans les luttes féodales du Dauphiné; ensuite ils ont fourni à la France bon nombre de vaillants guerriers, qui ont versé leur sang sur tous nos champs de bataille, durant les guerres de Louis XII, de François Ier, etc.; et puis, peu à peu, moissonnés par la guerre et par le temps, ils ont disparu, laissant à peine aujourd'hui quelque descendant qui porte leur nom.

Le temps où le château a été bâti et le caractère de ses premiers maîtres expliquent très-bien pourquoi les anciens seigneurs d'Uriage se sont construit comme un nid d'aigle, sur le sommet étroit d'une hauteur à demi détachée de la grande chaîne, et d'où ils commandaient complétement le passage par la vallée. De quelque côté qu'on l'envisage, à distance, soit du côté de Vaulnaveys, soit surtout du défilé de Sonnant, le vieux manoir se détache de la manière la plus pittoresque sur les flancs de la montagne. On y monte le plus souvent par les deux petites gorges charmantes, qui circonscrivent, au nord et au midi, la base de l'éminence qu'il couronne. Celle surtout qui est creusée du côté du nord, parcourue dans son fond par un ruisseau qui descend rapide et bruyant sur son lit de cailloux et de roches, richement boisée sur ses flancs, partout charmante de fraîcheur, présente un délicieux paysage.

On voit, dans l'intérieur du château, bon nombre de vieilles peintures, dont quelques-unes ne sont pas sans mérite; mais on remarque particulièrement, autour de la grande galerie, une tapisserie, fort bien conservée, représentant des chasses de François Ier.

On y trouve aussi, parmi des portraits de famille, un portrait original du chevalier *Sans peur et sans reproche*, peint sur bois, et dont la présence dans ce lieu provient sans doute de ce que Bayard appartenait, par sa mère, à la famille des Alleman. A côté de ces restes du moyen âge, dans un cabinet voisin, M. de Saint-Ferriol a formé un petit musée, fort intéressant, d'antiquités égyptiennes et romaines, rapportées par lui de ses studieux voyages, ou découvertes à Uriage, dans les fouilles de l'établissement romain. Dans une autre pièce il forme un musée de l'histoire naturelle du Dauphiné, déjà remarquable par une belle collection des oiseaux appartenant au territoire de cette ancienne province.

Si de l'intérieur du château on passe sur la terrasse, qui est placée comme une tribune élevée dans une vaste enceinte, on y jouit d'une délicieuse vue de la vallée et des montagnes, qui se déroulent aux yeux dans toute leur étendue et presque dans tous leurs détails, avec leurs hameaux semés sur les pentes, leurs chalets dispersés parmi les arbres; avec le contraste de la verdure riche et florissante des massifs de noyers, de châtaigniers, etc., qui couvrent les régions inférieures, et des sombres forêts de sapins qui enveloppent comme une draperie les régions supérieures; avec les verts pâturages de leurs cimes baignées par les nuages et les rochers gris et nus qui de loin en loin les surmontent. En contemplant ce magnifique tableau, que je ne puis espérer de faire comprendre, avec ses mille aspects, ses contrastes et ses accidents si variés, on serait tenté de croire, si d'ailleurs la position du château d'Uriage n'apparaissait évidemment calculée pour la guerre, on serait tenté de croire qu'elle a été choisie pour y jouir d'une des plus belles perspectives que l'on puisse rencontrer.

A une demi-heure du château environ, en montant vers le nord, on visite Saint-Martin d'Uriage, et plus loin, à une distance à peu près égale encore, Saint-Nizier vers le couchant et les Bonnets vers le levant. Ce n'est pas que ces villages ou hameaux présentent par eux-mêmes rien de remarquable; mais c'est que tous les lieux qui les environnent, de même que tout l'intervalle qui s'étend jusqu'au delà du Vaulnaveys, du côté du midi, présentent une multitude de sites délicieux et de vues ravissantes. Partout où l'on porte ses pas, dans ce gigantesque jardin anglais, qui commence à la vallée et qui s'élève dans tous les sens jusqu'à une heure et demie de distance sur les flancs de la montagne, partout, sur ces pentes accidentées comme la nature seule sait le faire, on rencontre des paysages charmants, des perspectives sans cesse nouvelles, et l'on peut s'égarer avec bonheur, pendant de longues journées, dans des sentiers ombragés, innombrables, mille fois entre-croisés, qui tantôt serpentent parmi des champs fertiles et des prairies toujours vertes, tantôt gravissent des éminences chargées de massifs d'arbres aux troncs vigoureux, aux cimes touffues, tantôt s'enfoncent dans de petits vallons ou des ravines d'une admirable fraîcheur, où coulent de toutes parts des eaux fécondantes. Aussi un paysagiste très-distingué, qui a passé plusieurs semaines à Uriage, il y a quelques années, revenait-il chaque jour émerveillé des découvertes qu'il avait faites, et parfois indigné contre la paresse ou l'insouciance des baigneurs, qui ne savaient pas se procurer, à si peu de frais, les plaisirs que donne toujours l'aspect d'une nature riche, splendide, accidentée et diversifiée à l'infini.

Le Marais. Si l'on gravit la pente de la montagne, pour atteindre les forêts de sapins qui couvrent ses flancs dans leurs régions élevées, et si l'on se dirige vers la partie de ces forêts immenses qui est la plus voisine de l'établissement, on arrive, après deux heures de marche, à un plateau en partie cultivé, en partie occupé par une vaste prairie marécageuse. Là se trouve une ferme où les baigneurs d'Uriage vont faire quelquefois des déjeuners champêtres avec du lait délicieux, du beurre, des œufs frais et du pain noir. Mais, si l'appétit remarquable que donnent deux ou trois heures de marche dans les roides sentiers de la montagne et l'air vif de ces lieux élevés, ne permet pas de dédaigner les ressources alimentaires de la ferme, il y a là d'autres jouissances pour ceux qui ne vivent pas exclusivement par et pour l'estomac. Au mois de juin ou de juillet, suivant les variations du printemps, qui est toujours tardif à cette hauteur, la prairie est couverte d'une riche parure de fleurs : c'est le narcisse des prés qui dresse partout sa corolle blanche aux senteurs pénétrantes ; ce sont des orchis et des ophyrys aux couleurs si variées, roses, rouges, purpurines, blanches ou verdâtres ; le populage des marais, aux belles fleurs jaunes et lustrées ; des renoncules d'espèces et de nuances diverses ; des gentianes aux fleurs bleues ; des cévadilles aux tiges élancées, aux longues feuilles pointues ; des sagittaires, etc., etc. Et autour de la prairie la forêt se déploie, bordure immense et sévère d'une riante corbeille de fleurs. Dressée, du côté de l'orient, comme un rempart pavoisé de feuillages aux teintes multiples, elle présente, du côté du midi surtout, des masses imposantes de sapins séculaires où règnent en tout temps une ombre épaisse, un silence solennel, et dont on ne peut parcourir sans émotion et sans recueillement les sombres profondeurs.

Sur le bord de ce plateau un magnifique spectacle se déroule aux regards. C'est d'abord tout le territoire occupé par les nombreux hameaux d'Uriage, si varié, si accidenté, si splendide de végétation et de vie; élevé jusqu'à une grande hauteur vers le nord et l'est, abaissé vers la vallée qui s'en va fuyant jusqu'à Vizille; fermé du côté du couchant par la crête boisée de Combeloup, par le cône élancé des Quatre-Seigneurs, dont je parlerai plus loin : et puis, par-dessus ces sommets ou dans les vides qu'ils laissent à l'horizon, Grenoble avec sa citadelle et ses bastions, une partie de la vallée de l'Isère, les pentes abruptes, nues et blanches et les sommets pointus des montagnes qui la dominent à l'occident, etc.

Prémol. Au pied de ce même rideau de forêts, mais un peu plus vers le midi, et à deux heures et demie de l'établissement, on visite les ruines du monastère de Prémol, ancienne chartreuse de femmes, fondée en 1232 et détruite par notre première révolution. Dans un enfoncement de la montagne, qui semble avoir été creusé tout exprès pour y former une retraite éloignée de tous les regards, et qui se déploie comme un cirque aux vastes proportions, à côté d'un énorme ravin où coule un torrent, on voit les débris d'un portail, des arceaux de voûte, une petite chapelle à demi conservée, des pans de muraille encore debout, des décombres amoncelés en désordre sur un espace assez étendu; à côté, une petite maison, seul reste des anciens bâtiments et qui sert d'habitation au garde des bois; derrière, une belle prairie, qui va se perdre dans des bosquets touffus et remplis de framboisiers; puis des sapins antiques, qui enveloppent ce petit désert et couvrent les pentes environnantes de leurs pyramides au sombre feuillage; des rochers qui montrent leurs masses suspendues et menaçantes au milieu des arbres élancés; et de l'autre côté du ravin, un vaste éboulement qui dénude et ronge le flanc d'un pic presque vertical.

Moins sévère et moins grandiose que celui de la grande Chartreuse, le site de Prémol est cependant encore très-pittoresque et très-intéressant. D'ailleurs, en tournant le dos aux ruines de la forêt, on jouit d'une vue fort étendue, qui embrasse une grande partie du vaste horizon que j'indiquais tout à l'heure et y joint des aspects nouveaux, non moins remarquables par la vigueur des contrastes que par la richesse des plans inférieurs.

Les Quatre-Seigneurs. Le côté opposé de la vallée, ou le côté occidental, est moins riche dans son ensemble. Cependant il offre aussi de charmantes promenades, parmi lesquelles je mentionnerai seulement celles que l'on fait à Villeneuve et à Herbeys, deux jolis villages placés, le premier, à une demi-heure, le second à une heure de distance de l'établissement, tous deux très fréquentés par nos baigneurs; et surtout l'ascension de la montagne qui les domine et que l'on appelle les *Quatre-Seigneurs.* Elle est aussi nommée *Tourtet* par les gens du pays, à cause de la forme plane et circulaire de son sommet.

Cette montagne forme un cône tronqué, isolé de toutes parts, et boisé dans une grande partie de sa circonférence, jusqu'au bord du plateau peu étendu qui le couronne. Il faut près de deux heures, à partir de l'établissement, pour atteindre le sommet, et la dernière partie du trajet est un peu pénible; mais on est amplement dédommagé par le magnifique spectacle que l'on y trouve. On est placé assez haut pour embrasser un panorama d'une très-vaste étendue, pas assez pour ne point voir très-distinctement tout ce que la vue peut atteindre à plusieurs lieues de distance. Grenoble, serrée dans son armure de combat, et les jolies maisons de campagne qui embellissent ses environs, principalement sur la rive droite de l'Isère; les montagnes escarpées et labourées par les éboulements qui dominent toute cette rive, et au-dessus desquelles s'élancent les sommets nus du Saint-Eynard; la vaste et belle vallée du Graisivaudan et le cours de l'Isère, que l'on suit jusqu'au delà du fort Barreau et des frontières de Savoie; la chaîne des Alpes qui domine la rive gauche, avec ses rochers couverts de neige, ses pentes étagées et richement colorées par une végétation vigoureuse; puis, en se rapprochant d'Uriage, la grande cascade de l'Oursière (*la Grande-Pisse*), dont on aperçoit la chute principale, au fond de l'immense niche de rochers et de forêts que lui a creusée la nature, entre les masses de la montagne de Revel et la base de Chanrousse; ensuite les sommets de Taillefer, et les lacs de Laffrey, et la dernière partie du cours de la Romanche, et le Drac redoutable qui se forme au loin dans les montagnes Montausier, qui remplit toute la largeur de la vallée qu'il occupe des débris de rochers roulés par ses eaux, qui autrefois couvrait une grande partie de la riche plaine de Grenoble, et qui maintenant vient se jeter dans l'Isère par un chemin que lui a imposé la main puissante de Lesdiguières : tels sont, pour me borner à une indication succincte, les principaux objets que l'œil embrasse dans cet horizon de plus de quinze lieues d'étendue.

Vizille. Petite ville située à deux lieues d'Uriage, et où l'on remarque surtout le château construit, au commencement du dix-septième siècle, par le connétable Bonnes de Lesdiguières. Beaucoup plus vaste, plus splendide et plus imposant que le château d'Uriage, celui de Vizille rappelle dignement la grandeur et la puissance de son premier maître, dont la statue équestre existe encore sur l'une des portes d'entrée. Après avoir été d'abord le siége de l'autorité despotique d'un très-puissant seigneur féodal, il était destiné à voir plus tard naître, pour ainsi dire, dans ses murs, la révolution qui a bouleversé tout l'ancien état social. C'est, en effet, dans la salle du jeu de paume de ce château, que se tint, le

21 juillet 1788, l'assemblée des trois ordres du Dauphiné, délibérant malgré le gouvernement d'alors, et contre le gouvernement, adressant au roi, avec une admirable unanimité, des remontrances énergiques et réclamant la convocation des états généraux, qui devaient, l'année suivante, à Versailles, reproduire sur une bien plus grande échelle la résistance de la nation contre les caprices ou la volonté de quelques-uns.

Acquis, en 1775, par le chef de la famille Périer, le château de Vizille s'est transformé comme notre société, et il est devenu un foyer d'industrie. Une manufacture de toiles peintes, une filature de coton, etc., ont été établies dans une partie de ses bâtiments, et donnent habituellement du travail à plusieurs centaines d'ouvriers. Les arts de la paix ont remplacé l'appareil guerrier qui le remplissait ; et, au lieu des brillants hommes d'armes qui s'agitaient dans son enceinte, au lieu du bruit des armes qui retentissait à l'entour, on n'y voit que d'obscurs mais utiles travailleurs, on n'entend que le bruit des machines et des métiers.

Et, comme si ce lieu avait été choisi pour présenter un exemple frappant des vicissitudes humaines, au-dessus du palais de Lesdiguières on aperçoit les ruines de l'ancien château de Vizille, qui porte encore le nom de château du roi, parce qu'il a été un bien royal dans les siècles passés. Construit dans les temps d'anarchie féodale, il était placé sur le sommet d'un rocher à pic, presque séparé de la montagne à laquelle s'appuie Vizille. Il dominait la vallée d'une hauteur assez considérable, et n'était accessible que d'un seul côté, par une rampe escarpée. Moins élevé que celui d'Uriage, qui le regardait de l'autre extrémité de la même vallée, il offrait des conditions de défense au moins aussi favorables pour le temps où les armes à feu n'étaient pas venues changer toutes les conditions de la guerre ancienne. Mais le dominateur du Dauphiné ne craignit pas de poser le siége de sa puissance au pied du rocher qui portait le vieux castel; et le vieux castel, abandonné, n'est plus qu'une ruine informe, souvenir à peine distinct d'un autre âge, d'une autre période de la civilisation, menace suspendue sur la tête de celui qui l'a détrôné.

Devant le château se déploie un parc d'une vaste étendue, et que l'on visite avec un grand intérêt pour ses belles promenades et ses eaux plus belles encore, qui sont fournies par des sources d'une prodigieuse abondance, sortant du pied de la montagne.

Laffrey. Après avoir visité Vizille, ses ruines, son château, son parc, ses carrières de plâtre, les bords de la Romanche aux eaux toujours blanchâtres et torrentueuses, la petite église de Saint-Firmin, bâtie par les Templiers et située à côté de la route de Gap, on va souvent, en suivant cette route jusqu'à une heure et demie plus loin, se reposer au petit village de Laffrey, patrie du baron des Adrets. On y fait des parties d'eau, des promenades en nacelle sur les trois lacs qui sont posés l'un au-dessus de l'autre, en étages successifs sur le flanc de la montagne, et l'on se régale avec l'excellent poisson qu'ils fournissent. Cette excursion peut se faire tout entière en voiture; car on suit, dans tout le trajet, une très-belle route qui, d'Uriage à Vizille, est une véritable allée de jardin, fraîche et délicieuse. Ensuite on monte par une pente rapide qui domine, jusqu'à une assez grande distance, le cours de la Romanche, et découvre à chaque pas des perspectives nouvelles.

Cascade de l'Oursière. Placée à trois ou quatre heures de l'établissement, elle offre une des excursions les plus intéressantes des environs d'Uriage. Après avoir traversé, en se dirigeant vers le nord-est, le territoire cultivé de cette commune, puis, dans une assez grande étendue, les vastes forêts qui couvrent presque toutes ses parties supérieures, on arrive au fond de la vallée ou de la gorge de Revel. Là, on se trouve placé au fond d'un immense entonnoir de toutes parts tapissé de forêts de sapins, presque verticales, qui s'élèvent à perte de vue dans les airs et au-dessus desquelles se dressent encore les têtes grises et nues des montagnes de Revel et d'Uriage. De ce point où ils convergent, on aperçoit, sur plusieurs lignes différentes, des ruisseaux qui descendent ou se précipitent du haut de ces forêts jusqu'à leur pied en formant des cascatelles d'un effet très-pittoresque. Mais ce ne sont que des accessoires, destinés, en quelque sorte, à relever le fond du tableau. Là, une masse d'eau considérable, qui forme à elle seule presque tout le torrent de Revel et qui descend en grande partie du glacier de Belledone, se précipite de plusieurs centaines de mètres de hauteur, tantôt glissant entre les rochers ou se cachant sous les arbres qui couvrent ses rives, tantôt bondissant en nappes argentées qui retombent avec fracas, sur les rochers inférieurs, en semant dans l'air des nuages de poussière liquide, tout diaprés des couleurs de l'arc-en-ciel, lorsque le soleil vient y baigner ses rayons.

Lorsque l'on suit le sentier rapide qui gravit en serpentant le flanc escarpé de cette cascade, et que l'on arrive près de la chute principale, au milieu du tumulte assourdissant des flots qui se brisent, en bouillonnant, sur le rocher, on jouit du spectacle le plus imposant et le plus magnifique. Presque suspendu au-dessus d'un abîme dont la profondeur serait effrayante si l'on n'était de toutes parts entouré, protégé, soutenu par les arbres et les épais buissons de la forêt; perdu au milieu d'un désert sauvage et grandiose, on ne peut se défendre d'un sentiment d'effroi, d'étonnement et d'admiration en présence de cette grande scène de la nature.

Un peu plus haut on rencontre une vaste prairie alpestre, coupée par le torrent et délicieuse de fraîcheur au milieu des rochers nus qui l'enferment et la dominent. A l'extrémité de cette prairie on retrouve une nouvelle cascade, formée par les mêmes eaux, mais d'un tout autre aspect. Là, plus de forêt pour encadrement, mais des rochers mornes et sévères, rien que des rochers, au milieu desquels le torrent s'est creusé et taillé un lit inégal et incliné, où il descend par chutes successives en formant des jets, des colonnes, des nappes d'eau, animant par son mouvement seul cette nature froide et morte, et peuplant la solitude de son bruit éternel.

Chanrousse. C'est une montagne située directement au-dessus et à l'est d'Uriage, à cinq heures de distance environ, et à 2,247 mètres au-dessus du niveau de la mer. Plus élevée et plus lointaine que toutes les excursions dont j'ai parlé jusqu'à présent, elle offre aussi une plus grande diversité d'aspects, une plus grande richesse et une plus grande étendue de perspectives, une plus abondante moisson de curiosités, d'émotions et de souvenirs.

On y arrive et on en redescend par quatre voies différentes : par Prémol, par le marais, par le chemin de la cascade et, en outre, par un autre chemin qui passe en vue de la cascade, mais à une grand distance, à travers les forêts qui la dominent au midi ou plutôt au sud-ouest. Ce dernier chemin et celui

4

de Prémol sont les plus faciles et les plus souvent adoptés, parce qu'ils permettent de faire tout le trajet à cheval et d'arriver sans fatigue jusqu'au sommet de Chanrousse.

Lorsqu'on a traversé les belles forêts de sapins qui terminent l'horizon d'Uriage vers l'orient, en couvrant d'une verte draperie les pentes supérieures de la montagne, on arrive à de vastes prairies, qui s'étendent au pied de Chanrousse et qui sont peuplées, pendant l'été, par les troupeaux du pays. Si l'on y monte au mois de juin, lorsque le temps a été beau pendant un certain nombre de jours et que la fonte des neiges n'est pas assez avancée pour avoir encore permis de conduire les troupeaux dans ces pâturages, on y trouve de curieux contrastes. Tandis que tous les bas-fonds, toutes les dépressions du terrain, tous les lieux un peu abrités du soleil sont encore couverts de neiges souvent fort épaisses, tous les points découverts et où le gazon commence à verdir sont chargés d'un magnifique tapis de fleurs. Avant même que le gazon ne verdisse, déjà beaucoup de fleurs sont écloses et, jusqu'à quelques centimètres des bords de la neige, on les voit ouvrir leurs corolles aux nuances délicates ou brillantes. Dans ces lieux où la saison des frimas dure les trois quarts de l'année, où la terre n'est guère que pendant trois mois débarrassée de son lourd et froid manteau d'hiver, la végétation se hâte d'épanouir ses trésors au soleil dès qu'un rayon de soleil est venu lui donner l'existence.

Admirable harmonie, providentielle destinée, qui fait que tous les êtres, les végétaux comme les animaux, se pressent de vivre, en proportion de la durée que la nature fixe à leur existence ! C'est ainsi que la plante annuelle des climats froids, qui n'a qu'un petit nombre de jours à parer la terre, parcourt, dans ce peu de temps, toutes les périodes de son développement complet et assure sa reproduction pour l'année suivante, tandis que le chêne au tronc séculaire a végété durant de longues années avant de pouvoir produire une fleur, un fruit parfait; que l'insecte éphémère, dont la vie se compte par des heures, peut bien, dans cet intervalle si court, se développer et préparer les germes de vies semblables à la sienne, tandis qu'il faut à l'homme près d'un demi-siècle pour devenir capable de se reproduire et assurer par l'éducation de ses enfants la perpétuité de son espèce.

La plupart des fleurs qui s'épanouissent ainsi au moment de la fonte des neiges, dans ces prairies supérieures aux forêts de sapins, sont remarquables par l'éclat et la beauté de leurs couleurs. Ce sont les belles corolles bleues de plusieurs espèces de gentianes, multipliées en nombre immense sur cette plaine inégale, de la gentiane sans tige, de la gentiane du printemps, etc., les corolles aux nuances variées du safran printanier, tantôt blanches, tantôt jaunes, roses ou purpurines ; ce sont les inimitables moquettes que forme le siléné sans tige, réuni en tapis de gazon touffu, si court et si serré qu'on dirait d'une mousse, mais d'une mousse toute rouge de fleurs ; ce sont des scilles à deux feuilles, qu'on prendrait, au premier aspect, pour des jacynthes délicates, mais qui l'emportent sur la jacynthe par la vivacité de leur coloris ; ce sont des anémones, des saxifrages et une foule d'autres plantes, qui offrent au botaniste une abondante et précieuse moisson. Un peu plus tard, une moins riche parure couvre la prairie, quoiqu'on y rencontre tout l'été un grand nombre de fleurs. Mais quand les neiges ont disparu, les flancs de Chanrousse et toutes les pentes qui conduisent à son sommet apparaissent bientôt empourprés par les fleurs rouges du rhododendre ferrugineux : c'est à travers des bosquets de cet arbrisseau que l'on arrive jusqu'à la cime de la montagne.

Du haut de Chanrousse, la vue embrasse une immense étendue de pays. Elle n'est plus arrêtée par les montagnes qui dominent Grenoble, par celles qui bornent la vallée de Graisivaudan, par celles mêmes qui environnent la Grande-Chartreuse et au milieu desquelles on distingue facilement le Grand-Som ; mais elle s'élance bien au delà et jusqu'à Lyon, dont on peut, avec de bonnes lunettes, apercevoir les parties les plus élevées. Du côté de l'orient et du sud-est, l'œil se perd sur un horizon sans fin de sommets gigantesques, de neiges et de glaciers. Je ne puis mieux faire que de citer ici quelques lignes de M. Albert du Boys, dans l'*Album du Dauphiné* :

« La vue qu'on a de cette sommité, dit-il, est comparable à celle du Rigghi en Suisse. D'un côté, on découvre dans le lointain les plaines de la Valloire et du Lyonnais, par-dessus les montagnes du Graisivaudan; de l'autre côté, on a le panorama des glaciers de l'Oisans et du Briançonnais : Taillefer et la Bérarde sur le premier plan, et sur le second les pics du Pelvoux, ce géant de nos Alpes françaises, qui rivalise avec le Mont-Blanc. Il y a là, entre Chanrousse et le mont Viso, un entassement colossal de rocs et de glaciers qui surpasse tout ce que la Suisse et le Tyrol offrent de plus sauvage. »

Lac Robert. Au pied de Chanrousse, en redescendant du côté de la cascade, on visite le petit lac qui porte ce nom. On trouve dans son voisinage des mines de diverse nature : de cuivre carbonaté, de fer sulfuré aux paillettes dorées, une mine d'amiante répandue en couche mince entre les couches des rochers, etc. Le lac Robert est placé au milieu de rochers abrupts. La nature la plus sauvage, la plus triste, la plus nue se déploie en ce lieu, dont l'aspect désolé saisit l'âme d'une sorte d'horreur. Là, point d'arbres, de verdure ni de fleurs, mais des rochers nus, suspendus et menaçants, des rochers éboulés et amoncelés en désordre. Là, l'hiver n'a rien à moissonner, car l'été ne sait rien produire.

Je ne parlerai pas d'une foule d'autres excursions intéressantes ou remarquables, dont les environs d'Uriage fournissent le sujet, et pour lesquelles on trouve à l'établissement des ânes, des chevaux et des voitures lorsqu'on n'a pas la force ou le courage de les entreprendre à pied. C'est la montagne de *Combelou,* qui offre un très-beau point de vue sur la vallée de l'Isère, et qui ne le cède en rien, sous ce rapport, à celle des *Quatre-Seigneurs;* c'est le petit lac de Prémol, placé à une heure au-dessus des ruines du monastère, et d'où l'on descend dans la vallée de la Romanche, pour revenir par Vizille; c'est le pont de Clet, sur le Drac, monument imposant de la puissance de Lesdiguières; Sassenage, avec sa gorge si pittoresque et si admirée, et ses grottes si curieuses; la Grande-Chartreuse, avec ses sauvages merveilles; les sources minérales de La Motte, depuis longtemps connues et fréquentées; les ruines du château de Bayard, situées dans la vallée de Graisivaudan; Allevard, pays riche en sites remarquables et fréquenté maintenant pour ses eaux sulfureuses; l'Oisans, curieux par ses richesses minéralogiques, mais plus curieux encore par ses montagnes et ses glaciers immenses, etc. Toutes ces excursions se font en quelques heures ou en une journée, à l'exception des dernières, auxquelles il convient de consacrer deux jours, si l'on veut se livrer à de fructueuses explorations.

Pour terminer ce qui est relatif à la description du pays, j'indiquerai ici les hauteurs d'une partie des lieux dont je viens de parler. Celles d'Uriage et des localités environnantes ont été calculées, en juillet 1840, d'après de nombreuses observations barométriques, par M. Chapert, ancien préfet du Rhône, qui a bien voulu me communiquer les résultats de son travail. Les autres ont été puisées dans la statistique du département de l'Isère. Je donnerai ensuite un spécimen fort abrégé de l'histoire naturelle d'Uriage et de ses environs. Pour les plantes, j'ai puisé les indications que je fournirai dans les souvenirs de mes herborisations et dans la statistique botanique du département de l'Isère, par le docteur Albin Gras, professeur à l'école préparatoire de médecine et de pharmacie de Grenoble. Pour les autres parties de l'histoire naturelle, c'est à M. Bouteille, naturaliste distingué et auteur de l'ornithologie du Dauphiné, que je dois à peu près tout ce que j'en dirai.

HAUTEURS DE DIFFÉRENTS LIEUX AU-DESSUS DU NIVEAU DE LA MER.

Grenoble, à	214	mètres.
Établissement d'Uriage, à environ.	414	
Porte du château, à.	507	
Église de Villeneuve, à	595	
Église de Saint-Martin d'Uriage, à .	600	
Col entre Villeneuve et Herbeys, à .	615	
Sommet du hameau des Bonnets, aux Baux, à	861	
Sommet des Quatre-Seigneurs, à . .	943	
Ruines de la Chartreuse de Prémol, à	1,095	
Maison de ferme du Marais, à. . .	1,117	
Derniers sapins en montant par le couloir au-dessus du Marais, à. .	1,604	
Fontaine du recoin, dans la prairie supérieure aux Bois-Noirs, à . .	1,720	
Mamelon le plus élevé au-dessus de cette prairie, désigné sous le nom de Crest des Onoles, à.	1,870	
Croix de Chanrousse, à.	2,247	
Château de Vizille, à.	270	
Allevard, à	560	
Village de la Bérarde, à	1,766	
Sommet du glacier de la Bérarde, à	2,828	
— du Grand-Pelvoux, à l'est de la Bérarde, à	4,105	
Couvent de la Grande-Chartreuse, à	951	

INDICATIONS D'HISTOIRE NATURELLE.

URIAGE.

Il repose sur un calcaire à bélemnites, qui règne depuis Gières, tout le long de la gorge de Sonnant.

Végétaux des environs de l'établissement et des montagnes qui l'entourent.

Anemone halleri (D. C.).
Ranunculus glacialis (L.), *montagne près des neiges.*
Ranunculus aconitifolius (L.).
Ranunculus Gouani (D. C.).
Aconitum paniculatum (D. C.), *dans les bois.*
Cardamine bellidifolia (L.).
Dentaria digitata (D. C.).
Dentaria pinnata (D. C.).
Dianthus Armeria (L.).
Hypericum hirsutum (L.).
Hypericum montanum (L.).
Impatiens noli-tangere (L.), *près l'établissement.*
Trifolium badium (D. C.), *montagnes élevées.*
Trifolium agrarium (L.).
Spirœa Filipendula (L.).
Spirœa Ulmaria (L.).
Potentilla rupestris (L.).
Alchemilla vulgaris (L.).
Peplis Portula (L.).
Epilobium hirsutum (L.).
Epilobium montanum (L.).
Portulaca oleracea (L.).
Sedum cepœa (L.).
Sedum atratum (L.).

Sedum rubens (L.).
Sedum saxatile (D. C.), *montagnes élevées.*
Sempervivum montanum (L.), *montagnes élevées.*
Saxifraga bryoides (Vill). S. aspera (Mutel).
Chrysosplenium alternifolium (L.).
Heracleum sphondylium (L.).
Astrantia minor (L.).
Lygusticum simplex (Vill). Laserpitium (L.).
Lonicera periclymenum (L.).
Lonicera cærulea (L.), *montagnes.*
Lonicera nigra (L.), *montagnes.*
Asperula odorata (L.).
Dipsacus pilosus (L.).
Senecio incanus (L.), *montagnes élevées.*
Solidago virga-aurea (L.).
Arnica montana (L.), *montagnes.*
Guaphalium dioicum (L.).
Artemisia vulgaris (L.), *près l'établissement.*
Crepis virens (L.).
Crepis tectorum (L.).
Hieracium Allionii (Mutel). H. scorzoneræfolium (Vill).
Hieracium sabaudum (L.).
Jasione montana (L.), *sur les coteaux.*
Phyteuma orbiculare (L.), *dans les bois et les prés.*
Campanula rhomboidalis (L.).
Campanula barbata (L.), *montagnes.*
Campanula pusilla (D. C.).
Vaccinium myrtillus (L.).
Vaccinium vitis idœa (L.).
Asclepias syriaca (L.), *naturalisé sur les coteaux.*
Gentiana pumila (Vill).
Gentiana campestris (L.).
Anchusa Italica (D. C.).
Cynoglossum officinale (L.).
Digitalis grandiflora (L.).

Orobanche epithymum (D. C.).
Melampyrum nemorosum (L.).
Pedicularis foliosa (L.).
Veronica urticæfolia (L.), *dans les bois.*
Rumex acetosella (L.).
Oxyria digyna (Duby). Rumex (L.), *montagnes.*
Daphne alpina (L.), *montagnes.*
Statice Armeria (L.), *sommets élevés.*
Alnus viridis (D. C.), *montagnes.*
Pinus cembra (L.), *sommets les plus élevés.*
Orchis conopsea (L.)
Orchis pyramidalis (L.).
Orchis bifolia (L.).
Orchis nigra (D. C.).
Ophrys antropophora (L.).
Ophrys arachnites (D. C.).
Paris quadrifolia (L.), *dans les bois.*
Convallaria verticillata (L.).
Mayanthemum bifolium (D. C.).
Ornithogalum Pyrenaicum (L.).
Luzula nivea (D. C.).
Schœnus mariscus (L.), *dans les bois.*
Aira caryophyllea (L.).
Polypodium phœgopteris (L.).
Polypodium Rhœticum (L.).
Polystichum Oreopteris (D. C.).
Polystichum dilatatum (D. C.).
Polystichum filix-mas (D. C.)
Polystichum aculeatum (Mutel).
Aspidium fragile (D. C.).
Athyrium filix-fœmina (D. C.), *à Vaulnaveys.*
Asplenium septentrionale (D. C.), *dans les fentes de rochers.*
Lycopodium selago (L.).
Lycopodium selaginoides (L.).

Lycopodium Helveticum (L.).
Lycopodium Alpinum (L.), *sommets les plus élevés.*
Crocus vernus, *prairies supérieures.*
Silene acaulis, *ibid.*
Scilla bifolia, *ibid.*
Gentiana acaulis, *ibid.*
Gentiana verna, *ibid.*
Lilium martagon, *bois au sommet des Quatre-Seigneurs.*

Insectes.

Cymindis homagrica.
Lebia crux minor.
Carabus purpurascens.
— convexus.
— nodulosus.
Elaphrus cupreus.
Feronia fasciato-punctata.
— parum punctata.
Anthaxia nitida.
— umbellatarum.
Geotrupes sylvaticus.
Gnorimus octopunctatus.
Lagria pubescens.
Meloe majalis.
Balaninus nucum.
Orsodacna limbata.

Mollusques.

Helix strigella.
— obvoluta.
— cristallina.
— edentula.
Clausillia bidens.
— ventricosa.
— rugosa.

Reptiles.

Coluber Esculapii.
Vipera berus.
Salamandra maculosa.

Oiseaux.

Astur palumbarius.
Cinclus aquaticus.
Sylvia hippolais.
Regulus vulgaris.
Loxia curvirostra.
Fringilla linaria.
Picus major.

Mammifères.

Erinaceus Europæus.
Myoxus avellanarius.

PRÉMOL.

Base de schistes talceux, recouverte par des lambeaux de calcaire à bélemnites.

Végétaux.

Lilium bulbiferum.
Ranunculus aconitifolius (L.).
Nymphæa lutea (L.).
Brassica cheiranthos (D. C.)
Viola biflora (L.).
Drosera rotundifolia (L.).
Dianthus deltoides (L.).
Silene rupestris (L.).
Hypericum dubium (D. C.).
Vicia dumetorum (L.).
Geum rivale (L.).
Potentilla alba (L.).

Commarum palustre (L.).
Circœa Alpina (L.).
Saxifraga stellaria (L.).
Saxifraga cuneifolia (L.).
Rhaponticum scariosum (Duby), centaurea (L.).
Hieracium Alpinum (L.),
Phyteuma betonicœfolium (L.).
Campanula rapunculoïdes (L.).
Campanula patula (L.).
Campanula pusilla (D. C.).
Vaccinium oxycoccos (L.).
Menyanthes trifoliata (L.).
Veronica acinifolia (L.).
Veronica fruticulosa.
Lysimachia nemorum (L.).
Salix retusa (L.).
Salix aurita.
Epipactis nidus-avis (D. C.).
Allium angulosum (L.).
Scirpus setaceus (L.)
Scirpus scæspitosus.
Eriophorum vaginatum (L.).
Carex pulicaris (L.).
Carex stellulata (D. C.).
Carex pilulifera.
Carex limosa (L.).
Equisetum palustre (L.).
Equisetum sylvaticum.
Polypodium Rhœticum (L.).
Lycopodium inundatum (L.).
Lycopodium selaginoides (L.).
Orchis albida.
Sambucus racemosa.
Myrhis odorata.
Lysimachia nemorum (L.).

Melampyrum sylvaticum.
Sonchus Alpinus.
Arenaria striata.
Sedum saxatile.

CHANROUSSE.

Végétaux.

Anemone vernalis (L.).
Anemone Alpina (L.).
Aconitum paniculatum (D. C.).
Sisymbrium pinnatifidum (D. C.).
Hutchinsia rotundifolia (Duby).
Viola biflora (L.).
Dianthus deltoides (L.).
Silene rupestris (L.).
Stellaria nemorum (L.).
Cherleria sedoides (L.)
Geum montanum (L.).
Laserpitium siler (L.).
Buplevrum stellatum (L.
Lonicera nigra (L.)
Galium rotundifolium (L.).
Senecio incanus (L.).
Aster Alpinus (L.).
Chrysanthemum Alpinum (L.).
Centaurea Phrygia (L.).
Sonchus Alpinus (D. C.).
Campanula barbata (L.).
Rhododendron ferrugineum (L.).
Gentiana punctata (L.).
Pedicularis gyroflexa (L.).
Pedicularis tuberosa; variété *b* (Mutel).
Betonica hirsuta (L.).
Primula viscosa (Vill), P. hirsuta (D. C.).

Oxyria digyna (Duby).
Pinus cembra (L.).
Crocus vernus (L.).
Anthericum serotinum (L.).
Luzula pediformis (D. C.).
Luzula lutea (D. C.).
Carex fœtida (L.).
Carex nigra (D. C.).
Polystichum oreopteris (D. C.).
Veratrum album (L.).

Insectes.

Cicindela Chloris.
Cychrus rostratus.
Carabus violaceus.
Clænius holosericeus.
Feronia metallica.
— Prevostii.
Oxyporus maxillosus.
Proteinus brachypterus.
Bolitobius striatus.
Ancylocheira rustica.
Lampra festiva.
Campylus denticollis.
Drasterius bimaculatus.
Ludius pectinicornis.
Silpha thoracica.
Thymalus limbatus.
Geotrupes lævigatus.
Tarandus tenebrioïdes.
Anthribus albinus.
Hylobius abietis.
Molytes germanus.
Bolitophagus crenatus.
Rosalia alpina.

Callidium dilatatum.
Rhagium bifasciatum.
Toxotus cursor.

Mollusques.

Helix hortensis. — Belle variété à bandes transparentes.

Oiseaux.

Faucon émérillon. — Falco œsalon.
Chouette taiguemale. — Strix taiguemali.
Merle à plastron. — Merula torquata.
Sylvia Natereri.
Picus martius.
Cypsellus alpinus.
Tetrao tetrix.
Tetrao bonasia.
Perdix saxatilis.

Mammifères.

Ursus arctos.
Canis lupus.
Sciurus vulgaris.
Myoxus glis.
Lepus variabilis.

LAFREY.

Blocs erratiques de protogyne abondants dans toute l'étendue du plateau, jusqu'à la Mure, sur les calcaires du lias métamorphique et les grès à anthracites.

Mollusques,

Helix sylvatica. { variété blanche. / variété flambée.

Fossiles.

Spirifères, dont une nouvelle découverte par M. Repellin.

Crustacés.

Astacus fluviatilis.

Poissons.

Perca fluviatilis.
Leuciscus vulgaris.
Esox lucius.
Leuciscus erythrophthalmus.

Oiseaux.

Aquila haliætus.
Circus rufus.
Muscicapa griseola.
Regulus ignicapillus.
Anthus aquaticus.
Parus cristatus.
Emberiza cia.
Fringilla petronia.
Anas boschas.

Mammifères.

Lutra vulgaris.

DEUXIÈME PARTIE.

DES SOURCES MINÉRALES D'URIAGE.

Deux ordres de sources minérales existent à Uriage, la source saline et sulfureuse pour laquelle a été élevé l'établissement, des sources ferrugineuses beaucoup moins importantes, mais dont l'étude cependant m'a paru offrir de l'intérêt, pour l'histoire des eaux ferrugineuses et particulièrement pour éclairer leur mode de formation. La première fait principalement le sujet de mon travail. Je vais examiner ici ses propriétés physiques et chimiques; je traiterai plus loin de son influence sur l'économie animale. Quant aux sources ferrugineuses, je dirai, dans la seconde partie de cet article, toutes les observations qu'elles m'ont fournies ou suggérées.

SOURCE SALINE SULFUREUSE.

C'est celle qui alimentait les thermes romains, celle qui alimente les bains actuels. Quoique sa renaissance médicale ne date, à proprement parler, que de 1820, elle avait cependant déjà éveillé l'attention assez longtemps auparavant. Ainsi, j'ai trouvé dans un ouvrage du docteur Nicolas [1], publié en 1780, l'analyse suivante :

Pour deux pintes d'eau d'Uriage,

Air pur,... volume égal à 1 once 5 gros d'eau distillée;

Air phlogistiqué,... volume égal à 4 onces 7 gros;

Muriate calcaire..........	1 grain.
— de magnésie.........	64 grains.
— de soude..........	168
— d'ammoniaque.......	41
Vitriol calcaire ou sélénite.....	69
Chaux aérée...........	11
Argile phlogistiquée.........	10
Terre insoluble...........	10
Perte.................	6
Total....	380 grains.

C'est-à-dire 190 grains ou 2 gros et 46 grains par pinte. Suivant ce médecin, l'eau d'Uriage ne contient pas de foie de soufre, et les acides n'augmentent pas son odeur. Il lui a trouvé 18° Réaumur.

J'ai aussi entre mes mains un autre travail postérieur de peu d'années, et que l'on avait attribué à tort au même docteur Nicolas, médecin des épidémies.

[1] *Histoire des maladies épidémiques*, etc., 1 vol. in-8°; Grenoble, 1780.

Il est intitulé : *Mémoire sur l'analyse de l'eau d'Uriage, près de Grenoble, faite le 15 août 1783, et présenté à M. de Marcheval, intendant de la province de Dauphiné.* L'auteur trouve que cette eau contient par pinte (mesure de Paris) trois gros et demi d'un « sel marin à base terreuse et séléniteuse, avec du foie de soufre en assez grande quantité, et de l'air fixe chargé de cette odeur, qui est insupportable... » Je n'entre pas dans le détail des expériences assez nombreuses qu'il rapporte et qui l'ont conduit à cette conclusion. D'après les avis qu'il a reçus, il expose assez bien les propriétés de cette eau prise en boisson, soit pure, soit mitigée, indique et propose son emploi, ou mentionne ses succès contre les obstructions des glandes mésentériques, celles du foie, contre les fièvres intermittentes, les engorgements scrofuleux, les ulcères rongeants, les dartres et toutes les maladies de la peau, y compris la gale. Il s'étonne que cette eau n'ait pas encore été employée en bains, et exprime le regret que son usage ne soit pas dirigé par un médecin habile résidant sur les lieux.

Plus tard, la source d'Uriage fut mentionnée, en 1795, par Carrère, qui en dit peu de chose. En 1820, une nouvelle analyse fut faite sous les yeux des docteurs Bilon et Breton, professeurs de physique et de chimie à la Faculté des sciences de Grenoble, par M. Alb. Crépu, préparateur de leurs cours[1]. L'eau

[1] *Journ. complém. du Dict. des sc. méd.*, t. x, p. 89, 1821.

qui servit à cette analyse fut puisée dans la mare où la source se rendait alors, les travaux modernes n'ayant pas encore été faits. On y trouva par litre 11 grammes 557 milligrammes de sels desséchés, qui se partagent ainsi :

Hydrochlorate de soude.	8g,55200
Sulfate de Magnésie.	2, 51900
Carbonate de chaux.	0, 33280
Perte.	0, 15255
Total.	11, 55635

En 1823, après l'achèvement de la première galerie moderne, qui fut creusée pour isoler et rassembler la source, l'eau d'Uriage a été analysée par M. Berthier, membre de l'Institut, qui a déterminé la quantité des sels qu'elle contenait, et par MM. Breton et Gueymard, qui ont déterminé la nature et la proportion des gaz. Les résultats de cette analyse sont les suivants :

	Sels anhydres. grammes.	Sels cristallisés. grammes.
Carbonate de chaux.	0,120	0,120
— de magnésie.	0,012	0,012
Sulfate de chaux.	0,710	0,900
— de magnésie	0,395	0,698
— de soude.	0,840	2,210
Muriate de soude.	3,560	3,560
Hydrogène sulfuré libre	0,013	0,013
Hydrosulfate de chaux et de magnésie.	0,110	0,110
Acide carbonique	des traces.	
Azote	six cent. cub. par lit.	
Total, par litre. . . .	5,760 gr.	7,623 gr.

Alors cette source fournissait environ 1,600 hectolitres d'eau en vingt-quatre heures, pendant l'été, quantité bien suffisante pour donner quatre ou cinq cents bains ou douches par jour. A la fin des étés secs, elle descendait jusqu'à 1,500 hectolitres, tandis qu'au printemps elle s'élevait souvent à 2,000 et même davantage. Sa température variait de 18 à 23° centigrades, et la proportion de ses principes minéralisateurs variait dans une proportion analogue. Ainsi, la quantité totale des principes salins cristallisés, portée à 7 gr. 623 par l'analyse de M. Berthier, s'élevait souvent jusqu'à 8 gram. et demi, et même 9 gr., au mois d'août, tandis qu'au commencement de juin elle n'était que de 6 gram. ou de 6 et demi. Enfin, sous l'influence de circonstances exceptionnelles, il pouvait se manifester momentanément des variations plus considérables. A la suite d'un grand orage, j'ai vu le volume de la source s'élever à 4,000 hectolitres en vingt-quatre heures, tandis que la proportion des principes salins était tombée à 3 gr. par litre. Ce désordre extrême, que j'ai observé une seule fois, a duré à peine une journée, et, au bout de deux jours, les choses étaient revenues à leur état habituel. Mais si ce phénomène était tout à fait insolite par les énormes proportions qu'il avait prises dans ce cas ; si d'ordinaire l'influence des pluies et des orages ne se manifestait que dans des limites infiniment plus restreintes et sans gravité pour l'action thérapeutique de cette source, il n'en résultait pas moins la preuve que cette influence pouvait à chaque instant venir exercer sur l'eau minérale une action plus ou moins forte, plus ou moins fâcheuse, qu'il était important d'écarter.

Après avoir, un bon nombre de fois, constaté, par expérience directe, des variations brusques dans le volume de la source, sous l'influence des causes dont je viens de parler, variations parfois peu considérables, d'autres fois s'élevant à deux ou trois cents hectolitres dans les vingt-quatre heures, et entraînant des variations correspondantes dans la quantité des principes minéralisateurs, j'acquis la conviction que l'on n'avait point atteint le but que l'on s'était proposé par les premiers travaux exécutés lors de la fondation de l'établissement, et que l'on n'était point parvenu à isoler l'eau minérale des eaux douces environnantes. En effet, si, d'une part, il était parfaitement évident pour moi que, depuis ces travaux, la source minérale ne s'était point, comme certaines personnes le prétendaient, altérée ou affaiblie, puisque la moyenne des expériences faites pendant les divers mois d'été, pour déterminer la proportion de ses principes constituants, était constamment supérieure au chiffre total de l'analyse de M. Berthier; d'autre part, il n'était pas moins évident que cette source était constamment mêlée à une quantité plus ou moins forte d'eau étrangère, puisque, indépendamment des variations momentanées produites par les pluies, la proportion de ses principes minéralisateurs allait sans cesse augmentant, depuis le commencement jusqu'à la fin de l'été, la proportion de l'eau diminuant d'une manière correspondante. Il n'y avait point de terme à cette concentration croissante, jusqu'au jour où les pluies d'automne venaient produire un mouvement inverse.

Il était donc évident que la galerie de 100 mètres de longueur, creusée dans le flanc de la montagne, n'avait pas encore été poussée assez loin, quoique son extrémité fût déjà environ à 15 mètres au-dessous de la surface du sol. Il me paraissait probable, d'ailleurs, que, sans aller beaucoup au delà, on pourrait détourner au moins une bonne partie des eaux douces qui se mêlaient constamment ou accidentellement à l'eau minérale; car tout à fait au fond de la galerie venaient sourdre, dans les temps de pluie, deux sources d'eau douce, et à côté même de la source minérale fluait constamment une source d'eau mêlée, assez concentrée et peu abondante dans les temps secs, mais très-augmentée dans son volume et affaiblie dans ses propriétés lorsque les sources d'eau douce coulaient avec abondance. Il y avait lieu d'espérer, en outre, que l'on pourrait rencontrer des divisions de la source minérale, séparées et égarées dans le terrain d'alluvion où elle se trouvait encore.

En conséquence, j'engageai le propriétaire de l'établissement, M. de Saint-Ferriol, à entreprendre un nouveau travail, destiné moins à remédier aux inconvénients peu sensibles du présent qu'à prévenir des inconvénients peut-être plus sérieux pour l'avenir, et dont on pouvait attendre une amélioration réelle pour la source, sinon une augmentation du volume de l'eau minérale. Cette entreprise n'était pas sans quelques difficultés, parce que, les dimensions de la première galerie ne permettant pas de la continuer au delà du point où l'on était arrivé, il fallait nécessairement faire une galerie nouvelle, pour aller retrouver la source vers son point d'émergence ou au delà de ce point. M. de Saint-Ferriol se décida, avec un rare dévouement, à poursuivre de tous ses efforts le résultat que nous désirions, et les travaux furent commencés à la fin de l'année 1843, sous la surveillance d'un habile directeur, M. Redon, aidé des conseils de M. Gueymard, ingénieur en chef des mines.

Deux systèmes d'exécution se présentaient : l'un, le plus simple et qui me paraissait de beaucoup préférable, consistait à pratiquer une galerie parallèle à celle qui existait, à la continuer à peu près jusqu'au niveau de l'extrémité de celle-ci ; puis, par une oblique ou une perpendiculaire à la première, à aller rejoindre la source au point où on était sûr de la trouver, et à la suivre dans son trajet. L'autre consistait à laisser de côté la source et à poursuivre la galerie parallèle au delà de l'ancienne, sans changer de direction, jusqu'à ce que l'on rencontrât l'eau minérale, dont on supposait le cours invariable, ou, si on ne la rencontrait pas, à percer de distance en distance des galeries transversales pour la couper plus ou moins loin de son émergence actuelle. Ce fut celui que préféra M. Gueymard, dont l'expérience devait faire loi en pareille matière. Il avait été frappé des difficultés considérables que la présence des gaz dégagés par l'eau minérale avait apportées au travail de la première galerie, des maux d'yeux dont les ouvriers y étaient tourmentés, etc. ; et, quoique les dimensions beaucoup plus grandes que devait avoir la nouvelle galerie fussent de nature à rassurer en grande partie sur ce point, il craignait encore de retomber dans les mêmes inconvénients si l'on suivait la source, et voulait à tout prix les éviter. Malheureusement, la nature, dans ce cas comme en tant d'autres, sembla se plaire à déjouer les calculs humains, et, après beaucoup de temps et d'efforts infructueusement employés, il fallut en revenir à ce que l'on avait d'abord repoussé et aller rejoindre la source vers le fond de l'ancienne galerie. On la suivit à partir de ce point, et à peine avait-on parcouru 10 mètres de trajet, que l'on trouva l'eau minérale émergeant verticalement des profondeurs du sol, à travers un massif sableux dont on était entouré.

En ce lieu, on avait éliminé beaucoup d'eaux douces auparavant mêlées avec l'eau minérale, on avait réuni plusieurs filets de cette dernière, auparavant dispersés et égarés, et l'on avait obtenu une source beaucoup plus concentrée, ou beaucoup plus forte par la quantité de ses principes minéralisateurs, et en même temps plus chaude que ne l'était la source primitive. Elle s'échappait du sol en un certain nombre de divisions, dans un espace de 4 ou 5 mètres de longueur.

Comme elle était sans aucun mélange avec les sources voisines d'eau douce, elle n'était plus sujette à aucune variation, et pendant deux ans qu'elle a existé dans cet endroit, elle n'a point offert de différences, à quelque époque qu'on l'ait examinée. Constamment sa température a été de 26° centigrades. Son produit en 24 heures, parfaitement invariable aussi, était d'environ 1400 hectolitres, ou d'un quinzième inférieur à celui que fournissait antérieurement la source minérale, dans ses temps de plus grande concentration; mais, comme la quantité de ses principes minéraux était accrue dans une bien plus forte proportion, il en résultait en réalité une augmentation de plus de moitié dans le volume de l'eau minérale pure, ou, pour mieux dire, dans la somme de ses principes minéralisateurs. En effet, pour ne parler ici que des principes salins, l'analyse de M. Berthier, ainsi que nous l'avons vu, portait, en 1823, à 5 gram. 76 centigr. par litre la somme totale des sels anhydres ou complétement privés d'eau, que fournissait la source d'Uriage (équivalent de 7 gr. 623 des mêmes sels à l'état de cristallisation); et cette proportion, variable suivant les époques, comme je l'ai dit plus haut, était, à peu de chose près, la moyenne des résultats obtenus pendant l'été. Au contraire, depuis l'exécution du travail dont je viens de parler, j'ai toujours trouvé, par litre d'eau minérale, 11 gram. 20 centigr. de sels anhydres, ou plus de 14 gram. de sels cristallisés. C'est aussi, à très-peu près, le produit que m'a donné l'analyse des différentes substances qui s'y rencontrent. Je rapporterai plus loin cette analyse, publiée en 1846, un an après l'achèvement de la galerie commencée en 1843. Je vais d'abord terminer ce que j'ai à dire des travaux entrepris pour l'amélioration de la source d'Uriage, travaux qui ont été poussés beaucoup plus loin, comme on va le voir, et qui ne sont même pas encore entièrement terminés.

On avait donc obtenu déjà un résultat très-important, une amélioration remarquable de la source minérale, puisqu'elle était devenue invariable et beaucoup plus chargée de principes actifs. Mais ce n'était là encore qu'un résultat incomplet, car il était évident que l'on n'avait pas réuni toute la source. Elle émergeait de bas en haut, à travers un sol formé de sable et de cailloux roulés, partant très-favorable à la dispersion et à l'infiltration des eaux : aussi, arrivait-elle divisée en beaucoup de filets, dont un certain nombre étaient réunis dans l'espace dont j'ai parlé, et recueillis dans deux petits bassins provisoires, creusés à la surface du sol, mais dont quelques autres s'égaraient dans le terrain environnant; dont un, en particulier, allait sortir à quelques mètres de distance, et en un point plus élevé de près d'un mètre, dans une galerie voisine, où le travail avait été abandonné par suite d'éboulements insurmontables. Il fut donc décidé que de nouvelles recherches seraient commencées aussitôt après la saison des eaux, et l'on résolut d'essayer d'abord le creusement d'un puits d'épreuve sur l'émergence principale de la source.

On espérait parvenir au moins jusqu'à 3 ou 4 mètres de profondeur, au moyen de cuves en bois, sans fond et d'un diamètre décroissant, qui pourraient être glissées successivement les unes dans les autres. Une première cuve fut enfoncée jusqu'à 1 mètre 1/2, pendant que des ouvriers, placés à l'intérieur, creusaient le terrain et enlevaient le sable et les cailloux, et pendant que deux pompes puissantes étaient sans cesse employées à épuiser l'eau. Mais on ne jugea pas prudent d'aller plus loin, parce que l'on était arrivé dans un sable fin, tellement imbibé d'eau et tellement mobile que l'on aurait pu avoir à craindre des accidents. Alors on plongea une sonde dans ce sable, et elle put pénétrer sans difficulté, par un simple mouvement de rotation, jusqu'à 28 mètres 1/2, où un obstacle résistant l'arrêta. Il était par là démontré que la source s'infiltrait dans un massif de sable d'au moins 28 mètres d'épaisseur verticale, mais dont l'étendue transversale ne pouvait être appréciée. Arrivait-elle dans ce massif par la partie inférieure ou par la circonférence, c'est ce que l'on ne pouvait savoir d'une manière positive : toutefois, il y avait lieu de présumer, d'après la perméabilité du sable jusqu'au point où la sonde s'était arrêtée, que l'eau y pénétrait par quelque point situé à cette profondeur pour le moins.

Un autre renseignement important avait été fourni par le creusement du puits d'épreuve, quelque peu loin qu'il eût été poussé, c'est qu'à cette profondeur d'un mètre et demi seulement, où il était parvenu, il avait produit dans le volume de la source une augmentation très-notable. Tant que les pompes maintenaient le puits presque vide, la quantité d'eau minérale s'accroissait dans la proportion de plus de 200 hectolitres par vingt-quatre heures; lorsque les pompes eurent cessé d'agir et que le puits se fut rempli d'eau, cette augmentation disparut en partie, mais non pas entièrement, car il resta un accroissement d'environ 80 hectolitres, qui se maintint depuis, et qui ramena le volume de l'eau minérale à peu près à ce qu'il était avant les travaux, aux époques de la plus grande concentration. Je n'ai pas besoin de dire que cette augmentation de volume n'était pas compensée par une diminution dans la quantité des principes minéralisateurs, qui était restée invariable, et que c'était bien un véritable accroissement de la source.

Ainsi, il avait suffi d'abaisser d'un mètre et demi à peu près le niveau de l'eau minérale ou la prise d'eau pour obtenir une augmentation d'au moins 200 hectolitres par jour; et, lorsque la source eut repris son niveau primitif, elle conserva encore une augmentation d'environ 80 hectolitres, due seulement à ce que le mélange de sable et de cailloux, qui occupait auparavant la place du puits, avait été remplacé par de l'eau. Il résultait de là, par conséquent, que le mouvement d'ascension de la source dans cette espèce de puits ou de lac de sable, où elle se répandait, était gêné et empêché par deux causes que l'on pouvait prévoir à l'avance, mais qui se trouvaient établies par les faits, à savoir : d'une part, la pesanteur de la colonne d'eau à soulever jusqu'à une hauteur de 28 mètres; d'autre part, la résistance offerte par le terrain, plus ou moins facilement perméable, qu'il lui fallait traverser. Il était évident que, sous l'influence de ces causes, l'eau minérale s'infiltrait et s'échappait en bonne partie par d'autres voies, et que, si l'on avait pu faire disparaître ces obstacles et aller la puiser avec une pompe, jusqu'au point où s'était arrêtée la sonde, on aurait obtenu une masse d'eau infiniment plus considérable, s'élevant certainement à plusieurs milliers d'hectolitres. Une pareille certitude était bien de nature à autoriser, à conseiller de nouveaux efforts.

Mais que convenait-il de faire? Prenant les choses au point où elles étaient, voulant profiter des enseignements fournis par les travaux préparatoires que l'on venait d'exécuter et utiliser même le puits d'épreuve commencé, je proposai d'enfoncer dans le sable, sur lequel s'appuyait la cuve déjà placée, un tube artésien en bois, d'un diamètre suffisant pour offrir à l'eau minérale une voie d'ascension commode. D'après la facilité avec laquelle s'était effectué le sondage, il y avait tout lieu de penser qu'un tube de ce genre, convenablement armé à son extrémité, pénétrerait facilement jusque vers le point où avait pénétré la sonde, et permettrait ainsi de réaliser, sur une beaucoup plus grande échelle, les avantages déjà offerts par le puits d'épreuve, malgré la faible profondeur qu'il avait pu atteindre.

Par là, on faisait disparaître une des deux causes qui s'opposaient à l'ascension de l'eau minérale, et qui diminuaient, dans une très-forte proportion, la quantité fournie au niveau de l'orifice du puits : cette cause, c'était la résistance du terrain que l'eau était obligée de traverser. Et si la seule suppression de cet obstacle dans une étendue de moins d'un mètre et demi (car le puits remplaçait un petit bassin de près de 50 centimètres de profondeur), si cela seul avait pu donner une augmentation permanente d'environ 80 hectolitres, en prolongeant le puits, sous une autre forme, jusqu'à 28 mètres de profondeur, on était en droit de compter sur une augmentation proportionnelle, et qui porterait au moins à 3,000 hectolitres le volume de la source fournie par l'orifice supérieur.

Or, cette résistance du terrain, avec les conséquences qu'elle entraînait, probable *à priori*, était démontrée en fait et par le résultat que donnait le creusement du puits, et mieux encore par les changements qu'avait présentés la petite source égarée dans une galerie voisine, et dont j'ai parlé plus haut. Cette petite source, en effet, avait disparu lorsqu'on tenait le puits presque vide par le jeu des pompes; mais elle s'était reprise à couler comme d'habitude lorsque le puits s'était rempli d'eau, et quoique son niveau fût d'environ 80 centimètres supérieur à celui de la surface du puits. Elle trouvait donc, dans son trajet, moins d'obstacles que n'en rencontrait la source principale pour arriver au puits, et cela lui permettait de continuer à parcourir cette voie, malgré le surplus très-notable de hauteur présenté par la colonne d'eau qu'elle formait. Il y avait donc certitude d'augmenter dans une très-forte proportion la quantité d'eau minérale jusqu'alors obtenue, si, par le placement d'un tube artésien, on faisait disparaître les obstacles qui, indépendamment de la hauteur de la colonne liquide, s'opposaient à l'écoulement de la source par cette voie. D'ailleurs, l'emploi de ce moyen ne paraissait point offrir de grandes difficultés, dans les conditions où l'on se trouvait, et ne compromettait en rien les résultats des travaux ultérieurs, si l'on jugeait utile d'en entreprendre d'autres plus tard.

On s'arrêta à une résolution beaucoup plus large, beaucoup plus hardie, je dirai même un peu téméraire dans l'espèce, dont la réalisation promettait des résultats plus complets et plus brillants, mais offrait en perspective de grandes difficultés d'exécution, des embarras très-graves peut-être et peut-être même des dangers sérieux à certains égards. On résolut d'aller prendre la source au-dessous du point où était parvenu le sondage, au-dessous du massif de sable dans lequel elle semblait s'infiltrer. Pour cela, on adopta le plan d'une galerie nouvelle, qui, commençant auprès de l'établissement, au-dessus du chauffoir des douches et du grand réservoir, percerait la base de la colline sur laquelle s'appuyaient ces constructions, et irait, après un parcours de 300 mètres, aboutir au-dessous du point reconnu par l'extrémité de la sonde, à 32 mètres au-dessous de la galerie récemment terminée.

Un pareil travail, mené à bonne fin, devait nécessairement donner des résultats d'une très-grande importance. Mais, pour cela, on allait se placer au-dessous d'un vaste massif de sable, qui formait toutes les parois de la galerie supérieure, dans une assez grande partie de sa longueur, qui s'étendait au moins jusqu'à 28 mètres en contre-bas, et au milieu duquel la source s'infiltrait dans une étendue que l'on ne pouvait ni connaître, ni même soupçonner. On devait donc s'attendre, lorsque l'on ouvrirait une issue au-dessous de cette sorte de puits ou de lac d'eau et de sable, à voir s'y précipiter en même temps, avec toute la force d'une colonne d'eau de 30 mètres de hauteur, et le liquide et le sable délayé, à voir par suite des excavations plus ou moins vastes se former, puis des éboulements survenir, dont les conséquences pourraient être graves et difficiles à réparer. Sans doute il était fort peu à craindre que la source fût sérieusement compromise, en définitive; mais elle pouvait être compromise pour un certain temps, pour un temps assez long peut-être, et manquer à l'établissement quand le moment serait venu d'en avoir besoin. Mes prévisions furent en grande partie justifiées par l'événement, comme on va le voir : heureusement les conséquences ne furent pas aussi fâcheuses qu'on eut lieu de le craindre pendant quelques mois, et le mal put être réparé assez à temps.

Lorsque cette galerie eut été poussée jusqu'à 180 mètres environ, dans un terrain varié, de sable, d'argile, de poudingue, un filet d'eau minérale s'y montra, comme pour témoigner de l'extrême dispersion de la source à travers les masses d'alluvion qui s'appuient sur la base de la montagne. A 250 mètres, des filets de la même eau jaillirent à travers la paroi de droite, argileuse en ce point; puis tout à coup, une large rupture se fit dans le même lieu, et un volume énorme d'eau minérale se précipita dans la galerie. On eut beaucoup de peine, peu d'instants après, à établir un barrage à plusieurs mètres en deçà pour empêcher la galerie d'être remplie et peut-être ruinée par les cailloux et le sable qui s'y jetaient.

Pendant plus d'un mois, ce fut comme un torrent bourbeux et noir par le sable et l'argile qu'il entraînait. Puis, la masse d'eau qui s'écoulait ayant peu à peu vidé le vaste réservoir souterrain où elle était accumulée, son volume commença à décroître, et l'on put se préparer à reprendre le travail.

Mais il n'était pas possible de continuer à suivre la même direction. On se porta à droite par une galerie transversale pour essayer, par une parallèle, de s'avancer de nouveau vers le but que l'on voulait atteindre et qui était encore bien éloigné. Mais on fut bientôt obligé d'abandonner cette parallèle, comme la galerie directe, par une nouvelle invasion des eaux troubles, qui se jetèrent de ce côté. Cependant d'immenses quantités de sable et d'argile avaient été entraînées, de vastes excavations s'étaient faites et l'on entendait des éboulements redoutables dans ces excavations.

On touchait à la fin de l'hiver, et l'on se hâta de creuser une nouvelle galerie, obliquement embranchée sur le côté gauche de la première. On lui donna d'ailleurs une pente beaucoup plus forte pour atteindre rapidement un niveau plus élevé. Par là, on rencontra le rocher. Alors on changea de direction et l'on se porta, en suivant la roche, vers le point de sondage où l'on voulait toujours arriver. Déjà environ 60 mètres avaient été parcourus dans cette nouvelle voie, qui décrivait un arc de cercle irrégulier; et la saison thermale approchait; et les eaux fournies par la galerie directe et par l'embranchement de droite étaient toujours également chargées d'argile et de sable, quoique leur quantité fût réduite à 6000 hectolitres à peu près. Enfin on trouva des fissures de la roche qui laissaient suinter un peu d'eau minérale, et, un peu plus loin, un heureux coup de mine, en mettant à découvert une large fente du rocher, fit jaillir en abondance de l'eau minérale parfaitement limpide et semblable à celle que l'on avait obtenue dans la seconde galerie supérieure. Il était temps. On établit rapidement une conduite provisoire en bois, pour amener cette eau à l'entrée de la galerie, et ce travail put être terminé pour le jour d'ouverture de la saison de 1847.

Je n'entrerai pas dans le détail des divers embarras que l'on a éprouvés durant cette campagne laborieuse de dix-huit mois. Je me bornerai à dire que, pour pouvoir continuer le travail à une telle profondeur, on avait été obligé, après plusieurs essais successifs, d'établir, près de l'entrée de la galerie, un fourneau d'appel très-puissant, qui allait, au moyen de larges tuyaux en bois, hermétiquement fermés dans leur longueur, aspirer l'air vicié jusque dans les parties les plus éloignées de cette galerie. Il me reste à parler des observations faites sur la source depuis cette époque.

Du moment que l'eau minérale eut pris son cours par le dernier embranchement, placé à la gauche de la galerie principale, son écoulement diminua rapidement dans celle-ci et dans la parallèle commencée du côté droit, et se réduisit bientôt, dans ces dernières, à un volume peu considérable. Cependant la terminaison de l'embranchement de gauche est à quatre mètres au-dessus de la galerie directe, et pour que la source se soit portée de préférence dans la dernière voie qui venait de lui être ouverte, il faut qu'elle ait trouvé dans l'autre sens des obstacles formés soit par les éboulements du terrain supérieur, soit par quelque autre cause. Toujours est-il que la proportion de l'eau minérale fournie par l'embranchement n'a fait que s'accroître pendant les premiers mois qui ont suivi. Au mois de juin 1847, le jaugeage de la source venant du rocher me donnait 4600 à 4700 hectolitres; au commencement de septembre, 5000 hectolitres. Mais, depuis cette dernière époque, la source du rocher a suivi une progression inverse. Dans le même mois, elle était redescendue à 4900, puis à 4870 hectolitres. En juin 1848, elle m'a donné 4600 hectolitres; puis, en septembre, seulement 4300; et, au commencement de janvier de cette année, elle n'a donné que 4250 hectolitres.

Il résulte de là que la source émergeant par le gryphon du rocher a subi des variations assez considérables dans sa quantité, et paraît suivre maintenant une progression décroissante. Cela n'a rien d'étonnant, si l'on considère que l'eau minérale n'est venue en ce point qu'accidentellement et forcément, par suite des obstacles qui s'opposent à son écoulement par des issues placées à un niveau plus inférieur. Il est évident qu'elle s'accumule encore en quantité plus ou moins grande dans les excavations souterraines qu'autrefois elle remplissait entièrement, mêlée aux sables et aux terres maintenant disparus. Là, réunie comme dans un réservoir, où elle s'élève à une plus ou moins grande hauteur, elle presse tous les points de la circonférence du bassin qu'elle occupe et s'échappe par toutes les issues qu'elle peut trouver, par la galerie directe, par la parallèle de droite, par divers points de l'embranchement de gauche, où se perdent plusieurs filets, dont un, assez considérable et mêlé d'eau douce, présente une température de 23° ; par la fente du rocher surtout, qui lui offre une issue plus large, mais néanmoins insuffisante ; et sans doute aussi par quelques-unes des voies ignorées qui livraient passage à la plus grande partie de la source avant ce grand travail, alors qu'il n'arrivait à la galerie supérieure qu'un volume de 1500 hectolitres environ par 24 heures. Et suivant que les amas de terres, de sables et de cailloux roulés, qui forment, au moins en grande partie, les parois du bassin, augmentent par des éboulements nouveaux, ou deviennent plus facilement perméables par l'action continue des eaux, la source s'écoule en plus ou moins grande quantité par l'une ou l'autre des nombreuses voies qu'elle s'est frayées.

Les immenses travaux déjà exécutés réclament donc un complément nécessaire, pour réunir les diverses fractions de la source qui se perdent par différentes voies et pour assurer à cette source un écoulement constant et invariable. Cette nécessité, du reste, est parfaitement comprise par le propriétaire, qui a déjà tant fait pour le pays et pour l'humanité, par les travaux auxquels il a attaché son nom, auxquels il a consacré plusieurs années de son existence, qui ne recule devant aucun sacrifice pour tout ce qui est utile et grand, et qui se propose de mettre la dernière main aux recherches dont je viens d'esquisser l'histoire, lorsque, par les observations incessantes auxquelles nous nous livrons, on aura pu bien reconnaître ce qui reste encore à faire.

J'ai cru devoir consacrer quelques pages à l'exposé très-succinct qui précède, parce que peu de travaux importants de recherches ont été exécutés pour les eaux minérales, et que l'expérience des devanciers est parfois un précieux enseignement dans de pareilles entreprises. J'ai pensé que d'autres trouveraient peut-être des exemples utiles, dans le récit des efforts qui ont été tentés pour l'amélioration de la source d'Uriage, et dont les résultats, dès à présent, dépassent presque les plus audacieuses espérances.

J'ai dit déjà que, pendant l'été de 1847, la source du rocher fournissait de 4600 à 5000 hectolitres par 24 heures. Sa température était, au point d'émergence, de 27°, par conséquent plus élevée d'un degré que celle qu'indiquait le thermomètre au fond du puits de la galerie supérieure. Mais cette différence était due seulement à ce que l'eau n'était plus obligée de parcourir la distance de 28 mètres qui existait entre la galerie inférieure et la supérieure; à ce que, beaucoup moins divisée et répandue dans un espace beaucoup moindre, elle donnait moins de sa chaleur au terrain environnant. Elle ne provenait nullement d'une plus grande concentration de la source, dont les principes salins et sulfureux n'avaient pas sensiblement varié de proportion. En outre, il s'écoulait encore une certaine quantité d'eau minérale, toujours trouble et chargée d'argile et de sable fin, dans la galerie directe, vers le lieu de la rupture primitive et dans la parallèle de droite; il y en avait aussi plusieurs filets égarés dans l'embranchement de gauche, où se trouvait la source principale. Ces divers rameaux coulaient sur le sol de la galerie, mêlés avec des eaux douces, dont ils élevaient la température, et en jaugeant ce mélange tout entier et évaluant d'après sa température la proportion d'eau minérale qui en faisait partie, je m'assurai que la quantité totale de l'eau minérale fournie, soit par la source du rocher, soit par les diverses origines dont je viens de parler, s'élevait au moins à 5500 hectolitres. En définitive donc, la somme totale de l'eau minérale donnée par les derniers travaux est près de quatre fois aussi considérable que celle obtenue dans la galerie supérieure.

Depuis cette époque, la température de la source est restée invariablement à 27°. La quantité de ses principes salins et sulfureux est la même qu'elle était au puits de la seconde galerie supérieure. En conséquence, je vais me borner à reproduire ici l'analyse que j'ai faite en 1846, et qui, répétée deux fois, ne m'a point offert de différence notable. D'ailleurs, l'évaporation, avec desséchement complet du résidu salin, donnant constamment 11gr.,20 par litre d'eau, le total des sels anhydres indiqués par l'analyse est de 11gr.,129, c'est-à-dire sensiblement égal au produit de l'évaporation. Cette analyse a été faite par la méthode de Murray, c'est-à-dire en dosant séparément chacune des bases et chacun des acides contenus dans la combinaison, puis en les réunissant par le calcul pour recomposer les sels tels qu'ils paraissent exister dans la dissolution. Voici le résultat pour un litre d'eau :

	SELS ANHYDRES.	SELS CRISTALLISÉS.
	grammes.	grammes.
Carbonate de chaux.	0,20540	0,20540
Sulfate de chaux	1,42956	1,80454
Sulfate de magnésie.	1,24560	2,56665
Sulfate de soude	1,01161	2,29911
Chlorure de sodium (sel marin).	7,23617	7,23617
Iodure de calcium.	0,00114	0,00114
Total des sels. . . .	11,12948	14,11271

Acide sulfhydrique . . . . 10,33 centimètres cubes, qui représentent soufre. . . . 0,015046.

Azote et acide carbonique. . . . . . . quantité indéterminée.

Indépendamment de la différence générale que présente cette analyse avec celle de M. Berthier, par suite de l'amélioration de la source [1], il y a, en outre, quelques différences particulières. Ainsi, la présence

[1] Différence facile à reconnaître pour tout le monde. Il suffit, pour cela, de faire évaporer un litre de cette eau dans une capsule pesée à l'avance, puis de sécher le résidu d'abord à une chaleur

de l'iode n'y avait pas été reconnue en 1823. Il est facile de la constater par le procédé que je vais indiquer. Que l'on réduise, par évaporation, une certaine quantité d'eau d'Uriage à un vingtième de son volume; que l'on verse le résidu liquide, refroidi, dans un verre à expérience, avec un peu d'eau d'amidon; qu'on ajoute de l'acide sulfurique, en versant cet acide le long des parois du verre, de manière à ce qu'il forme à la partie inférieure une couche assez épaisse; puis qu'on y laisse tomber quelques petits fragments de chlorate de potasse : on verra bientôt l'acide sulfurique se colorer par la décomposition lente du chlorate de potasse; puis, comme il y a en même temps décomposition d'une partie des chlorures contenus dans le liquide, il se produira, par la réaction des acides chlorique et chlorhydrique, du chlore, qui se dégagera en bulles montant du fond du vase à sa surface; et l'on verra, immédiatement ou au bout de quelque temps, d'abord des stries bleues formées par l'iodure d'amidon le long du trajet des bulles du chlore, et enfin tout le liquide se colorer en bleu si la concentration a été suffisante. Comme il faut environ six milligrammes d'iode pour colorer sensiblement un litre d'eau légèrement amidonnée,

moindre que celle de l'eau bouillante, pour éviter la projection des substances salines, et enfin à une chaleur lentement croissante, jusqu'au rouge naissant, ce qui donne 11 grammes et une fraction pour la quantité d'eau indiquée.

c'est en opérant comme je viens de le dire et en étendant d'eau le liquide bleu obtenu, jusqu'à ne lui laisser qu'une nuance légère, que j'ai pu doser *approximativement* l'iode contenu dans l'eau d'Uriage. Des expériences plus précises seront faites plus tard.

Une autre différence résulte de ce que j'ai obtenu une quantité de sulfate de magnésie beaucoup plus forte, proportionnellement, que celle indiquée par la première analyse, et, par suite, une proportion moindre de sulfate de soude. Cela provient de la difficulté que l'on éprouve à séparer toute la magnésie contenue dans un mélange aussi complexe. Je suis arrivé à l'obtenir beaucoup plus complétement que mes devanciers, et, je crois, à peu près complétement, par un artifice fort simple, en augmentant beaucoup la quantité de la magnésie dans la dissolution, et en la précipitant ensuite par le phosphate d'ammoniaque et l'ammoniaque, après avoir pris toutes les précautions indiquées par H. Rose pour la séparation préalable de la chaux. Après plusieurs essais, j'en suis venu à ajouter, par litre d'eau d'Uriage, jusqu'à 2 grammes et demi de magnésie, dissoute dans l'acide chlorhydrique.

Quant au gaz sulfhydrique, j'en ai déterminé la quantité à l'aide de la teinture d'iode et de l'eau d'amidon; puis, comme ce moyen, le plus commode de tous, est loin de donner toujours des résultats certains, ainsi que je l'ai montré en 1843, dans un

Mémoire sur l'analyse des eaux sulfureuses et des composés sulfureux, j'ai employé comparativement et comme moyen de contrôle, le procédé que j'ai fait connaître dans le même mémoire. Ce procédé consiste dans l'emploi du cyanure ferrico-potassique et du chlore, ou du chlore et du chlorure ferrique, pour transformer le soufre des composés sulfureux en acide sulfurique et le précipiter ensuite par le chlorure de baryum, de manière à pouvoir le doser très-exactement. Comme il me paraît de nature à donner plus de précision et plus de certitude à l'analyse des eaux sulfureuses, je reproduirai ici l'exposition que j'en ai faite dans le travail dont je viens de parler. J'ai employé le cyanure de préférence au chlorure ferrique, parce qu'il est assez difficile de se procurer ce dernier réactif parfaitement pur et sans aucune trace de sulfate.

« La première chose à faire pour analyser une eau sulfureuse, c'est, à mon avis, de déterminer la quantité totale du soufre contenu dans cette eau, à un état quelconque; tandis que, d'autre part, on détermine la quantité du soufre qui s'y trouve à l'état d'acide sulfurique ou de sulfate. L'évaluation de l'acide sulfurique se fera au moyen du chlorure de baryum, assez fortement acide pour ne précipiter ni carbonate, ni sulfite, ni hyposulfite, dans le cas où il s'en trouverait dans la dissolution. Mais il ne convient pas de séparer immédiatement du liquide, par la filtration, le sulfate de baryte produit, car, en filtrant ainsi le sulfate avec une grande quantité de liquide, et le lavant ensuite, on en perdrait toujours une petite portion, qui passerait à travers le filtre et rendrait l'opération inexacte. Le mieux est de laisser déposer le précipité, ce qui n'exige que quelques heures, si l'eau est chaude, ou si l'on a la précaution de la faire chauffer lorsqu'elle est froide. Dans le cas contraire, le dépôt peut n'être entièrement terminé qu'au bout de vingt-quatre heures, et même davantage. Alors on décante avec soin le liquide devenu clair; on fait bouillir le précipité avec de l'eau distillée, puis on filtre, ou mieux même, si l'on a mis un grand excès de chlorure barytique, ou si le précipité est considérable, on le laisse encore déposer, pour décanter de nouveau le liquide avant de filtrer. J'insiste sur ces détails, qui peuvent paraître insignifiants, mais qui sont, à mes yeux, assez importants, parce qu'après avoir fait un grand nombre d'opérations de ce genre, j'en ai senti les difficultés. Si l'on ne prend pas ces précautions, on arrive bien plus difficilement à un résultat exact. Il est, en quelque sorte, indispensable de faire ainsi brouiller le précipité, lorsque l'on agit sur une eau sulfureuse, parce que toujours il s'en sépare du soufre qui se précipite en partie avec le sulfate de baryte, et parce qu'alors le précipité retient une bien plus grande quantité de chlorure barytique, qui oblige à le laver pendant fort longtemps, parfois pendant plusieurs jours de suite, ce que l'on ne saurait faire sans une perte notable du sulfate. L'emploi de l'azotate barytique, au lieu du chlorure, rend encore plus nécessaire cette ébullition dans l'eau distillée, parce que l'azotate est moins soluble et adhère plus fortement au précipité. Du reste, les précautions que je recommande, loin d'entraîner une perte de temps, abrègent, au contraire, et simplifient l'opération, parce qu'il suffit ensuite de laver trois ou quatre fois le filtre avec de l'eau distillée chaude pour le débarrasser complétement des sels solubles qu'il retenait.

» Pour déterminer la quantité absolue du soufre qui existe, à divers états, dans une eau minérale, j'ai indiqué un procédé qui me paraît seul pouvoir donner des résultats certains dans tous les cas. Le procédé d'acidification du soufre par le chlorate de potasse et l'eau régale, qui offre, dans beaucoup de circonstances, assez d'exactitude, ne réussit plus aussi bien lorsqu'on agit sur une dissolution complexe, renfermant, par exemple, du gaz sulfhydrique, un sulfure et un hyposulfite, et sur une dissolution très-étendue, comme sont les eaux minérales. D'ailleurs, il n'est pas seulement moins sûr, il est aussi moins commode que celui que je vais exposer.

» Si l'on traite une dissolution sulfureuse, contenant du gaz sulfhydrique ou un sulfure, par le cyanure rouge de potassium et de fer, le liquide se trouble, il se précipite du soufre, et le cyanure est modifié dans sa composition; car, si l'on ajoute ensuite un persel de fer, il en résulte du bleu de Prusse. Si alors on verse dans ce mélange une dissolution de chlore en excès, ou si on y fait passer un courant de chlore, tout le soufre est bientôt transformé en acide sulfurique, dont il est facile d'apprécier la quantité, en séparant le bleu de Prusse par la filtration, et traitant par un sel barytique dissous le liquide filtré. J'avais proposé d'abord d'agir ainsi; mais cette opération est longue, compliquée par la présence du bleu de Prusse, dont il est un peu difficile de se débarrasser entièrement; et heureusement on peut la simplifier beaucoup. En effet, l'addition d'un sel de fer au maximum d'oxydation, pour produire du bleu de Prusse, n'est nullement nécessaire; et il suffit, après avoir mêlé à la dissolution sulfureuse un peu de cyanure ferrico-potassique liquide, d'y verser du chlore en excès, pour que la transformation du soufre en acide sulfurique s'opère parfaitement.

» Lorsqu'on agit ainsi sur des sulfites ou des hyposulfites, et que l'on ajoute assez de cyanure, il n'y a aucun précipité, et la formation de l'acide sulfurique est promptement terminée; sur l'acide sulfhydrique et les sulfures, il y a d'abord, comme je l'ai dit, séparation de soufre, mais ce souffre se redissout assez promptement, en passant à l'état d'acide sulfurique. Même en employant un persulfure, pourvu que la dissolution soit assez étendue, et le cyanure et le chlore en quantité suffisante, on obtient en deux ou trois heures une transformation complète. L'agitation du mélange accélère le résultat. Si préalablement il existe dans le liquide du soufre en suspension, à l'état d'hydrate, il est également transformé en acide sulfurique; de sorte que, par ce moyen, on amène sûrement et complétement à l'état d'acide sulfurique tout le soufre contenu dans les eaux minérales, à quelque état qu'il s'y trouve, et même tout le soufre des polysulfures que l'on n'a pas encore rencontrés dans ces eaux. C'est donc un moyen très-avantageux pour l'appréciation du soufre contenu dans une dissolution, moyen en même temps très-commode, puisqu'il suffit d'ajouter à cette dissolution un peu de cyanure ferrico-potassique et du chlore; puis, quand le liquide est devenu clair (s'il s'était troublé d'abord), d'agir comme pour l'appréciation de l'acide sulfurique, par le chlorure de baryum. Je n'ai pas cherché à fixer d'une manière précise les quantités de chaque réactif qui doivent être employées, parce que cela m'a paru assez difficile et d'ailleurs de peu d'importance. En général, douze à quinze gouttes de solution con centrée de cyanure rouge suffisent pour un demi-litre d'eau minérale. Si cependant on avait affaire à une eau contenant une très-forte proportion de soufre, indiquée par l'iode, on pourrait employer, autant de gouttes de la solution ferrico-cyanurée que la même quantité de liquide absorberait de degrés sulfhydrométriques. Quant au chlore, il en faut un assez grand excès. Si l'on en verse peu d'abord, et qu'on agite le liquide, on voit promptement l'odeur du chlore disparaître, et ainsi plusieurs fois successivement, lorsqu'on le verse par petites quantités, dans une dissolution qui contient beaucoup de soufre. Il faut en ajouter assez pour que son odeur persiste, non-seulement tant que le liquide est troublé par du soufre non encore acidifié, mais même après que le soufre a complétement disparu. Puis, quand on a précipité l'acide sulfurique par le chlorure de baryum, il faut laisser le mélange en repos seulement assez de temps pour que le sulfate se dépose ; si on le laisse trop longtemps, il finit par se former un peu de bleu de Prusse qui colore le précipité et qui augmente son poids. L'erreur qui en résulte serait d'ordinaire très-peu importante; mais on doit néanmoins l'éviter. Pour prévenir cette formation de bleu de Prusse, il est bon aussi de ne laver le précipité qu'avec de l'eau légèrement chlorée. Si le sulfate de baryte ne présente pas après les lavages une teinte bleue assez sensible, il n'y a point à s'en inquiéter.

» Que se passe-t-il dans les phénomènes que je viens d'exposer? J'ai constaté que le précipité qui trouble les dissolutions de sulfures et d'acide sulfhydrique, après l'addition du cyanure, était du soufre. J'ai constaté aussi que le cyanure ferrico-potassique passe d'abord en partie à l'état de cyanure ferroso-potassique, puisque l'addition d'un sel de fer au maximum d'oxydation donne alors du bleu de Prusse [1]. En ajoutant du chlore, on reproduit le cyanure ferrico-potassique (bien entendu, lorsqu'on n'a pas précipité du bleu de Prusse), et les sels de fer peroxydé n'y déterminent plus de précipité. Parfois il se forme dans le liquide, mais au bout d'un temps assez long, un sel de sesquioxyde de fer, que le protocyanure de potassium et de fer indique par une nuance bleue ou bleu-verdâtre. C'est seulement lorsqu'il s'y est ainsi produit un persel de fer que l'on peut voir apparaître à la surface, spontanément, une petite quantité de bleu de Prusse, sans doute parce qu'une portion du peroxyde laisse dégager de son oxygène.

» Or, de ces faits il m'a semblé résulter : 1° que le cyanure agit d'abord comme corps oxygénant,

[1] On peut suivre des yeux cette transformation du cyanure, en versant une petite quantité de sa dissolution dans une dissolution de sulfite en excès : on voit alors la coloration donnée d'abord par le cyanure ferrico-potassique décroître rapidement et devenir celle du cyanure ferroso-potassique.

comme un sel de peroxyde de fer, et fournit de l'oxygène au principe sulfureux avec lequel il est en contact, en même temps qu'il s'empare d'une portion de sa base; 2° que le chlore rendant au cyanure ses propriétés premières, qu'il a perdues dans cette première action, lui redonne, en même temps, son pouvoir oxygénant, et que de son côté, le chlore aussi tendant à acidifier le soufre, ces deux actions réunies du cyanure et du chlore, amènent ainsi le soufre au degré d'oxygénation le plus élevé.

» D'après cette idée que je me faisais des phénomènes, j'ai essayé de les produire d'une autre manière, et pour ainsi dire dans un ordre inverse. Dans une dissolution de persulfure, j'ai versé du chlorure de peroxyde de fer, qui a précipité tout le soufre, puis j'ai ajouté un peu de cyanure ferrico-potassique, et le bleu de Prusse a été immédiatement produit, comme lorsque je précipitais d'abord le soufre par le cyanure. Le perchlorure s'était donc en partie désoxygéné en faveur du soufre. Voilà pour la première partie de l'opération; quant à la seconde, je l'ai reproduite également en remplaçant le cyanure par le même perchlorure. J'ai précipité le soufre du sulfure par le chlore, puis j'ai ajouté du chlorure ferrique, et j'ai laissé le mélange en repos : au bout de quelques heures, tout le soufre était transformé et redissous. »

D'après l'analyse dont je viens de présenter les résultats, on voit que la source d'Uriage, par l'abondance et la diversité de ses principes minéralisateurs, se rapproche des eaux de la mer et des eaux salines purgatives, en même temps qu'elle présente un élément sulfureux en proportion assez considérable. Aussi, en même temps qu'elle affecte l'odorat d'une manière très-prononcée par le dégagement du gaz sulfhydrique, sa nature se révèle, en quelque sorte, au goût, assez complétement et assez clairement : on y distingue, en effet, très-bien, lorsqu'on la boit, la saveur hépatique, la saveur salée du sel marin et la saveur amère et salée des sulfates de soude et de magnésie.

Limpide au sortir du rocher, où elle bouillonne par le dégagement de ses gaz, elle se trouble assez promptement au contact de l'air, comme toutes les eaux sulfureuses, par la décomposition du gaz sulfhydrique, dont le soufre se sépare et reste en suspension dans l'eau. Aussi, lorsqu'elle arrive à l'établissement, présente-t-elle une légère teinte opaline caractéristique, quoique, durant tout son trajet, elle soit enfermée dans des tuyaux parfaitement clos. Elle noircit promptement l'argent, soit au contact, soit à distance, et attaque fortement le fer et beaucoup d'autres métaux. Dans les réservoirs où elle séjourne, elle laisse déposer à la longue une boue blanchâtre ou grisâtre, qui est formée de soufre hydrate et de carbonates terreux, et qui jouit de propriétés médicamenteuses dont je parlerai plus loin.

Lorsque l'on fit les premiers travaux modernes pour isoler et recueillir la source, en 1821, on avait laissé au fond de la galerie de 100 mètres de longueur, construite à cette époque, une citerne ou un réservoir qui recevait l'eau minérale. Il s'y mêlait par moments de l'eau douce et même quelques filtrations d'eau ferrugineuse. Cette citerne, d'ailleurs, n'était point fermée, et l'eau minérale qui la remplissait se trouvait en contact avec l'air de la galerie. Il résultait de ces diverses circonstances une décomposition partielle du principe sulfureux et, par suite, un dépôt abondant de soufre, de sulfure de fer et probablement aussi de carbonates terreux, qui occupait en bonne partie la cavité de ce bassin, lorsque je visitai pour la première fois cette source, en 1836. D'après mes conseils, ces dispositions furent ensuite changées et les tuyaux de conduite en terre qui avaient été posés en 1821 ou 1822, et qui étaient fortement altérés, furent complétement renouvelés. On avait percé, à la face supérieure de ces tuyaux, un assez grand nombre de regards, dont les bords étaient corrodés par de l'acide sulfurique, provenant de l'action de l'air sur le soufre que la décomposition du gaz laissait à ces ouvertures. En outre, l'intérieur de ces tuyaux était tapissé par une couche de soufre pulvérulent, jaunâtre. Mais ce qui était beaucoup plus remarquable, c'est que le soufre s'était concrété en masses jaunes volumineuses, dont quelques-unes égalaient presque la grosseur du poing, et qui ressemblaient parfaitement au soufre fondu. Il existait un assez grand nombre de ces concrétions et dans les tuyaux, et dans le petit bassin situé au pied de la galerie. Depuis cette époque, l'eau minérale a été mise à l'abri du contact de l'air dans tout son trajet, et je n'ai plus rien aperçu de semblable.

J'ai dit que, depuis les travaux de ces dernières années, la source d'Uriage ne présentait plus de variations dans ses propriétés physiques et chimiques. Est-ce à dire qu'elle ne subisse jamais l'influence des phénomènes météorologiques, auxquels on a attribué une action perturbatrice très-puissante sur beaucoup d'autres sources minérales? Je vais m'expliquer sur ces faits, plus ou moins bien observés, et, dans un grand nombre de cas au moins, singulièrement grandis par l'amour du merveilleux.

Ainsi, on a remarqué depuis longtemps qu'à l'approche des orages certaines sources étaient plus agitées que de coutume et semblaient bouillonner davantage; que l'odeur hépatique des sources sulfureuses était plus forte et se répandait plus loin, etc. On a remarqué que, dans les temps d'orage, les malades soumis au traitement thermal éprouvaient souvent une excitation très-vive, des phénomènes nerveux plus ou moins prononcés; que, durant les étés très-chauds et orageux, les mêmes effets se produisaient d'une manière plus intense et parfois même presque habituelle, ce qui rendait les traitements plus pénibles et souvent infructueux. On a vu en tout cela des phénomènes extraordinaires, dans la production desquels l'électricité du globe devait jouer un grand rôle; on l'a fait en quelque sorte animer chaque source et lui communiquer une énergie variable. Est-il donc nécessaire de recourir à ces hypothèses?

J'ai constaté, comme beaucoup d'autres médecins, une grande partie de ces faits; je les ai constatés bien des fois, mais je n'y ai jamais rien aperçu d'extraordinaire, en vérité. Un grand nombre de sources bouillonnent constamment par le dégagement des gaz qu'elles contiennent. Un nombre plus restreint exhale en outre une odeur hépatique plus ou moins forte, par le gaz sulfhydrique qui est un de leurs principes minéralisateurs. Toutes les fois que la pression atmosphérique diminue, ainsi qu'il arrive à l'approche des orages, les gaz se dégagent plus facilement, plus rapidement, et il peut en résulter un bouillonnement un peu plus intense. C'est ce que l'on voit en plaçant sous la cloche d'une machine pneumatique de l'eau chargée d'acide carbonique ou d'un autre gaz, et en retirant ensuite l'air de la cloche. Du reste, la diminution de la pression atmosphérique n'est pas assez considérable, à l'approche des orages, pour qu'il puisse généralement en résulter une bien grande différence dans le bouillonnement des sources; et, pour mon compte, je n'ai pu constater à cet égard aucun changement appréciable. Je ne veux pas nier cependant qu'il puisse y en avoir; car on conçoit parfaitement, sans recourir à l'intervention de forces merveilleuses, que certaines sources peuvent présenter, dans leur trajet, des dispositions telles, que les gaz accumulés dans des cavités souterraines s'échappent en bien plus grande abondance lorsque la pression extérieure vient à diminuer. Les intermittences, bien connues et plus ou moins régulières, de quelques sources liquides ou gazeuses nous aideraient au besoin à comprendre ce phénomène. Néanmoins, je crois être fondé à conserver des doutes, non pas sur le fait en lui-même, puisqu'il est une conséquence nécessaire des changements de pression atmosphérique, mais sur l'importance ou sur les proportions qu'on a données à ce fait, jusqu'à ce qu'il ait été établi par des observations bien précises, par la détermination exacte des quantités de gaz dégagées pendant un temps donné, sous l'influence des divers états de l'atmosphère, etc.

Je suis d'autant plus fondé à conserver des doutes jusqu'à plus ample et plus exact informé, que l'on a pu, dans certains cas, conclure de l'augmentation d'odeur d'une source sulfureuse, phénomène bien constant, et que j'ai observé un grand nombre de fois, à l'augmentation de dégagement des gaz et, par suite, se faire illusion sur l'intensité du bouillonnement. J'ai vu souvent, à Uriage, l'odeur hépatique prendre tout à coup un très-grand développement et s'étendre beaucoup plus loin, mais sans que pour cela j'aie pu reconnaître une différence dans le dégagement des gaz. Bien plus, j'ai constaté positivement, en pareille circonstance, que la source n'avait subi aucune modification appréciable, et que la quantité du gaz sulfhydrique tenu en dissolution y était précisément la même que d'habitude. Qu'y avait-il donc de changé? Autant que j'ai pu en juger, rien autre chose que les conditions atmosphériques, qui favorisaient davantage l'expansion de ce gaz dans l'atmosphère et la dispersion de son odeur.

Aussi ai-je constaté ce phénomène, non-seulement à l'approche des orages, mais aussi à l'approche des pluies non orageuses, et parfois même sans qu'il y eût imminence de pluie ou d'orage, sans que la colonne barométrique eût baissé sensiblement, par exemple, à l'entrée de la nuit quelquefois. Il y a donc encore d'autres conditions atmosphériques que la pression diminuée, qui peuvent influer sur ce phénomène. Mais j'avoue qu'ayant constaté le fait principal, l'absence de variation dans la quantité des principes minéralisateurs de la source, dans ces circonstances, je n'ai pas fait d'efforts pour m'éclairer, d'une manière bien précise, sur les causes déterminantes de cette modification très-secondaire et sans importance aucune pour le médecin.

D'ailleurs, ne sait-on pas que, dans certains moments du jour, par exemple, quand une pluie se prépare, quand l'air est parfaitement calme, quand un voile de nuages fort élevés enveloppe au loin l'horizon sans l'obscurcir ; ne sait-on pas qu'alors la vue embrasse une bien plus grande étendue, les sons acquièrent plus de force et se transmettent à de beaucoup plus grandes distances, les odeurs aussi se répandent plus intenses et dans un espace singulièrement agrandi ? Ne sait-on pas que les mêmes changements se produisent très-souvent le soir, quand tous les vents se taisent, quand l'atmosphère n'est plus agitée par cette multitude de courants opposés que produit l'action du soleil sur la surface si diversifiée du sol, quand enfin la nature entière semble s'endormir ? Eh bien, réunissez ces conditions à l'approche d'un orage, diminution de pression extérieure, qui rend un peu plus rapide le dégagement des gaz d'une source sulfureuse, ampliation des odeurs, ampliation des bruits, qui fait entendre beaucoup plus fort et plus loin l'éruption des gaz ; et vous en aurez bien assez pour que des esprits prévenus, crédules ou peu attentifs, puissent croire à un phénomène extraordinaire, quoique ces faits se produisent également, ainsi que je l'indiquais tout à l'heure, en d'autres moments, quoique même ils ne m'aient point paru se produire constamment, du moins à un degré bien appréciable, lorsque le temps était fortement orageux.

Mais les phénomènes d'excitation si prononcée que l'on observe dans les établissements thermaux, chez beaucoup de malades, durant les temps orageux, ne prouvent-ils pas que les eaux alors sont douées de propriétés nouvelles ou de proprietés plus actives? Ils ne prouvent rien que de très-naturel et de très-facile à comprendre. Ils montrent seulement que l'action des eaux produit chez un grand nombre de personnes une excitabilité plus vive, une aptitude beaucoup plus grande à ressentir les influences générales. Il n'est pas nécessaire qu'elles soient aux eaux, pour que beaucoup de personnes nerveuses, rhumatisantes, etc., éprouvent des troubles morbides, plus ou moins prononcés à l'approche ou au moment des fortes perturbations atmosphériques. Seulement, sous l'influence de l'excitation déterminée par un traitement thermal, les mêmes troubles morbides se montrent chez ces personnes avec plus d'intensité que d'habitude, des troubles insolites s'y joignent parfois, et des phénomènes analogues se manifestent chez un grand nombre d'individus qui, d'ordinaire moins impressionnables, n'étaient en rien affectés par les orages.

Il n'y a donc, dans les faits dont je viens de parler, rien qui démontre que les eaux aient subi le moindre changement dans leur nature, sous l'influence des causes que l'on invoque. Laissons donc de côté ces hypothèses, trop souvent destinées à masquer notre ignorance ou notre peu de réflexion, et toujours accueillies avec avidité par les esprits crédules, qui ne recherchent rien tant que le merveilleux. Ne remplaçons pas les vertus occultes, les propriétés surnaturelles que l'on admettait dans les eaux, lorsque la science à son berceau ne pouvait rien révéler de leur nature, par une supposition d'électricité qui, pour avoir un air plus scientifique, n'en est pas moins occulte et pas plus rationnelle. A tout prendre, s'il fallait absolument imaginer dans les eaux des puissances mystérieuses, j'aimerais bien autant, je l'avoue, les gracieuses fictions des anciens, les Naïades aux pieds légers, au frais visage, au sourire séduisant, à la jeunesse éternelle, et qui faisaient rêver au murmure de leur onde le voyageur attardé sous les saules verts.

SOURCES FERRUGINEUSES.

Lors des travaux qui furent faits à Uriage pour recueillir les eaux sulfureuses, vers 1820, le docteur Billerey, inspecteur de cette source, s'aperçut qu'une autre source coulait à côté et parallèlement à la première, avec laquelle ses eaux allaient se mêler en formant un dépôt noir abondant. Il reconnut que cette source était ferrugineuse, assez riche, et l'administra avec succès à plusieurs malades. Mais on creusa, à partir de ce point et en suivant le trajet de l'eau sulfureuse, pour l'isoler des eaux étrangères, une galerie de cent mètres de longueur; et ensuite la source ferrugineuse ne se trouva plus. A plusieurs reprises, des recherches furent tentées et ne donnèrent aucun résultat. Une commission même fut nommée par l'administration, sur la demande du propriétaire; et cette commission, après avoir examiné les eaux froides qui venaient se rendre et se mêler sur le sol de la galerie, déclara qu'il n'y avait point de source ferrugineuse, comme le pensait le docteur Billerey; que parmi ces eaux il y en avait bien en effet qui charriaient du fer, mais que ce métal n'y était qu'à l'état de suspension, et non à l'état de carbonate dissous par un excès d'acide carbonique. A cette époque généralement on n'admettait que des eaux ferrugineuses carbonatées ou sulfatées.

En 1836, j'explorai de nouveau la galerie sous ce rapport, et j'y trouvai plusieurs filets qui me parurent évidemment contenir du fer à l'état de dissolution, en proportion assez notable, et qui laissaient sur le sol d'abondants dépôts ocracés. Mais l'année suivante, ces filets avaient en grande partie disparu ; ils s'étaient réduits à de très faibles filtrations, qui se perdaient dans les eaux douces de la galerie, et dont la quantité ne permettait pas de penser à les recueillir. D'ailleurs, les réactifs n'y indiquaient du fer, ni à l'état de carbonate, ni à l'état de sulfate. Je ne m'y arrêtai pas davantage.

J'ai ensuite examiné un certain nombre de sources des environs, qui m'ont présenté des caractères analogues ; une saveur ferrugineuse plus ou moins prononcée, des dépôts ocreux, et point de carbonate, ni de sulfate de fer en dissolution. Mais ces recherches m'ont conduit à des observations qui me semblent offrir quelque intérêt pour la science, et que je vais rapporter brièvement.

Dans la gorge de Sonant, qui s'étend depuis l'établissement d'Uriage jusqu'à la vallée de l'Isère, j'avais remarqué, à peu de distance de l'établissement et le long du chemin qui conduisait à la grande route, un fossé rempli de dépôt ferrugineux. Il y avait, en certains points, plus de trente centimètres d'épaisseur de cette boue ocracée, et une mince couche d'eau courait à la surface. Je recueillis de cette eau avec précaution, et je reconnus qu'elle était un peu louche, qu'elle avait une légère teinte jaune-verdâtre, et que par le repos elle s'éclaircissait et se décolorait lentement, en même temps qu'il se précipitait au fond du vase d'abondants flocons jaunâtres. Mêlée avec de la poudre de noix de galle, elle prenait immédiatement une teinte vineuse comme les eaux contenant du carbonate de fer en dissolution. Traitée par le cyanure ferroso-potassique, elle bleuissait, mais seulement après addition d'un peu d'acide chlorhydrique. Après filtration, elle était à peu près claire, un peu moins colorée, et présentait les mêmes réactions chimiques, d'une manière un peu moins prononcée.

Je fis alors vider et creuser le fossé dans une assez grande étendue, pour savoir d'où venait cette eau ferrugineuse et pour la mieux examiner. Ce fossé était situé entre le chemin qui longeait le pied de la montagne d'un côté, et une prairie marécageuse qui touchait au pied de la colline opposée. Je reconnus qu'il recevait de l'eau de trois origines différentes, toutes trois ayant le caractère des eaux chargées de fer en dissolution. L'une de ces origines, divisée en plusieurs filtrations peu considérables, mais dont la réunion formait un filet de quelque importance, paraissait provenir du pied de la montagne, en passant sous le chemin. Les deux autres sources, plus volumineuses, naissaient du côté de la prairie et offraient, d'une manière sensible, le goût saumâtre de l'eau des marais. Je fis suivre ces deux dernières au moyen de tranchées ouvertes dans le pré; et lorsque l'une des tranchées eut été conduite à quatre ou cinq mètres seulement de son point de départ, on trouva l'eau émergeant verticalement à travers une couche argileuse, blanchâtre, qui forme la base de la prairie. A ce point c'était de l'eau douce, parfaitement limpide, parfaitement insipide et ne contenant pas un atome de fer.

L'autre source, que l'on avait aussi commencé de suivre à tranchée ouverte, restait encore ferrugineuse; mais elle l'était de moins en moins à mesure que l'on avançait davantage; déjà elle n'offrait plus qu'une saveur très-faible, et, comme il était évident que l'on allait arriver au même résultat, je fis cesser ce travail. Ainsi donc, c'était par un trajet de quelques mètres seulement, à travers le sol de la prairie dans lequel elles s'infiltraient, que ces deux sources devenaient ferrugineuses, et elles l'étaient toutes deux à un degré très-prononcé avant le travail dont je viens de parler. Toutes deux aussi offraient une nuance jaune-verdâtre assez forte, et déposaient abondamment par le repos, comme je l'ai indiqué tout à l'heure, pour l'eau du fossé.

Une circonstance d'ailleurs révélait leur origine, au moins pour celle qui avait été suivie jusqu'à son point d'émergence verticale, c'est qu'elle charriait en assez bon nombre des parcelles de sciure de bois. Elle n'était évidemment qu'une branche égarée d'un ruisseau voisin qui descend de la montagne d'Uriage, met en mouvement, près du château, une scierie employée à débiter les sapins des forêts supérieures, et qui, en arrivant dans la gorge de Sonant, traversait le chemin et la prairie pour aller baigner le pied de la colline opposée. Ce ruisseau, en effet, descendant par une pente très-rapide et en formant de petites cascades, sur un lit de cailloux roulés de toute sorte de grosseurs, pouvait facilement trouver dans le sol des conduits d'infiltration. Du reste, le fait a été démontré depuis d'une manière irrécusable. Le lit du ruisseau ayant été creusé, dans une certaine étendue, au moment où l'on remplaça par une belle route le chemin peu commode d'alors, les sources dont je viens de parler ont disparu et la prairie a cessé d'être marécageuse.

Quelles étaient les conditions physiques du sol, dans ce pré, pour que des sources d'eau douce pussent devenir ferrugineuses en y parcourant un aussi court trajet? A la surface, une mince couche formée par les racines des plantes herbacées et une petite quantité de terreau; ensuite une couche de 10 à 15 centimètres d'épaisseur, composée de terre végétale mêlée à une très-forte proportion de fer peroxydé, qui lui donne une couleur rouge-brun très-foncée; au-dessous, une terre blanchâtre, compacte, argileuse. Ainsi, la partie superficielle du sol était un mélange de sesqui-oxyde de fer et de terreau ou d'humus, formé par les débris des plantes en décomposition, et ce mélange était constamment baigné par des eaux que retenait la couche argileuse située au-dessous, et qui ne pouvaient s'écouler que fort lentement : réunion de circonstances éminemment propres à favoriser la dissolution du fer, ainsi que nous le verrons plus loin.

J'ai dit que le fossé recevait de l'eau ferrugineuse d'une autre origine, des filtrations venant du côté opposé, à travers le sol pierreux du chemin, et paraissant sortir du pied de la montagne. Ces filtrations formaient un filet d'eau d'un volume suffisant pour être utilisé, et différant un peu, par ses propriétés physiques, des deux sources qui provenaient de la prairie. Cette eau offrait une coloration jaunâtre peu sensible, une limpidité complète, une saveur ferrugineuse un peu moins prononcée, mais franche et sans aucun goût de vase. Cependant, si on la conservait dans un flacon, elle se troublait un peu au bout d'un jour ou deux, et laissait lentement déposer aussi une matière floconneuse, jaunâtre ou rougeâtre. Même dans des flacons bouchés à l'émeri, elle subissait assez promptement cette décomposition; puis elle redevenait parfaitement limpide et incolore, et n'offrait plus sensiblement de saveur ferrugineuse, tandis que le dépôt formé au fond du vase contenait du fer en assez notable proportion.

Quant à ses propriétés chimiques, voici ce que j'ai constaté par les réactifs. Traitée par la poudre de noix de galle, elle prend une couleur vineuse bien prononcée, qui est moins forte, mais encore très-évidente, lorsque l'eau a été préalablement filtrée. — Par le chlorure de baryum, point de précipité. — Par le cyanure jaune de potassium et de fer et par la teinture de noix de galle, après addition d'un peu d'acide chlorhydrique, précipité bleu dans le premier cas, noir dans le second. — L'eau évaporée à siccité, le résidu traité par l'acide chlorhydrique étendu, puis cette dissolution précipitée par le sulfhydrate d'ammoniaque et le précipité calciné, j'ai trouvé par litre 5 à 6 centigrammes de peroxyde de fer. Il y avait en outre une petite quantité de sels terreux et une matière organique assez abondante.

D'après ces caractères, qui étaient à peu près ceux indiqués alors, dans les traités de chimie, pour les eaux ferrugineuses carbonatées, je pensai que la petite source dont il s'agit était minéralisée par le carbonate de fer, et, à ce titre, j'en conseillai l'usage à un assez bon nombre de malades, qui en obtinrent des résultats favorables.

Toutefois, si j'étais complétement édifié sur les propriétés médicales et la valeur thérapeutique de cette eau, il n'en était pas précisément de même de sa nature chimique, sur laquelle il me restait des incertitudes. Cette source ne différait des deux autres que parce qu'elle paraissait contenir une moindre proportion de matière organique, et qu'elle n'avait point le goût de vase contracté par celles-ci dans le marais. Elle fluait dans la même direction que le ruisseau, qui passait à environ vingt mètres de là et dans un point un peu plus élevé, de sorte qu'il me paraissait très-probable qu'elle n'en était qu'une petite division, infiltrée dans un sol où le fer se montre partout. Et, en effet, elle a disparu en même temps que les sources du pré, par suite des changements apportés plus tard à la partie voisine du lit du ruisseau. Enfin j'admettais la présence du carbonate de fer par exclusion, d'après les réactions obtenues, qui ne se rapportaient à aucun autre sel de fer connu, et en supposant l'acide carbonique produit par la décomposition des matières végétales, mais je n'avais pas constaté d'une manière positive l'existence d'un carbonate. L'eau de baryte, employée dans ce but, n'avait point produit de précipité immédiat; et le trouble qui survenait promptement dans le liquide, et qui amenait ensuite le dépôt assez abondant de flocons jaunâtres, ne me permettait pas de distinguer si, parmi ce dépôt, il pouvait y avoir une très-petite quantité de carbonate de baryte. Je conservais donc des doutes à cet égard, et je pensais que peut-être la matière organique jouait un rôle important dans la dissolution du fer.

Comme j'avais remarqué, dans la source de la prairie qui avait été suivie jusqu'au point où elle s'enfonçait dans le sol, des fragments assez nombreux de sciure de bois, et que ces débris ligneux me paraissaient pouvoir concourir, aussi bien que les détritus des végétaux herbacés, à la production de ce phénomène, cela me donna l'idée de faire macérer du fer et de la sciure de bois dans de l'eau pour observer ce qui se produirait. Depuis lors, j'ai fait ces expériences, qui ont complétement justifié mes premiers soupçons à cet égard.

J'ai mis en macération, dans un vase rempli d'eau ordinaire, de la sciure de charme avec de la limaille de fer, et dans un autre la même sciure avec du peroxyde de fer. Au bout de deux ou trois semaines, l'eau du vase contenant la limaille n'était pas encore devenue sensiblement ferrugineuse; mais celle qui contenait le peroxyde de fer avait acquis les propriétés des eaux ferrugineuses à un degré très-prononcé. Après filtration, elle prenait, par la poudre de noix de galle, une couleur vineuse fort apparente. Elle précipitait en bleu par le cyanure ferroso-potassique, après addition d'un peu d'acide chlorhydrique. La seule différence notable que j'ai trouvée entre cette solution et les eaux ferrugineuses que j'avais examinées à Uriage, c'est qu'elle ne se décomposait pas aussi rapidement que ces dernières, lorsqu'elle était abandonnée au repos, dans un verre à expérience incomplétement fermé par un opercule; car, au bout de plusieurs jours, elle présentait à peu près la même réaction sur le cyanure de potassium et de fer. Mais elle avait perdu la faculté de prendre une couleur vineuse par la poudre de noix de galle, et elle laissait peu à peu précipiter au fond du verre des flocons bruns.

Il y avait donc, sinon complète similitude, du moins une très-grande analogie entre les eaux ferrugineuses que j'avais observées et les solutions que je produisais ainsi artificiellement. Et je m'expliquai par cela même très-bien la formation de toutes ces sources à dépôts ocreux, que je rencontrais en si grand nombre aux environs d'Uriage, et que j'avais vues en beaucoup d'autres lieux. Éclairé plus tard, par la lecture des recherches de Berzélius sur les composés d'origine organique, auxquels il a donné les noms d'acides géique, crénique et apocrénique, et convaincu que les propriétés chimiques des macérations de bois devaient avoir pour cause le développement d'une substance analogue à ces acides, je me suis livré à une série d'expériences dont je me bornerai à indiquer ici les résultats les plus importants.

J'ai mis en macération dans de l'eau ordinaire, d'une part, de la sciure de charme seule, d'autre part, de la sciure de charme avec du peroxyde de fer, et, au bout d'un temps plus ou moins long, suivant la température de la saison, deux ou trois semaines au printemps, davantage en hiver, j'ai obtenu des solutions douées de caractères assez remarquables. On conçoit qu'il ait fallu un certain temps de macération pour déterminer ces phénomènes, parce que j'employais de la matière ligneuse nullement altérée, qui ne pouvait qu'à la longue subir le commencement de décomposition ou de transformation nécessaire à la production de corps nouveaux. Il n'en est pas de même lorsqu'on agit sur du terreau, où la matière organique est déjà décomposée, et où l'eau n'a plus qu'à dissoudre des corps tout constitués. Quoi qu'il en soit, les solutions que j'ai ainsi obtenues se rapprochaient infiniment, par leurs caractères chimiques, des acides géique, crénique, apocrénique, de Berzélius ; mais, cependant, elles présentaient toujours quelques différences avec les caractères indiqués par le savant chimiste suédois. De plus, elles différaient un peu entre elles, suivant qu'elles avaient été obtenues par une première macération, ou par une seconde macération de la même sciure qui avait été déjà soumise à l'action prolongée de l'eau. Enfin, elles présentaient encore quelques modifications, suivant qu'elles avaient été influencées par certains réactifs, et déjà Berzélius avait constaté des faits de ce genre.

Macération simple de sciure de charme. La liqueur obtenue par une première macération de la sciure de charme dans l'eau ordinaire offrait, tant que l'eau était en contact avec la sciure, une teinte jaune-pâle seulement. Après filtration, elle se colorait rapidement davantage, et, au bout de deux ou trois jours, elle avait une teinte brune assez foncée, et était devenue un peu trouble. De l'eau nouvelle remise sur cette sciure et laissée en macération pendant cinq semaines au milieu de l'hiver, présentait aussi une coloration jaune-pâle au bout de ce temps; mais filtrée, elle ne brunit plus comme la première, et ses caractères chimiques aussi ne sont plus précisément les mêmes. La première solution, traitée par les réactifs, cinq semaines seulement après sa filtration, ayant une teinte brune assez foncée et persistante, et présentant un faible dépôt brun-jaunâtre au fond du verre, donne les résultats suivants :

Par l'acétate de cuivre, précipité gris-verdâtre-pâle, redissous par les acides chlorhydrique, acétique, etc., sans dégagement de gaz; — par l'acétate de plomb, précipité jaune volumineux; par l'acétate acide de plomb, précipité brun, beaucoup moins abondant; — par le chlorure d'or, précipité noir-violet;—précipité jaune-brun, par les azotates de cobalt et de nickel; — gris-pâle, par l'azotate mercureux; — blanchâtre d'abord, puis brun assez foncé par l'azotate d'argent; — gris-brunâtre par le chlorure mercurique; — gris-brun par la solution d'alun; — brun-pâle par le sulfate de zinc; — par le cyanure jaune de potassium et de fer, trouble-blanchâtre et puis précipité blanc; — par le nitrate barytique, précipité gris-brunâtre, qui est redissous en partie par l'acide acétique; — par le chlorure ferrique, précipité rouille-pâle; — par le sulfate ferreux, trouble très-prononcé ; puis, le lendemain, précipité brun assez volumineux, d'une couleur plus foncée que celle du précédent ; — par le sulfate manganeux, trouble d'abord, puis, le lendemain, précipité brun également ; — enfin, par l'acide nitrique, faible précipité grisâtre ; — par l'ammoniaque et la potasse, rien ; mais si l'on ajoute ensuite, dans le mélange, de l'acide acétique en excès, il se forme un précipité gris, tandis que l'acide acétique, employé seul, ne produisait point de précipité et faisait même disparaître l'aspect un peu louche du liquide. — La matière brune, déposée au fond du vase où avait séjourné ce liquide, ne se dissout ni par l'ammoniaque, ni par la potasse, ni par l'acide acétique versé ensuite en excès.

L'eau de la seconde macération, examinée aussitôt après sa décantation et n'offrant qu'une teinte jaune faible, donne des résultats un peu différents :

Par l'acétate de cuivre, précipité gris, devenant ensuite brunâtre, qui n'est pas redissous par l'ammoniaque, mais qui est redissous par l'acide acétique, en laissant déposer ensuite une petite quantité d'une substance gris-blanchâtre ; — par l'acétate de plomb, précipité brunâtre, qui est redissous par l'acide acétique et par l'acide nitrique, en laissant un petit dépôt gris, comme dans le cas précédent. Il est redissous aussi par la potasse, mais cette dissolution précipite abondamment en noir par le sulfhydrate d'ammoniaque ; — par le chlorure ferrique, précipité brun, non redissous par l'ammoniaque ; — par le sulfate ferreux, trouble d'abord, puis précipité brun ; — par le sulfate manganeux, point de précipité ; — de même par le sulfate de cobalt, qui produit seulement un trouble léger de la liqueur, au bout de plusieurs heures ; — par le chlorure mercurique, rien d'abord ; le lendemain le liquide était trouble et présentait un petit dépôt pulvérulent, gris-pâle ; — par le nitrate mercureux, précipité gris-brun ; — par le nitrate d'argent, trouble grisâtre, puis précipité, qui se colore de plus en plus et devient brun-pourpre.

Une troisième macération de la même sciure donne une solution semblable, légèrement trouble comme la précédente, même après filtration ; légèrement colorée en jaune et qui ne brunit pas au contact de l'air. Traitée par les réactifs, elle fournit à peu près les mêmes résultats que le liquide de la seconde filtration.

Je n'entrerai pas ici dans le détail de toutes les expériences que j'ai faites à ce sujet. Je me bornerai à dire que ces solutions, évaporées à la température du bain-marie, donnent un résidu qui ne se dissout plus complétement dans l'eau distillée et qui ne cède presque rien à l'alcool anhydre. La partie de ce résidu qui se redissout dans l'eau, présente des propriétés chimiques fort analogues à celles des solutions primitives, mais cependant avec quelques différences. Si l'on précipite, par l'acide chlorhydrique, la matière organique qui joue le rôle d'acide dans cette dissolution, puis qu'on la redissolve dans l'eau, après l'avoir lavée, elle offre de nouveau quelques différences dans ses réactions chimiques. Quant à la partie du résidu de l'évaporation qui ne se dissout pas dans l'eau, si on la traite par l'hydrate de potasse, elle se dissout alors presque entièrement; mais cette dissolution diffère encore un peu par ses propriétés chimiques, et des solutions primitives et de celles étudiées par Berzélius.

En un mot, il semble qu'à chaque nouveau traitement que l'on fait subir à cette substance d'origine organique, soit par la chaleur, soit par les acides, les alcalis, etc., elle se modifie plus ou moins dans ses propriétés. Tantôt les précipités qu'elle forme avec les dissolutions métalliques ont le caractère des crénates, d'autres fois ceux des apocrénates; mais toujours elle offre quelques différences avec les caractères assignés par l'illustre chimiste à ces deux ordres de sels, ce qui pourrait bien tenir en partie au procédé qu'il a employé pour obtenir les acides créniques et apocréniques. Du reste, elle n'est pas simple, mais composée d'au moins deux substances différentes, toutes deux jouant le rôle d'acides, et précipitant diversement les dissolutions métalliques. Ainsi l'eau de mes macérations, traitée par l'acétate de plomb, aussitôt après qu'elle a été décantée, donne un précipité abondant et plus ou moins coloré; si l'on filtre alors le mélange, on obtient un liquide incolore et limpide, qui donne par le sous-acétate de plomb un précipité nouveau, blanc, se dissolvant en partie par l'addition d'acide acétique, mais sans dégagement de gaz, et ne disparaissant complétement que par l'acide nitrique. Le liquide même de la première macération, alors qu'il était devenu brun-foncé, par l'action de l'air et de la lumière, et qu'il avait été longtemps abandonné à lui-même, fournissait des résultats analogues : l'acétate neutre de plomb y produisait un précipité jaune, volumineux; l'acétate acide, un précipité brun beaucoup moins considérable; et le précipité jaune traité par l'acide acétique, se réduisait à un petit dépôt brun comme le précédent. Le premier précipité était donc le mélange d'un précipité brun et d'un précipité blanc.

Parmi les réactifs sur lesquels les solutions précédentes produisent des effets plus ou moins caractéristiques, les sels de fer au maximum d'oxydation sont (avec les sels d'or, dont la réduction a toujours lieu) ceux qui présentent les résultats les plus constants et les moins variables. Quel que fût l'état des solutions sur lesquelles j'expérimentais, qu'elles fussent récemment séparées de la macération ou qu'elles eussent longtemps séjourné au contact de l'air; qu'elles eussent été traitées par les acides ou par les alcalis, qu'elles fussent même acidifiées par l'acide acétique, par les acides nitrique ou chlorhydrique, employés en proportion modérée; qu'elles eussent été dépouillées de la plus grande partie de leur matière organique par l'acétate de plomb, etc., constamment le chlorure ferrique a donné des précipités dont l'aspect était peu différent et se rapprochait toujours plus ou moins du peroxyde de fer hydraté. Il y a donc une très-grande affinité entre ces produits de la décomposition du bois et le peroxyde de fer; et cela tient seulement à ce qu'il en résulte des composés ferriques insolubles ou à peu près complétement insolubles dans l'eau, à moins qu'elle ne soit fortement acidifiée par un acide énergique.

Cette affinité est telle, que les sels ferreux aussi sont constamment précipités, à moins que le mélange ne soit acide, et que le précipité est principalement formé par une combinaison de peroxyde. Seulement, la précipitation est un peu moins rapide que pour les sels ferriques, et le précipité présente généralement une nuance un peu plus grisâtre ou brunâtre, ce qui provient sans doute de ce qu'il n'est pas tout entier constitué par un sel au maximum d'oxydation. Et que l'on n'aille pas croire que cette transformation, pour ainsi dire instantanée, d'un sel ferreux en un sel ferrique soit due à l'action de l'air : j'ai rempli un flacon avec l'eau de la macération précitée, aussitôt après l'avoir décantée, puis j'y ai ajouté quelques fragments de sulfate ferreux cristallisé et j'ai bouché le flacon sur-le-champ, de manière à n'y pas laisser un globule d'air. Dès que le sulfate a été dissous, le liquide a commencé à se troubler et, au bout d'une demi-heure, il y avait au fond du flacon un dépôt floconneux, gris-brun, assez abondant. Après avoir décanté le liquide et l'avoir remplacé par de nouvelle eau de macération, pour décomposer tout le sulfate ferreux, j'ai versé dans un verre à expériences la plus grande partie de l'eau contenue dans le flacon. Puis j'ai ajouté dans ce verre une goutte de cyanure ferrico-potassique, et ensuite une goutte d'acide chlorhydrique, et le mélange alors a présenté une faible nuance bleue. J'ai versé dans le flacon de l'acide chlorhydrique en excès pour redissoudre le précipité, après quoi j'ai partagé la dissolution en deux portions, dont l'une a été traitée par le cyanure ferrico-potassique, l'autre par le cyanure ferroso-potassique. Toutes deux ont bleui, la dernière beaucoup plus fortement que la première, mais celle-ci bien plus fortement encore que le liquide préalablement décanté et traité de même par le cyanure rouge et l'acide chlorhydrique. Il résulte de ces expériences que le précipité était constitué en majeure partie par un sel de peroxyde de fer, en proportion beaucoup moindre par un sel de protoxyde, et que le liquide contenait encore en dissolution un peu de cette dernière combinaison.

Mais pour que les sels de fer, surtout ceux de protoxyde, produisent bien sur les macérations de bois les réactions que je viens d'indiquer, il faut qu'ils soient employés en excès. Dans le cas contraire, les précipités peuvent ne pas se former, et alors le liquide contient une combinaison de matière organique et de fer en dissolution. Cela explique en partie pourquoi de pareilles macérations peuvent dissoudre du fer en assez notable quantité, ainsi que je vais le dire maintenant.

Si l'on mêle à une macération de bois, lorsque déjà s'y sont développés les composés dont je m'occupe, du peroxyde de fer en poudre, au bout de trois ou quatre jours, et peut-être plus tôt, le liquide contient une assez forte proportion de fer en dissolution. Si l'on met en macération, dans de l'eau ordinaire, de la sciure de bois avec du peroxyde de fer, au bout d'un temps variable, mais beaucoup plus long, le même phénomène s'est produit. Je vais dire maintenant quelques mots de ces solutions ferrugineuses.

Macération de sciure et de peroxyde de fer. Aussitôt après sa filtration, elle prend une forte teinte vineuse par la poudre de noix de galle. Traitée par les cyanures rouge et jaune, après avoir été légèrement acidifiée par l'acide chlorhydrique, elle bleuit immédiatement, dans un cas comme dans l'autre, et sans que le mélange avec le cyanure jaune commence par blanchir. Elle ne précipite point par les hydrosulfates. Si on la filtre plusieurs fois de suite, elle ne prend plus la teinte vineuse, par son mélange avec la poudre de noix de galle, et cesse de bleuir par le cyanure rouge, quoiqu'elle bleüisse encore assez fortement par le cyanure jaune, mais lentement et graduellement. Si, au contraire, on agit sur une solution très-concentrée et réduite à un très-petit volume de liquide macérant depuis fort longtemps, la réaction sur le cyanure rouge est très-forte, tandis que le cyanure jaune ne détermine qu'un faible et tardif bleuissement. La poudre de noix de galle, alors, colore très-fortement et immédiatement la liqueur en rouge-brun vineux. Mais tantôt la baryte n'y détermine point de précipité, et aucun indice n'y annonce la présence de l'acide carbonique combiné ou libre; d'autres fois, c'est-à-dire avec le liquide fourni par d'autres macérations semblables, j'ai obtenu, par le nitrate de baryte, un très-faible précipité blanchâtre, par l'eau de baryte, un précipité gris plus abondant : mais l'un et l'autre n'étaient que lentement et incomplétement redissous par l'addition de l'acide acétique en grand excès, et sans aucun dégagement de bulles de gaz.

Il résulte de là que le fer se trouve en dissolution dans ces liqueurs, et formant un composé salin qui n'est point un carbonate ni un sulfate. Il en résulte encore que, d'abord, il paraîtrait y être dissous au moins autant à l'état de combinaison de peroxyde qu'à l'état de protoxyde; mais, qu'au contraire, lorsque la solution s'est concentrée par une macération très-prolongée, on ne l'y trouverait plus guère qu'à l'état de protoxyde.

Mais, lorsque l'eau ferrugineuse provenant de cette macération a été décantée ou filtrée et est restée assez longtemps abandonnée à elle-même, elle ne prend plus la teinte vineuse par la poudre de noix de galle, et donne lieu, par l'addition d'un acide, à un dégagement très-prononcé de bulles de gaz (acide carbonique probablement), fournies surtout par un dépôt brun, pulvérulent ou floconneux, amassé au fond du verre, et par une incrustation brune, adhérente aux parois, mais qui paraissent être fournis aussi par le liquide lui-même. Cette dissolution, isolée de la substance qui lui a donné ses propriétés, s'altèrerait donc à la longue, ou par le contact de l'air, ou par l'effet du temps, et produirait de l'acide carbonique, de même que Berzélius l'a observé pour l'acide humique ou géique dissous dans l'eau.

Les divers réactifs employés pour la macération simple de sciure ont servi de même à traiter la macération ferrugineuse, et ils ont fourni des résultats analogues, présentant seulement, en raison de la présence du fer, quelques petites différences dans les nuances des précipités.

En résumé, si l'on fait macérer dans l'eau de la

sciure de charme, on obtient en solution une matière organique qui joue le rôle d'acide, neutralise les alcalis, se combine avec les bases pour former des sels, la plupart peu solubles, si ce n'est à l'état de sels doubles ou de sels acides; qui présente des caractères chimiques en partie analogues, mais non pas semblables à ceux des acides géique, crénique et apocrénique de Berzélius; qui existe, dans ces dissolutions, au moins sous deux formes différentes ou deux états différents; qui, en réagissant sur le peroxyde de fer, en dissout une certaine proportion, et forme une combinaison double de peroxyde et de protoxyde, d'où, à la longue, le premier paraît tendre à disparaître peu à peu, pour ne guère laisser en dissolution que du protoxyde. Enfin, cette solution ferrugineuse, séparée de la sciure et abandonnée au contact de l'air, laisse précipiter une combinaison de peroxyde et contient, au bout d'un certain temps, des carbonates, auxquels sans doute donne naissance l'altération de la matière organique.

J'ai parlé de macérations de sciure de charme, parce que ce sont celles qui ont le plus été le sujet de mes expériences. Mais tous les autres bois présenteraient des résultats plus ou moins analogues. J'ai expérimenté de même la sciure de chêne, et, malgré les modifications nécessairement produites par la présence d'une certaine proportion d'acide tannique, cependant les phénomènes offerts par la macération de chêne se sont montrés encore analogues par leurs caractères essentiels. Ainsi, elle dissout également le peroxyde de fer, pour former une combinaison double de peroxyde et de protoxyde. Seulement, au bout d'un certain temps de contact de la sciure et de l'oxyde ferrique, le liquide prend une teinte noirâtre qui se rapproche de la couleur de l'encre.

D'après ces faits, il est évident que partout où se trouveront réunies ces conditions, du fer très-divisé, de l'humus ou des matières végétales en décomposition ou en détritus, et enfin de l'eau ne s'écoulant que lentement à travers un sol ainsi composé, il se formera des eaux ferrugineuses. Or, ces conditions se rencontrant très-fréquemment ensemble, cela explique fort bien cette innombrable quantité de sources à dépôts ocracés et à la saveur plus ou moins atramentaire, que l'on voit dans une foule de localités, d'ailleurs très-diverses. Suivant la nature des matières végétales auxquelles elles doivent leur formation, elles peuvent présenter de petites différences dans leurs caractères chimiques, mais sans que pour cela leurs propriétés essentielles soient sensiblement modifiées. Ainsi, les solutions que j'ai obtenues offrent des réactions un peu différentes, comme je l'ai dit, en raison de diverses circonstances; mais, dans tous les cas, les caractères principaux n'ont pas sensiblement varié.

Si de pareilles solutions, naturellement formées dans les terrains ferrugineux, arrivent immédiatement au contact de l'air, elles pourront être un peu louches, par la présence d'une matière organique non complétement dissoute, ainsi que cela avait lieu pour les deux sources venant du pré dans le fossé dont j'ai parlé plus haut. Si, au contraire, avant de parvenir au jour, elles filtrent à travers un terrain d'une autre nature, un terrain sablonneux, par exemple ,elles pourront sourdre parfaitement claires, limpides et incolores : tel était, en partie, le cas de la troisième source, qui se rendait dans le même fossé en traversant le sol pierreux et sableux du chemin. Alors elles pourront être un peu moins chargées de fer que dans le premier cas, parce qu'en se dépouillant de l'excès de matière organique qu'elles contenaient, elles auront aussi perdu un peu de fer tenu en suspension par cette substance; mais elles seront plus agréables à boire et plus facilement acceptées par les malades.

Déjà même avant de m'être livré à ces recherches sur les macérations végétales, et seulement d'après les observations que j'avais faites sur les sources ferrugineuses d'Uriage, j'avais été frappé, il y a huit ou dix ans, en visitant certaines eaux minérales, Aix-en-Savoie, Plombières, Charbonnières, etc., de l'analogie des conditions dans lesquelles se présentaient les sources ferrugineuses de ces localités avec les conditions dont j'avais pu, à Uriage, déterminer clairement l'influence. Ainsi, à Aix, c'est un peu au-dessous et à une très-petite distance d'une pièce d'eau assez considérable, que se trouve la source ferrugineuse, et il est au moins très-probable qu'elle doit son origine à des infiltrations de cette pièce d'eau, à travers un sol où le fer se trouve mêlé à la terre végétale. A Plombières, c'est au pied d'une prairie très-humide et presque marécageuse; à Charbonnière, il semble, de prime abord, que les causes qui produisent la minéralisation de la source doivent être beaucoup plus éloignées et plus difficiles à découvrir. En effet, cette source, beaucoup plus considérable que les précédentes, jaillit, parfaitement limpide, au pied d'un rocher assez élevé; et là, rien n'indique son origine. Mais l'aspect particulier des abondants dépôts ocreux qu'elle forme dans le ruisseau, où elle se jette immédiatement, et surtout la saveur qu'elle présente, saveur légèrement sulfureuse en même temps que ferrugineuse, éveillèrent mon attention et me portèrent à explorer les environs.

La vallée où coule cette source présente une disposition assez singulière. Elle est coupée à pic dans sa largeur, comme si des excavations souterraines avaient produit l'affaissement d'une partie de son étendue, et forme deux plans très-distincts, séparés par un escarpement de dix ou douze mètres de hauteur, si mes souvenirs sont exacts. C'est au pied de cet escarpement que naît la source ferrugineuse, à côté d'un ruisseau dont le lit est creusé par une chute d'eau qui vient de la partie supérieure de la vallée, mais qui n'existe pas durant toute l'année. Au-dessus de l'escarpement, lorsque je visitai cette localité, s'étendait au loin une prairie encaissée entre deux lignes de coteaux, et parcourue par le ruisseau supérieur qui alimente la chute d'eau, mais dont le lit était alors à sec. Je le suivis, et, à très-peu de distance, en un point où le lit du ruisseau, couvert par des osiers ou des marceaux, était un peu plus enfoncé au-dessous de ses rives, je découvris une petite mare d'eau semblable à celle de la source même de Charbonnière. Elle offrait une forte saveur ferrugineuse et une saveur sulfureuse légère; en un mot, elle était en tout pareille, pour ses propriétés physiques, à la source minérale située un peu plus bas. Évidemment cette eau était fournie par des filtrations venant de la prairie au milieu de laquelle elle était placée. Elle était sulfureuse à un faible degré, comme cela se voit souvent pour les eaux en contact avec des matières végétales en décomposition; ferrugineuse par la même cause, par son passage à travers un sol contenant du fer et riche en terreau végétal. Évidemment aussi la source minérale de Charbonnière, qui va jaillir un peu plus loin, au pied du rocher soutenant l'escarpement, provient de la même origine, du même terrain, peut-être du même lieu, ou à peu près du même lieu.

Les travaux de Berzélius, sur ce sujet, ont déjà conduit les chimistes à reconnaître qu'un bon nombre de sources, jusqu'alors regardées comme minéralisées par le carbonate de fer, devaient leurs propriétés au crénate de fer. Mais il n'est pas douteux pour moi que l'immense majorité des sources ferrugineuses doivent être rangées dans cette dernière catégorie. Quant à celles qui contiennent réellement de l'acide carbonique et des carbonates, ont-elles toutes une autre origine, une nature vraiment différente? Pour quelques-unes, on ne saurait refuser de l'admettre; mais pour beaucoup d'autres, il y a lieu de revoir les faits.

Ainsi, d'abord, toutes celles dans lesquelles on a indiqué, en même temps que de l'acide carbonique, soit de l'acide sulfhydrique, soit des matières organiques en assez notable proportion, sont très-probablement des eaux crénatées. Elles peuvent être minéralisées par le crénate de fer et contenir en même temps de l'acide carbonique. En effet, l'acide crénique, ou la substance, plus ou moins variable dans sa nature, qui joue le rôle d'acide dans les sources et y met le fer en dissolution, ayant plus d'affinité pour les bases que l'acide carbonique et le chassant de ses combinaisons, si une eau contenant des carbonates vient à traverser un terrain plus ou moins mêlé d'humus ou de matières végétales en décomposition, elle pourra, au sortir de ce terrain, contenir des crénates dissous et de l'acide carbonique mis en liberté. D'autre part, cette substance organique étant susceptible de s'altérer sous l'influence de certaines circonstances, par exemple, du séjour plus ou moins prolongé de sa dissolution au contact de l'air, et alors de donner naissance à de l'acide carbonique, il se pourrait qu'une source, primitivement crénatée, n'arrivât au jour qu'après avoir subi une altération de ce genre, par suite de laquelle elle contiendrait de l'acide carbonique et peut-être même des carbonates.

Mais je me suis laissé entraîner bien loin, trop loin, par l'histoire des sources ferrugineuses d'Uriage et des recherches qu'elles m'ont suggérées. Du reste, peu de localités présentent des conditions aussi favorables pour des observations sur ce sujet, tant le sol y est partout mêlé de fer, partout riche en humus. Aussi, presque partout où l'on y creuse la terre, où peuvent s'infiltrer des eaux, voit-on des dépôts ocreux signaler la présence du fer en dissolution. Les deux galeries nouvelles que l'on a creusées dans les dernières années, pour l'amélioration de la source sulfureuse, m'ont fourni de nouveaux exemples de ce fait. Dans toutes deux affluent de nombreux filets d'eau ferrugineuse, jusqu'à une grande profondeur sous la surface du sol. Ces eaux contiennent une assez forte proportion de fer; et, quoique l'achèvement incomplet des travaux, jusqu'à l'année dernière, ne m'ait permis de les employer que chez un petit nombre de malades, déjà j'en ai pu constater de bons effets. Elles pourront être, cette année, beaucoup mieux utilisées et remplacer avec avantage les petites sources des environs, qui ont été jusqu'alors employées dans le même but.

TROISIÈME PARTIE.

INFLUENCE PHYSIOLOGIQUE ET THÉRAPEUTIQUE DE LA SOURCE SULFUREUSE-SALINE D'URIAGE.

ACTION DE L'EAU PRISE EN BOISSON.

Au premier abord, l'eau d'Uriage est également repoussante par son goût et par son odeur, et elle provoque chez certaines personnes une répugnance assez forte. Mais néanmoins on s'y habitue facilement en général, et, quand on en a bu quelques verres, comme elle se digère assez vite et que les sels qu'elle contient excitent la soif, il est aisé d'en boire une plus grande quantité. D'après la nature et l'abondance de ses principes minéralisateurs, on peut jusqu'à un certain point prévoir ses propriétés. Elle est apéritive, stimulante des tuniques intestinales et purgative à un degré assez marqué. Elle produit aussi une stimulation générale, bien évidente chez certaines personnes. Quelquefois, comme les autres eaux sulfureuses, elle donne lieu à une sorte d'ivresse. Ses effets, d'ailleurs, varient et suivant la quantité que l'on en boit, et suivant la manière dont on la boit, et aussi suivant les individus.

Avant que cette source fût connue des médecins et son usage soumis à des règles rationnelles, elle n'était employée qu'en boisson par les gens du pays, qui avaient aperçu ses propriétés. Chaque année des malades allaient lui demander la santé, des gens bien portants même s'y rendaient pour prévenir les maux futurs. Beaucoup les fréquentaient par habitude, et aujourd'hui encore on trouve des personnes qui, depuis vingt-cinq ou trente ans, vont, tous les étés, boire les eaux d'Uriage.

Alors un aveugle empirisme dirigeait ces buveurs ignorants. On prenait les eaux pendant deux, trois ou quatre jours seulement, et, pour bien mettre ce temps à profit, on en buvait autant que l'on pouvait boire. Il n'était pas rare de voir des individus en boire dans une matinée, et à peu d'intervalle, jusqu'à cinquante et soixante verres (dix ou douze litres). Une pareille dose de liquide, portée dans l'estomac en peu de temps et presque coup sur coup, produisait des purgations considérables, ou plutôt de véritables indigestions. Car ce n'était plus seulement alors par ses principes minéralisateurs que l'eau agissait, c'était à son volume qu'était dû, au moins en grande partie, le résultat. Par suite de ces purgations violentes et répétées, il arrivait souvent des accidents plus ou moins graves, des gastro-entérites avec lesquelles on s'en retournait plus malade qu'on n'était venu. Mais parfois aussi, il faut l'avouer, le succès semblait couronner cette méthode violemment perturbatrice, et, quelque rare qu'il fût, il faisait oublier à bien des gens les fâcheuses et trop fréquentes conséquences d'une pareille manière d'agir. En vain même les médecins sont venus joindre leurs enseignements à ceux que fournissait l'observation journalière, leurs conseils ont souvent été méprisés. C'est que beaucoup de personnes préfèrent les avis d'une commère à ceux d'un médecin, c'est que beaucoup se passionnent pour les choses les plus folles et les plus déraisonnables, par cela même qu'elles le sont et que par là elles se rapprochent à certains égards du merveilleux. Aussi voit-on encore quelquefois des imprudents boire, avant déjeuner, quarante verres d'eau minérale, ce qui équivaut, pour les résultats, au moins à 60 verres de l'ancienne source.

Du reste, ce n'est pas à Uriage seulement que l'on voit régner cet abus. Il en est de même, quoi que puissent faire les médecins, auprès de la plupart des sources minérales qui s'emploient en boisson. Cela tient, en partie, à ce que l'on veut obtenir trop vite des résultats qui exigent du temps ; en partie, à ce que l'on demande souvent à des sources minérales des guérisons auxquelles elles ne sont pas appropriées, ou qui réclament un autre mode d'administration de ces eaux. Alors, pour avoir quelques chances de succès, il faut bien recourir à ces violentes perturbations de l'organisme, qui bouleversent toutes les fonctions, qui amènent quelquefois un changement favorable, mais qui trop souvent ne font qu'augmenter le mal ou bien y ajouter d'autres maux pires encore.

Cependant l'eau d'Uriage, surtout quand on la boit coup sur coup, peut être prise à haute dose parfois, sans déterminer d'effet purgatif. J'ai vu des individus qui n'étaient pas purgés après en avoir pris vingt verres. Alors elle s'évacue par les urines et aussi par les sueurs. Quand elle est prise convenablement, c'est-à-dire en laissant au moins dix minutes ou un quart d'heure d'intervalle entre les verres, elle purge ordinairement fort bien, mais à une dose très-variable. Il y a des personnes chez qui deux ou trois verres, tous les jours ou tous les deux jours, suffisent pour produire chaque fois quelques selles. Beaucoup sont modérément évacuées, en en buvant quatre ou cinq verres. Mais il en est un certain nombre aussi à qui une dose plus forte est nécessaire. En tout cas, je ne conseillerais pas de dépasser vingt verres, quantité déjà très-considérable, et qui ne peut convenir qu'à des individus robustes, dont l'estomac est peu irritable. Il est des circonstances où, soit par dégoût, soit par suite de la susceptibilité de l'estomac, on ne saurait aller au delà de cinq ou six verres.

Ce n'est pas, du reste, que cette eau soit aussi irritante que beaucoup de personnes se l'imaginent. A dose modérée, surtout quand elle produit un effet purgatif, elle irrite fort peu ou n'irrite point du tout. Il m'a paru d'ailleurs que, quand cet effet purgatif n'était point produit, cela tenait souvent à la manière peu judicieuse dont on prenait l'eau minérale, et qu'elle purgeait, en général, plus facilement quand en même temps on l'employait en bains. Je dis *en général,* car il arrive quelquefois que le résultat est tout à fait opposé. A cet égard, les dispositions individuelles ont une grande influence; et tel aussi qui n'est pas purgé en buvant trois à quatre verres d'eau minérale pendant un, deux ou trois jours, obtient ensuite, en continuant cette dose, un effet laxatif bien marqué, tandis que, chez d'autres, l'eau bue en petite quantité détermine ou augmente la constipation. C'est au médecin de savoir tirer parti de ces divers effets, de savoir varier l'administration du remède suivant les cas et suivant l'idiosyncrasie des malades, suivant les effets obtenus et suivant ceux qu'il veut obtenir.

Au total, l'eau d'Uriage est, pour la plupart des individus, un des meilleurs purgatifs salins, déterminant en général, à la dose de quatre à six verres, des évacuations promptes, faciles, sans coliques et sans malaises d'aucun genre, et n'exigeant le plus souvent que deux ou trois heures pour que son effet soit complétement produit. D'ailleurs, en raison des principes sulfureux qui s'y trouvent associés aux principes salins, elle ne fatigue point en purgeant, pour l'ordinaire, et beaucoup de personnes peuvent renouveler cette purgation tous les jours, pendant un temps assez long, sans en être débilitées, sans en éprouver d'autres conséquences immédiates qu'un appétit plus vif et une plus grande activité de presque toutes les fonctions. Aussi le plus grand nombre des buveurs trouvent-ils ce purgatif extrêmement commode et agréable.

Mais de ces avantages mêmes que présente l'eau d'Uriage, prise en boisson, il résulte un inconvénient sérieux. A cause de l'innocuité habituelle de ses effets immédiats, et en raison de la confiance aveugle avec laquelle beaucoup de gens se rendent aux eaux minérales, convaincus qu'elles ne peuvent, en aucun cas, faire de mal, on voit se perpétuer de fâcheux abus dans l'emploi que trop de personnes en font sans modération et sans guide. Cependant ces abus sont bien moindres qu'ils n'étaient il y a douze ou quinze ans; mais il reste encore beaucoup à faire pour en extirper l'habitude. C'est qu'il est si difficile de détruire les préjugés! D'ailleurs, la contagion de l'exemple est là pour entraîner les indécis et les téméraires. Aussi des accidents plus ou moins graves sont-ils encore trop souvent la conséquence de ces pratiques inconsidérées.

Je fus consulté, il y a quelques années, par un pauvre homme du village de Jarrie, qui était, depuis peu de jours seulement, guéri d'une fièvre intermittente, et qui venait aux eaux pour achever de rétablir sa santé fort délabrée. Il avait l'estomac irrité, et je lui recommandai de ne point boire d'eau minérale ; mais je l'engageai à se procurer un certificat d'indigence, avec lequel je lui donnerais des bains. Ce malheureux avait déjà commencé par boire, le matin, vingt-cinq verres de l'eau dont je lui interdisais l'usage, et il se garda bien de me le dire. Bien plus, il recommença le lendemain, malgré mes avis. Mais lorsqu'il en eut pris encore quinze verres, il s'évanouit et tomba sur le sol. Je fus alors appelé à lui donner des secours, et je le trouvai étendu sans connaissance, dans un état fort alarmant. Les soins qui lui furent donnés n'améliorèrent pas sensiblement sa position, et il fut transporté chez lui sans mouvement et presque sans vie. Je n'ai pu savoir depuis ce qui en était résulté.

C'est là, sans doute, un fait exceptionnel par l'intensité des accidents, qui doit être attribuée en grande partie aux mauvaises conditions dans lesquelles se trouvait le malade. Mais j'ai eu plus d'une fois à combattre des troubles plus ou moins graves, produits par l'emploi intérieur des eaux, soit dans des cas où il était contre-indiqué par l'état des organes, soit parce que les malades en avaient usé d'une manière immodérée. Et il n'est pas toujours nécessaire, pour le développement de semblables accidents, que l'on ait bu de l'eau d'Uriage en très-grande quantité; il suffit parfois que l'on en ait fait usage d'une manière continue, c'est-à-dire tous les jours, pendant quelques semaines, pour voir survenir des irritations de l'estomac, surtout si c'est une seconde ou une troisième année que l'on emploie cette médication. Mais ce n'est pas le plus souvent durant le traitement même que des accidents de quelque importance se manifestent : sous l'influence de l'excitation produite par les eaux et par les bains, il n'est pas rare que l'estomac résiste à la fatigue de ces purgations répétées, et ne témoigne aucun malaise, puis, bientôt après la cessation du traitement, et lorsqu'il n'est plus soutenu en quelque sorte par cette force étrangère, qu'il tombe dans un état d'irritation et de délabrement difficile à faire disparaître. Je vais en citer un exemple :

Madame X..., de Vienne, âgée de soixante ans et jouissant d'une bonne santé d'ailleurs, était venue à Uriage pour guérir une dartre squameuse humide des oreilles, qui la tourmentait beaucoup depuis quelques années. Elle fit un traitement de trente-cinq jours, pendant lequel elle but tous les matins trois verres d'eau minérale. Cette faible dose suffisait pour lui tenir le ventre parfaitement libre et déterminer même, chaque jour, une très-légère purgation, qui ne la fatiguait en rien et lui était fort agréable, parce qu'elle se trouvait ainsi dispensée de prendre des lavements, devenus pour elle une habitude nécessaire. Son hiver se passa ensuite assez bien, et elle revint l'été suivant pour achever sa guérison. Ses oreilles allaient beaucoup mieux et sa santé générale était très-satisfaisante.

Madame X... voulut recommencer à boire de l'eau tous les jours, comme l'année précédente. Il lui en fallait quatre verres au lieu de trois pour produire le même effet, comme cela arrive à la plupart des individus déjà habitués à l'action d'un médicament. Je lui fis des remontrances réitérées. Je lui représentai qu'à son âge il fallait ménager son estomac, parce qu'il ne se rétablit pas, après avoir été fatigué, comme dans la jeunesse; que, d'ailleurs, il pourrait ne pas supporter aussi bien ce traitement une seconde année que la première, par laquelle déjà il avait dû être un peu vivement excité; et je l'engageai fortement, la dose de l'eau minérale surtout devant être un peu augmentée, à n'en prendre que tous les deux jours. Elle ne tint pas assez compte de mes observations et se purgea ainsi, non pas tout à fait tous les jours cependant, mais presque tous les jours. Elle se trouva bien tout le temps de son séjour, et partit au bout de cinq semaines, très-satisfaite de voir ses oreilles se guérir. Mais quelque temps après elle m'écrivit une lettre désolée. Ses oreilles étaient très-bien, mais presque aussitôt après son départ d'Uriage, son estomac était devenu le siége d'une irritation vraiment alarmante : il ne pouvait presque rien supporter, même parmi les aliments les plus légers, et madame X... était fort inquiète sur cette maladie, dont elle n'entrevoyait point le terme. Elle a fini pourtant par se rétablir, mais je n'en ai point eu de nouvelles directes depuis cette époque, et ne sais si son estomac est revenu complétement à son état primitif.

Ainsi, malgré la facilité avec laquelle elle est supportée en général, malgré les doses énormes que certains individus peuvent en prendre impunément, et même parfois en les répétant tous les jours pendant un temps fort long, l'eau d'Uriage, comme tous les purgatifs, est susceptible de produire, si l'on en abuse, des accidents divers : tantôt, quand on en a pris de trop grandes quantités, des irritations immédiates, qui peuvent avoir une grande intensité, mais dont cependant, pour l'ordinaire, on vient à bout assez facilement; tantôt, quand c'est surtout par la répétition trop fréquente et trop prolongée de cette purgation que l'on a fatigué l'estomac, des irritations consécutives, souvent moins intenses que les premières, mais beaucoup plus difficiles à guérir et quelquefois d'une sérieuse gravité.

D'ailleurs, dans certaines circonstances spéciales, on peut voir survenir aussi des accidents particuliers. L'eau d'Uriage, bue immédiatement avant le repas, peut quelquefois provoquer une indigestion. Parfois également, des personnes qui avaient bu de l'eau minérale immédiatement avant de se mettre au bain, en ont été plus ou moins fortement indisposées, soit pendant la durée même du bain, soit après le bain, etc.

Il est des personnes pour lesquelles l'action purgative de l'eau d'Uriage paraît évidemment indiquée, mais dont les susceptibilités individuelles réclament des précautions particulières. Parfois, elle serait trop excitante si on l'employait pure, et alors pourrait ne pas purger ou irriter l'estomac. Dans les cas de ce genre, il convient de la couper avec du petit-lait, du lait, de l'eau simple ou une infusion émolliente, de mauves, par exemple, etc. On avait même établi, dans ce but, un robinet spécial, fournissant de l'eau mitigée par le mélange d'un filet d'eau minérale avec une source d'eau douce; mais il vaut mieux que chaque malade fasse lui-même le mélange, de la manière et dans les proportions indiquées par le médecin.

Enfin, il est des cas où cette eau minérale ne doit point être employée à l'intérieur, par exemple, toutes les fois que les organes digestifs présentent les signes d'une irritation assez prononcée. — Elle est très-souvent mal supportée par les individus d'un tempérament nerveux bien caractérisé, et ne doit pas leur être conseillée habituellement et sans beaucoup de précaution. — Il est des cas où elle serait peu favorable, et même nuisible parfois, au début du traitement, mais où, après un certain nombre de bains, elle produit de très-bons effets. Ainsi, j'ai vu des personnes qui, les premiers jours, étaient irritées par l'eau d'Uriage et n'en obtenaient aucun résultat purgatif, tandis qu'un peu plus tard elles étaient parfaitement purgées sans éprouver aucune irritation. Il y a ainsi, en raison des idiosyncrasies, un certain nombre de modifications dans les résultats produits par l'eau d'Uriage, et sur lesquelles doit être réglé le traitement. Je ne m'étendrai pas davantage sur ce sujet.

Indépendamment de ses effets purgatifs, l'eau dont nous nous occupons, en partie absorbée dans son trajet à travers le canal digestif, jouit de propriétés que l'on peut prévoir d'après les principes salins, sulfureux et iodurés qui entrent dans sa composition. De même, lorsqu'elle n'est pas employée à dose suffisante pour provoquer des évacuations alvines, elle n'en a pas moins encore une influence très-marquée sur l'organisme. Alors elle stimule l'appétit, elle excite les fonctions digestives et la plupart des fonctions de la vie nutritive; elle produit dans l'économie des modifications moins rapides, moins apparentes, mais non moins profondes et très-souvent favorables. Aussi peut-on avec avantage l'employer de cette manière chez certains malades, et beaucoup plus fréquemment convient-il de l'employer alternativement, par exemple, tous les deux ou trois jours, ou plus rarement, à dose purgative, et à dose moindre les jours intermédiaires.

EFFETS DES BAINS MINÉRAUX D'URIAGE.

L'influence des bains d'eau minérale sur l'innervation et les fonctions musculaires est variable suivant les individus. Aux uns ils produisent une surexcitation nerveuse plus ou moins prononcée pendant les premiers jours, et cette surexcitation se traduit surtout par de l'insomnie, de l'agitation nocturne, quelquefois par des picotements à la peau. Mais ces phénomènes ordinairement sont passagers et se dissipent après quelques bains. Chez d'autres, les bains déterminent une stimulation simplement tonique qui augmente les forces, excite les fonctions et produit dans toute l'économie un bien-être très-marqué. Rarement les voit-on déprimer la puissance musculaire, en diminuer l'étendue et l'activité, et cela provient alors ou de ce que la stimulation d'abord a été trop vive, ou de ce qu'il en est résulté une exhalation cutanée trop abondante.

Du reste, il ne me paraît pas possible de prévoir sûrement, d'après les tempéraments et les constitutions, et de dire *à priori* quels effets seront produits sur les divers individus; car le système nerveux est si variable, si diversement affecté dans des circonstances identiques en apparence et par les mêmes moyens, que c'est seulement d'après les premiers résultats obtenus que l'on peut se diriger pour la suite, afin de suspendre, de modifier ou de continuer le traitement. Telle personne qui semble douée d'une extrême mobilité nerveuse, d'une très-vive irritabilité, supporte parfaitement les bains d'eau minérale pure, même fréquents et prolongés, et s'en trouve calmée et fortifiée. Telle autre, au contraire, qui présente une disposition inverse en apparence, éprouve, après un, deux ou trois bains, une excitation plus ou moins fatigante, dont parfois il ne doit pas être tenu compte, mais qui d'autres fois oblige à faire usage de bains mitigés ou de bains de très-courte durée.

En somme, l'effet habituel et normal des bains minéraux d'Uriage est tonique et fortifiant : quand ils débilitent, ce n'est qu'un résultat indirect ou secondaire, qui provient de l'excès même de l'excitation primitive, résultat qui peut être, suivant les cas, avantageux ou défavorable, et que l'on doit par conséquent éviter ou rechercher. On conçoit sans peine, d'ailleurs, que la température à laquelle on emploie les bains doive avoir une très-grande influence sur la production de l'un ou de l'autre de ces effets. A une température modérée, ils sont à peu près constamment toniques; très-chauds, au contraire, ils produisent habituellement un résultat inverse. Au delà de certaines limites, la température annule en partie l'influence de leurs principes minéralisateurs.

J'ai dit que les bains minéraux d'Uriage, employés convenablement, produisaient un effet tonique général : qu'ils excitent ou réveillent les forces digestives, c'est un résultat naturel, une conséquence de ce qui précède; et cette propriété, du reste, est commune à beaucoup d'eaux minérales. Mais, en outre, l'eau d'Uriage, administrée extérieurement, exerce sur les sécrétions et les exhalations une influence parfois bien manifeste, et je dois m'y arrêter.

De tous les phénomènes de cet ordre, le plus curieux, comme aussi le plus rare, c'est l'action purgative de ces bains, qui est assez prononcée chez certains sujets. Quoique ce résultat ne soit pas très-fréquent, il m'a cependant été accusé par plusieurs personnes, que même je n'interrogeais pas sur ce point; car je ne soupçonnais pas d'abord qu'il en pût être ainsi. Chez une personne, entre autres, qui était habituellement constipée, il y avait, au contraire, relâchement du ventre et une sorte de dévoiement toutes les fois qu'elle prenait des bains d'eau minérale; quand elle ne prenait point de bains, la constipation reparaissait. Et ce fait ne peut être considéré comme le résultat isolé d'une idiosyncrasie, puisque d'autres malades m'ont présenté, à divers degrés, le même phénomène. Cette action laxative me paraît donc évidente pour certains cas. Or, s'il n'est pas très-commun de voir les sécrétions de l'appareil digestif augmentées ou modifiées sous l'influence de ces bains, au point de produire ainsi une légère purgation, il résulte néanmoins, ce me semble, des faits que je viens de citer, que ces eaux, même sous ce mode d'administration, doivent exercer ordinairement sur les organes et les fonctions du système alimentaire une influence assez puissante, mais qui ne se révèle pas toujours par des phénomènes aussi apparents.

Leur action sur l'appareil urinaire est bien autrement prononcée. Aussi la plupart des baigneurs d'Uriage remarquent-ils bientôt qu'ils urinent plus abondamment, pendant et après les bains, que lorsqu'ils prennent des bains d'eau commune. Les urines acquièrent-elles en même temps d'autres propriétés chimiques? Je ne saurais le dire : je n'ai point fait d'expériences à ce sujet. On peut cependant le présumer d'après la composition chimique des eaux.

L'enveloppe tégumentaire enfin n'en reçoit pas une moindre influence; et là, cette influence se manifeste sous différentes formes, soit isolément, soit simultanément : augmentation de la transpiration cutanée, exaltation et perversion de la sensibilité, irritation inflammatoire. L'augmentation de la transpiration est habituelle, mais à des degrés fort divers. Parfois la peau s'irrite plus ou moins sous l'influence de ces bains, et tantôt cette irritation produit une simple lésion de sensibilité : d'où résultent des picotements, des démangeaisons vives ou légères, locales ou générales, immédiates et momentanées, ou d'une apparition et d'une durée variables. D'autres fois l'irritation est plus vive, plus profonde, détermine des congestions ou des inflammations partielles, et des éruptions variées, papuleuses, vésiculeuses, ortiées, des boutons, quelquefois des furoncles, des érythèmes, etc. Et tantôt ces phénomènes se manifestent sur quelques points seulement de la peau, quelquefois sur toute l'étendue de cette membrane.

Les démangeaisons sans éruption, sans inflammation du derme, surviennent presque constamment, quand elles surviennent, pendant que l'on fait usage des bains minéraux, et d'ordinaire elles se manifestent dès les premiers bains, pour disparaître ensuite. Quant aux éruptions et aux phlegmasies cutanées qui sont plus rares, elles se développent tantôt pendant l'emploi des eaux, tantôt après qu'on en a cessé l'usage, et ordinairement alors dans la première ou la deuxième semaine qui suit le retour. Ces phénomènes constituent la *poussée*, qui revêt, comme je l'ai dit, des formes très-diverses, et qui est le plus souvent légère, mais parfois aussi fort intense, presque toujours d'ailleurs salutaire. C'est surtout chez les personnes affectées de maladies de la peau que la *poussée* se fait avec une grande énergie, et c'est surtout aussi chez les mêmes personnes qu'on la voit survenir quelque temps après la cessation des bains, soit que, pendant leur séjour aux eaux, il n'y ait point eu de phénomènes de ce genre, soit qu'ils ne se soient qu'incomplétement développés.

J'ai dit que la *poussée* était presque toujours salutaire : comment cela se fait-il? Il en est de la *poussée* que déterminent les eaux minérales comme des crises. La *poussée* en effet n'est qu'une sorte de crise provoquée par l'influence d'un modificateur puissant. Les anciens disaient qu'une maladie se jugeait par les sueurs, par les urines, par les selles, etc., quand, au plus fort de l'état inflammatoire ou pyrexique, ils voyaient survenir une abondante évacuation de ce genre, sous l'influence de laquelle déclinaient immédiatement et s'effaçaient plus ou moins vite les symptômes de l'affection primitive. C'était là une évacuation critique. Pour eux, c'en était une encore, l'abondante exspuition de crachats qui termine parfois la pneumonie, et ils disaient dans ce cas que l'inflammation s'était jugée par les crachats. On a nié l'analogie, parce qu'ici c'est l'organe malade lui-même qui est le siége du travail sécrétoire dans lequel se résout l'inflammation. Mais n'est-ce pas dans les deux cas un phénomène analogue? N'est-ce pas toujours une sécrétion qui s'exagère, en se modifiant plus ou moins, pour débarrasser l'économie des matériaux que l'inflammation a amassés ou élaborés, et qui ne peuvent plus servir à l'organisme; ou bien n'est-ce pas toujours un mouvement fluxionnaire nouveau qui vient s'établir à propos, pour dépenser en quelque sorte, d'une manière avantageuse ou innocente, l'irritation qui menaçait de produire de funestes résultats? Or, que ce nouveau travail se fasse dans l'organe même phlegmasié, ou, soit parce que cet organe est trop profondément lésé pour pouvoir le permettre, soit par une autre cause, que ce travail favorable s'établisse ailleurs, qu'importe! Les résultats sont les mêmes, le mécanisme est le même : pourquoi ne réunirait-on pas ces phénomènes semblables sous le même titre?

Eh bien! sous l'influence de certaines eaux minérales, et, en particulier, de celles dont je m'occupe, on voit survenir de pareils phénomènes critiques, de pareilles fluxions révulsives ou éliminatoires. Tantôt ce sont des urines copieuses, d'autres fois des selles, souvent des sueurs fort abondantes, parfois aussi des éruptions cutanées, qui transforment en les déplaçant les maladies préexistantes, et changent des irritations chroniques en une fluxion de courte durée. Ici, c'est une affection interne de vieille date, qui disparaît pendant que se répand sur le tégument externe une éruption plus ou moins intense; là, c'est une affection cutanée chronique, qui tout à coup s'exaspère, s'enflamme, s'étend sur de vastes surfaces, et puis se calme, s'efface et disparaît tout entière, comme si toute la puissance d'irritation de la peau s'était usée dans cet effort, et laissait ensuite éteindre la maladie faute d'aliment.

La poussée, d'ailleurs, à son début, s'accompagne souvent de quelques phénomènes généraux, d'une perturbation assez marquée des fonctions, qui établit plus parfaitement encore son analogie avec les crises. Comme les crises aussi, elle peut être incomplète ou insuffisante, et ne produire qu'une amélioration à la maladie, ou même n'amener aucun changement.

Mais, s'il est impossible de méconnaître ce caractère critique dans les éruptions cutanées que déterminent les eaux minérales, en est-il de même des fonctions augmentées dont je parlais tout à l'heure? Pour les sueurs, cela ne saurait être mis en doute. Cela est moins évident pour les urines et pour les selles; et il est même certain que, dans la grande majorité des cas, leur augmentation est uniquement due, soit à l'action directe des sels purgatifs et diurétiques contenus dans l'eau d'Uriage, soit à la quantité de l'eau ingérée : mais il est aussi des circonstances dans lesquelles l'abondance de ces sécrétions présente manifestement le caractère d'une véritable crise ou d'une sorte de poussée. On doit même, ce me semble, rapprocher de ces faits les exacerbations momentanées qui surviennent dans quelques maladies, comme les douleurs rhumatismales, pour être bientôt suivies d'un résultat favorable.

J'ajouterai que les bains agissent diversement sur les différentes fonctions et sur leurs appareils, suivant la manière dont on en fait usage, et par là ils provoquent plus ou moins les crises à se faire par telle ou telle voie. Dans les bains chauds, l'absorption cutanée est peu active; c'est la peau surtout qui reçoit l'action de ces bains, c'est par cette membrane que se manifeste surtout la réaction de l'économie. Dans les bains tièdes, au contraire, l'absorption se fait avec bien plus d'énergie, et les sécrétions internes en sont beaucoup plus influencées. Prend-on les bains à la fois chauds et très-prolongés, en maintenant ou même en augmentant la chaleur de l'eau pendant leur durée, alors on obtient de cette température des effets fort importants, dont la réaction se porte principalement à la peau. C'est ainsi que dans plusieurs établissements de la Suisse où l'on emploie des bains de six, huit et même dix heures par jour, et d'une température assez élevée, on obtient des poussées extrêmement intenses, et qui ont fait la réputation de certaines eaux. Mais pourrait-on prendre des bains aussi prolongés dans l'eau d'Uriage, qui est beaucoup plus active que celles dont je viens de parler? Cela serait sans avantages, je crois, et je ne conseillerais pas de le tenter, même à une température de 37°, qui atténue l'influence de l'absorption.

Outre les fonctions dont je me suis déjà occupé, il en est d'autres encore qui sont manifestement modifiées par les bains d'Uriage. Entre toutes, la menstruation est une de celles qui témoignent le plus fortement de cette influence. C'est un fait général que, chez les personnes qui prennent ces bains, les règles devancent de plusieurs jours leur époque habituelle, et souvent aussi s'écoulent avec beaucoup plus d'abondance. Cette propriété, on le sent de reste, est précieuse pour la thérapeutique. J'y reviendrai plus loin. Ce n'est pas cependant qu'elle soit exclusivement particulière aux eaux d'Uriage, car on la retrouve dans l'histoire de bien d'autres eaux minérales; mais elle se montre à un très-haut degré dans celles dont il est ici question, et on doit la compter parmi leurs vertus importantes. Toutefois, par un contraste qui paraîtrait extraordinaire si déjà la thérapeutique ne nous offrait des faits du même genre, dans l'action du fer, par exemple, il n'est pas rare de voir les bains d'Uriage diminuer l'abondance de la menstruation chez des personnes où, par suite d'un état de faiblesse et de relâchement, cette fonction est exagérée. Les bains de mer agissent d'une manière analogue et plus prononcée encore.

De ce que les eaux d'Uriage excitent fortement, en général, l'écoulement périodique, en accélèrent le retour, en augmentent l'abondance, s'ensuit-il que les femmes, comme on l'a dit, puissent impunément s'y baigner pendant la durée de leur perte sanguine de chaque mois? S'ensuit-il qu'il ne puisse en résulter pour elles aucun inconvénient, et qu'il doive, au contraire, en résulter des avantages? Oh! non, certes; je suis loin de partager cette opinion, que la raison et l'expérience repoussent également. Le flux ménorrhagique a trop d'influence sur la santé, il est trop facile de le déranger lorsqu'il a lieu, et ses troubles sont trop graves, pour qu'on ose légèrement compromettre la régularité de cette fonction. N'est-ce pas une règle en médecine de n'employer, pendant l'époque menstruelle, à moins d'indications très-pressantes, aucune médication active, aucun moyen capable d'agir un peu fortement sur l'économie? Et quel précepte mieux fondé!

Objectera-t-on que certaines personnes ont, sans inconvénient, suivi les conseils que je blâme? Qu'est-ce à dire? N'arrive-t-il pas tous les jours qu'une imprudence commise n'est pas suivie des conséquences possibles ou probables que l'on devait prévoir? Est-elle, par là, légitimée? Je sais des femmes qui, pour se débarrasser de cette évacuation incommode, le jour d'un bal par exemple, ont pris des bains de pieds froids, des bains de siége froids, sans pouvoir réussir à suspendre la menstruation. Mais combien d'autres, pour des imprudences semblables ou même beaucoup moins graves, ont éprouvé de très-fâcheux accidents! Eh bien! de même, sans être aussi dangereux que des bains de siége froids, les bains d'Uriage, pris pendant la menstruation, ont souvent produit des suppressions ou des troubles plus ou moins graves de cette fonction. Pour mon compte, j'en ai vu plusieurs exemples, et j'en aurais vu certes un plus grand nombre, si la grande majorité des femmes n'étaient assez apprises, par leur propre expérience ou par des avis antérieurs, à se défier de semblables conseils.

Je demande pardon au lecteur d'insister autant sur une règle si connue et si vulgaire. Mais c'est que l'opinion contraire a été malheureusement émise; c'est que j'ai eu plus d'une fois affaire à des personnes qui voulaient continuer de prendre des bains pendant leurs jours critiques, et contre lesquelles il m'a fallu longuement discuter pour qu'elles ne s'exposassent pas, venues pour chercher la guérison d'une maladie quelquefois légère, à remporter une maladie beaucoup plus grave.

Enfin, il est encore une fonction dont je n'ai rien dit jusqu'à présent, et sur laquelle les eaux d'Uriage exercent une action fort intéressante : c'est la circulation. Il y a longtemps que je m'étais livré à des expériences pour étudier l'influence qu'exercent les bains sur la respiration et la circulation, et les modifications relatives qu'ils impriment à ces deux fonctions. J'ai continué les mêmes recherches à Uriage, et j'ai obtenu un résultat remarquable, non pas pour la respiration, qui paraît n'être modifiée, dans les différentes espèces de bains, que par la température, mais pour le mouvement circulatoire qui subit, dans les bains d'Uriage, une dépression notable, au degré de chaleur où les bains d'eau douce n'agissent que faiblement sur cette fonction. Ainsi, tandis qu'à la température de 33 ou 34° centigr., les bains ordinaires ne font que maintenir le pouls à son état normal, l'y ramener s'il est accéléré, ou l'en rapprocher plus ou moins; à la même température, j'ai ordinairement obtenu, dans les bains d'Uriage, une diminution de huit ou dix pulsations au-dessous de l'état normal.

Les bains sulfureux artificiels et les bains acidifiés avec 100 ou 125 grammes d'acide sulfurique m'ont donné des résultats analogues, mais un peu moins prononcés, tandis que les bains alcalins agissent comme les bains simples. (Voyez *Archives générales de méd.* Avril 1838.)

ACTION DE L'EAU D'URIAGE DANS LES MALADIES.

Si, comme je l'ai suffisamment établi, dans les considérations générales qui servent d'introduction à ce travail, la température et le mode d'administration des eaux ont une influence très-considérable dans les résultats qu'elles produisent; si l'on peut ainsi obtenir de très-grands effets avec des eaux fort peu riches en principes minéralisateurs, il n'en est pas moins vrai que celles qui contiennent des substances d'une grande activité médicamenteuse présentent, par cela même, des avantages incontestables. En effet, en les affaiblissant, lorsque cela peut être nécessaire, et les employant convenablement, on peut en obtenir la plupart des effets que produisent les premières; et de plus, lorsqu'on les emploie pures, elles produisent les effets dépendants de leur composition chimique et que les premières ne pourraient donner. Les eaux très-riches en principes actifs offrent donc, en réalité, des ressources plus étendues et plus nombreuses, quoique les autres puissent être préférables dans certains cas particuliers.

A ce point de vue, on ne saurait refuser à la source d'Uriage une très-grande valeur. Elle est, en effet, autant et même plus sulfureuse que beaucoup d'eaux renommées pour leur propriété sulfureuse et qui n'en ont pas d'autre. En même temps, elle contient une grande quantité de sels actifs, et sous ce rapport elle mérite d'être placée au premier rang des eaux salines de France. Elle réunit donc, à un très-haut degré, deux genres de propriétés fort importantes, qui ne se rencontrent guère ailleurs réunies et qui lui donnent une puissante efficacité. On trouve bien dans les eaux sulfureuses quelques sels, mais, en général, si insignifiants par leur nature ou leur quantité qu'à peine doit-on en tenir compte, dans la théorie des effets produits par la plupart de ces eaux. De même, parmi les eaux salines, il en est qui présentent un peu l'odeur de l'acide hydrosulfurique ; mais ce gaz y est en quantité inappréciable, et encore souvent n'y décèle-t-il sa présence que dans certaines circonstances. Au total, il est fort peu de sources qui soient à la fois salines et sulfureuses dans une proportion notable ; aucune, que je sache, n'égale sous ce rapport la source d'Uriage. Il suffit, pour s'en convaincre, d'examiner les analyses qui ont été publiées.

De ce que l'eau d'Uriage contient en même temps les principes salins et les sulfureux, en devons-nous conclure qu'elle réunit également toutes les propriétés de ces deux espèces d'eaux, qu'elle convient à toutes les maladies contre lesquelles sont indiquées les eaux salines, comme à toutes celles qui réclament les eaux sulfureuses ? A toutes, non sans doute ; mais je ne crois pas trop m'avancer, en disant qu'elle peut être heureusement appliquée au traitement de la très-grande majorité de ces maladies, car, en général, que demande-t-on aux sources minérales ? On leur demande une excitation de la peau, qui ravive des inflammations chroniques ou subaiguës de cette membrane, et les dispose à la guérison ; on leur demande une forte révulsion à la peau, qui déplace des irritations internes, qui les appelle ou les rappelle à l'extérieur ; on leur demande une stimulation tonique, et générale ou locale, qui excite les fonctions, rétablisse les mouvements, réveille la vie éteinte ou engourdie dans certains organes ; on leur demande parfois une dérivation sur le canal intestinal, dérivation qui puisse produire des résultats semblables à ceux de la révulsion cutanée ; parfois aussi une dérivation moins puissante, mais encore active, sur les organes urinaires ; en un mot, dans tous ces cas, c'est aux propriétés excitantes des eaux que l'on s'adresse pour en obtenir une excitation variable. Eh bien, ces différents modes d'excitation, on les obtient à un très-haut degré par l'eau d'Uriage, et on peut les avoir à des degrés très-divers en mêlant cette eau, en différentes proportions, avec de l'eau douce qui atténue son action. D'ailleurs, lorsqu'on l'emploie en boisson, ses propriétés purgatives neutralisent en partie ses propriétés stimulantes et empêchent que l'excitation générale soit portée trop loin.

Mais il est un autre ordre d'effets, que l'on peut également obtenir de certaines eaux minérales et qui sont entièrement opposés aux premiers : ce sont des effets sédatifs, sédatifs du système nerveux par suite de l'action tonique qu'elles exercent sur toute l'économie ; sédatifs directs de plusieurs affections de la peau et des muqueuses, par une action analogue sans doute à celles qu'exercent les astringents dans des inflammations des mêmes organes. Eh bien ! encore, ces effets sédatifs, ils se montrent très-remarquables sous l'influence de l'eau d'Uriage. Ils se montrent très-fréquemment dans les maladies nerveuses, et je ne doute pas qu'en graduant convenablement la température, ils ne soient un résultat à peu près constant ; ils se montrent dans les maladies de la peau, où souvent, sans *poussée*, sans surexcitation préalable, on voit graduellement les symptômes diminuer et disparaître ; ils se montrent dans les affections du système circulatoire, et, à un degré de chaleur déterminé, les bains de cette eau minérale ralentissent singulièrement, même dans l'état sain, la vitesse des contractions du cœur, et diminuent leur fréquence, ainsi que je l'ai dit précédemment. Et de ces effets, en apparence contradictoires, on peut obtenir les premiers ou les derniers, soit par un convenable emploi de la température, soit par suite des dispositions individuelles des malades ou de l'état des maladies.

En général, on peut dire que l'eau d'Uriage convient dans presque tous les cas où les eaux sulfureuses sont indiquées, et alors, si elle est parfois inférieure à quelques-unes, elle l'emporte, dans bien des circonstances, sur la plupart des eaux sulfureuses, par les sels actifs qu'elle contient et qui manquent dans les autres. Elle convient également, soit en bains, soit en boisson, dans la plupart des cas où sont employées les eaux salines, et elle l'emporte souvent sur les eaux salines purgatives, en ce que, par ses principes sulfureux, elle s'oppose à la trop grande débilitation qui serait produite par des purgations répétées. Aussi est-il vrai de dire qu'aucune autre source peut-être ne convient à un aussi grand nombre de maladies. Et si l'on m'accusait d'exagération, je renverrais encore à l'analyse chimique, qui suffirait seule à justifier mes assertions si elles n'étaient justifiées par l'expérience.

Je n'ai pas besoin d'ajouter qu'à Uriage, comme partout ailleurs, l'emploi des eaux n'exclut pas, que même il exige quelquefois le concours d'autres moyens thérapeutiques. Mais, cependant, je dois dire que ces moyens auxiliaires sont beaucoup moins souvent utiles qu'on ne le croirait au premier abord. Parfois même ils seraient nuisibles à l'action des eaux. On ne doit donc employer des moyens énergiques qu'en cas de nécessité. Tantôt il faut combattre, par la saignée locale ou générale, une réaction trop forte et qui pourrait compromettre le succès; tantôt, par les mêmes moyens, il faut préliminairement abattre un éréthisme trop prononcé, qui s'oppose à l'action des eaux; d'autres fois, ce sont des antispasmodiques, des calmants, des bains d'eau douce, que l'on doit administrer contre l'excitation que produisent les bains minéraux; d'autres fois, au contraire, il faut aider leur action par des moyens divers, agir sur la peau par des caustiques, par exemple, sur d'autres organes, par d'autres médicaments. En un mot, il faut sans cesse surveiller les malades, soit pour combiner avec l'action de l'eau minérale celle d'autres moyens thérapeutiques, soit surtout pour modifier ou varier l'administration de cette eau elle-même, suivant les progrès des maladies et les circonstances de chaque jour. Ainsi, des bains généraux tièdes, froids ou chauds, d'eau minérale pure, ou mitigée plus ou moins, ou au contraire rendue plus active par l'addition d'une certaine quantité de dépôt ou de boue minérale [1]; des bains locaux parfois également mitigés ou bien rendus plus actifs; de simples lotions ou des applications humides continues; des douches générales ou locales, à température uniforme ou variée, à un seul jet ou à deux jets de températures diverses; à l'intérieur, l'eau minérale en boisson ou en lavements, pure, coupée ou additionnée : telles sont les principales modifications que le médecin peut faire subir à l'administration de cette eau, et qui mettent en

[1] Le dépôt ou la boue minérale d'Uriage, qui se compose en grande partie de soufre hydraté, est doué d'une activité assez prononcée. Mêlé, à la dose de deux gros, dans une once d'axonge, il forme une pommade très-énergique, et qui est utile contre certaines maladies cutanées. A la dose d'un ou deux verres dans les bains, il en augmente l'action sur la peau. Employé en boue, avant d'avoir été desséché surtout, il jouit de propriétés résolutives très-prononcées, soit sur certains engorgements froids, soit sur certaines maladies de la peau. Il agit souvent d'une manière très-favorable pour achever la guérison de ces maladies, après que l'on a quitté les eaux, etc.

ses mains une très-grande puissance, s'il sait choisir avec discernement, surveiller avec une attention prudente et soutenue, et continuer ou changer à propos la médication commencée.

Une des circonstances qui exigent le plus souvent un redoublement de surveillance et parfois l'emploi des secours ordinaires de la médecine, c'est l'influence des chaleurs vives et prolongées ou des temps chauds et fortement orageux. Ces conditions atmosphériques, en effet, produisent fréquemment, dans des organisations impressionnables, rendues plus impressionnables encore par l'action excitante des eaux, une perturbation importante, que l'on a fort mal à propos attribuée, ainsi que je l'ai dit plus haut (p. 111), à de prétendues modifications insaisissables, électriques ou autres, dans la nature des sources.

Ainsi, j'ai vu des personnes, qui avaient pris le matin un bain ou une douche, passer la journée comme d'habitude; puis, le soir ou la nuit suivante, ou même le lendemain matin au moment de leur réveil, éprouver un malaise plus ou moins marqué, quelquefois très-intense, avec agitation, céphalalgie, oppression, palpitation, anxiété, chaleur, etc. Au bout de quelques heures, quelquefois seulement au bout de vingt-quatre heures et même davantage, un orage survenait; et alors, tantôt ces troubles accidentels s'effaçaient rapidement; tantôt, lorsque le temps continuait d'être orageux, ils persistaient plus ou moins longtemps, parfois deux ou trois jours, jusqu'à ce que le calme fût rétabli dans la nature. Et pourtant, pendant toute la durée de cet état d'irritation générale, les malades ne faisaient usage des eaux sous aucune forme. On voyait parfois très-nettement les accidents diminuer à mesure que l'état de l'atmosphère s'améliorait, reprendre plus d'intensité si un nouvel orage menaçait d'éclater, suivre en un mot toutes les phases des conditions météorologiques existantes.

C'est là un des cas les plus tranchés, que j'ai observé un petit nombre de fois seulement, car il exige une réunion fortuite et peu ordinaire de conditions convenables, conditions de personnes, conditions de temps orageux continu pendant plusieurs jours, mais rémittent, si je puis me permettre cette expression, c'est-à-dire reproduisant tous les jours des orages incomplets chaque fois, ou insuffisants pour épuiser entièrement la disposition de l'atmosphère. Mais j'ai très-souvent observé des accidents analogues qui se dissipaient une heure ou deux après le début de l'orage, quand une pluie abondante et prolongée l'accompagnait, qui parfois duraient un peu plus longtemps; et cela arrivait surtout alors que l'orage suivait une marche moins franche et moins rapide.

Il n'y a donc rien, dans ces phénomènes, qui indique une modification momentanée des propriétés des eaux. Tout, au contraire, tend à démontrer que les malades seulement étant doués, par l'effet ordinaire du traitement thermal, d'une impressionnabilité plus vive, ressentent plus fortement des troubles habituels à beaucoup de personnes à l'époque des orages.

Ces troubles, d'ailleurs, varient nécessairement beaucoup. Très-faibles ou nuls chez les sujets éminemment lymphatiques, chez la plupart des enfants, ils se développent surtout chez les femmes nerveuses, chez les hommes hypocondriaques, etc. Si leur intensité varie à l'infini, leurs symptômes ne varient pas moins. Mais sont-ils un peu prononcés, presque toujours les fonctions digestives présentent des désordres plus ou moins considérables. Et, si ces désordres se prolongent durant plusieurs jours; s'ils sont reproduits à peu d'intervalle par le retour des mêmes causes; si, malgré cet état, on persiste à suivre la médication thermale; si surtout on emploie en boisson des eaux qui, par elles-mêmes, stimulent assez fortement déjà le tube digestif, il peut en résulter une irritation sérieuse de l'estomac ou des intestins.

C'est là une des causes qui font que les étés très-chauds, si favorables en apparence à ce genre de médication, en rendent souvent, au contraire, les effets plus incertains et parfois produisent des suites fâcheuses. Ajoutez à cela que les grandes chaleurs, suffisant seules et directement à produire un grand nombre d'irritations diverses, en particulier des irritations de l'appareil digestif, détermineront bien plus facilement de semblables résultats lorsque leur action sera favorisée par l'influence excitante du traitement thermal. Ajoutez enfin que beaucoup de sources minérales pouvant acquérir une concentration plus forte, et partant aussi une plus grande activité, lorsque la saison est très-chaude et très-sèche, seront par cela même plus susceptibles de fatiguer et d'irriter les malades si l'on n'y prend garde. Est-il besoin, après cela, d'invoquer des causes occultes, des propriétés mystérieuses ou l'électricité des eaux, pour expliquer des accidents qu'il est si facile de comprendre, d'après les connaissances positives que nous possédons sur l'influence des saisons et des climats !

Il y a pour beaucoup d'eaux minérales un temps fixé, un nombre de jours déterminé, pendant lequel on fait usage de ces eaux et que l'on ne dépasse pas habituellement. Ce nombre de jours, pour chaque malade, forme ce que l'on appelle une saison ; et il y a ainsi, dans divers établissements, des saisons de durée un peu différente. Cependant, on entend généralement par cette expression un intervalle de 20 à 21 jours. Cette fixation d'un temps déterminé est-elle convenable, est-elle rationnelle ? Je ne le pense pas. Il est impossible, en effet, de rien préciser à cet égard. Tant de différence existe, et sous le rapport de l'âge et du sexe, et sous le rapport des constitutions et des tempéraments, et sous le rapport des maladies, de l'état de santé général et des habitudes, entre les personnes qui fréquentent une même source, que l'on ne saurait concevoir la pensée d'imposer à toutes une règle uniforme.

M'objectera-t-on que ce n'est qu'une expression approximative, qui est d'ailleurs sans inconvénient, puisque, pour chaque cas particulier, la question doit toujours être soumise au jugement d'un médecin? — Eh bien! non, ce ne peut être réellement une expression approximative; car la durée du traitement dépend et des conditions particulières de chaque malade, conditions très-variables, comme je viens de l'indiquer, et, en outre, du mode d'administration des eaux, qui doit nécessairement varier pour être en rapport avec ces conditions. Tout au plus pourrait-on formuler une approximation, encore fort incertaine, si chaque source minérale ne servait qu'au traitement d'une seule maladie. Mais placer sous le même niveau des maladies fort différentes et par leur nature et par les circonstances dans lesquelles elles se trouvent, réunir ainsi sous la même loi des choses complétement dissemblables, c'est de l'aveugle empirisme que l'on ne saurait trop éviter, à mon avis.

Et que l'on ne croie pas qu'une pareille détermination de temps, arbitraire et insignifiante par sa nature, puisse être sans inconvénients par ses effets.

Il en résulte trop souvent de fâcheuses conséquences. Je sais bien que, dans la plupart des établissements, lorsqu'un malade se présente avec une affection difficile à guérir, le médecin lui prescrit un traitement de deux, quelquefois même de trois saisons, c'est-à-dire de 40, 50 ou 60 jours. Mais croit-on qu'il soit généralement facile, lorsqu'une personne, en quittant son domicile, a réglé ses affaires pour une absence de 20 ou 25 jours, croit-on qu'il soit facile alors de lui imposer une absence double ou triple de ce qui avait été prévu? Je ne sais que trop par expérience que le plus souvent on ne peut y parvenir. D'ailleurs, beaucoup de malades, sachant qu'une source minérale est utilement appliquée au traitement de la maladie dont ils sont atteints, ou bien d'une maladie analogue ou qu'ils supposent analogue; sachant d'ailleurs que cette eau s'emploie en bains, en boisson, ou des deux manières à la fois; sachant enfin que la *saison* ou la durée ordinaire du traitement y est de vingt jours, par exemple, se rendent près de cette source, se traitent à leur fantaisie, d'après leurs propres inspirations, ou en s'aidant des avis de gens aussi ignorants qu'eux; et puis s'en retournent après les vingt jours écoulés, et quel que soit le résultat obtenu, sans savoir si cette eau, dont ils ont fait usage, convenait réellement à leur maladie, s'ils ont pris les précautions nécessaires, s'ils se sont traités d'une manière convenable et pendant assez longtemps; mais n'importe! accusant ou glorifiant la source qu'ils abandonnent, suivant qu'elle leur a fait du bien ou du mal.

D'autres veulent au moins s'assurer que les eaux ne leur seront pas nuisibles, et, avant de s'y rendre, ils consultent leur médecin; ou bien, c'est arrrivés sur les lieux mêmes qu'ils réclament un conseil médical; et puis, dès qu'ils ont obtenu un assentiment qui les autorise à employer ce mode de traitement, ils se conduisent, comme les premiers, d'après leurs propres inspirations ou des avis de commères, et s'en vont quand leur *saison* est finie. C'est qu'en effet beaucoup de gens sont convaincus qu'ils ont fait tout ce qu'ils avaient à faire, quand ils ont usé des eaux pendant le nombre de jours qu'ils ont entendu indiquer d'avance comme la *saison*. Et qu'arrive-t-il? Il arrive que fréquemment on n'en obtient pas l'effet que l'on attendait, l'effet qu'elles devaient produire, ou qu'on ne l'obtient que très-incomplet ou peu durable. Et si, dans beaucoup de cas, cet insuccès provient de ce que le traitement n'a pas été convenablement appliqué, souvent aussi, fort souvent, cela vient de ce qu'il n'a pas été continué assez longtemps. Et alors on accuse les eaux minérales, on maudit leur impuissance, quand on devrait n'accuser que soi-même, ne maudire que sa propre incurie ou sa maladroite précipitation. Nous voulons des résultats, mais nous ne voulons pas leur donner le temps de se produire, et puis, aussi aveugles qu'impatients, nous les accusons d'impossibilité.

Je le répète, et j'insiste sur ce point, fort souvent l'insuccès que l'on reproche aux eaux minérales est dû au trop peu de temps qu'on leur a donné pour agir. Quelles sont, en effet, les maladies dont on leur demande habituellement la guérison? Ce sont des maladies chroniques souvent très-anciennes, très-difficiles à guérir, des affections qui ont lentement modifié la constitution, et dont l'économie s'est fait une habitude vicieuse. Pour les guérir, il faut, dans beaucoup de cas, faire subir à l'organisme des changements importants, qui quelquefois demandent, pour être favorables, à n'être effectués qu'avec une sage lenteur. Mais on ne veut pas de lenteurs. Les uns par économie, les autres par impatience, tous ont hâte d'en finir. Et de là vient cette malheureuse habitude de fixer des *saisons*, de limiter en commun et *à priori* des durées de traitement qui ne peuvent être ainsi limitées. Parce que cela suffit dans certains cas, pour certaines personnes, il faut que cela suffise pour tout le monde. On veut bien de la santé, pourvu qu'elle ne se fasse pas beaucoup attendre; on oublie que la nature ne saurait se prêter aux exigences de nos caprices.

C'est là, au reste, une bien fausse économie et de temps et d'argent. Pour n'avoir pas voulu consacrer d'abord à son traitement une durée suffisante, il faut souvent y revenir plusieurs années de suite, et ce ne peut être qu'avec un détriment considérable. C'est un fait d'observation vulgaire, en médecine, qu'un traitement incomplet, loin de servir au malade, nuit assez souvent et rend plus difficile la guérison définitive. Et cela résulte : 1° de ce que cette médication ne suffisant pas ordinairement à détruire le principe du mal, et ne faisant que modifier ou pallier ses symptômes, la maladie se prolonge, et que plus les maladies sont anciennes, plus elles sont difficiles à guérir ; 2° de ce que l'économie s'habitue aux remèdes que l'on emploie, et devient d'autant moins apte à en être favorablement influencée qu'elle a été plus souvent soumise à leur influence. Aussi un médicament auquel on a recours pour la seconde fois agit, en général, beaucoup moins cette seconde fois que la première. Cela est vrai notamment pour les médicaments qui agissent sur tout l'organisme, et par lesquels on cherche à imprimer à la constitution tout entière des modifications importantes. C'est parfaitement vrai, en particulier, pour les eaux minérales. J'ai pu vérifier plus d'une fois, à Uriage, l'exactitude de cette observation sur des malades qui avaient obtenu d'abord, de l'emploi des eaux, des effets rapides et très-brillants, mais qui, ayant suivi d'imprudents conseils, s'en étaient allés trop vite, guéris en apparence, complétement ou presque complétement, et puis avaient vu bientôt leur maladie reparaître, quelquefois plus grave, toujours plus tenace et plus rebelle. Ils revenaient les années suivantes, et alors il leur fallait beaucoup plus de temps pour obtenir des résultats semblables ou même moins favorables, et leur guérison était beaucoup plus difficile qu'elle ne l'eût été la première année. En général, dans les maladies chroniques, il ne faut pas compter sur des succès trop prompts. Alors même que le mal a disparu, il reste fréquemment caché, menaçant pour l'avenir, et il faut continuer de le combattre pour achever de le détruire.

Convient-il souvent de faire deux *saisons* séparées, ou de subir deux traitements par les eaux, dans la même année? Cela est convenable et utile dans un certain nombre de cas. Ainsi, lorsqu'une maladie très-opiniâtre et très-disposée aux récidives, comme beaucoup d'affections cutanées, reparaît peu de temps après l'emploi des eaux et persiste, il est convenable d'y retourner pour combattre immédiatement cette rechute. Lorsque l'excitation produite par les eaux, comme on le voit, par exemple, dans les affections osseuses, ne permet pas de continuer le traitement, même en diminuant son activité, il est nécesaire de le suspendre, pour y revenir ensuite, si cette excitation a été favorable en dernier résultat. Je ne puis donner ici que de très-vagues généralités; les détails trouveront leur place à l'occasion des maladies en particulier. Mais, en général, je dois dire qu'il ne faut pas que le dessein de faire une seconde saison détermine à raccourcir la première, au point de rendre le traitement incomplet. C'est ainsi que des personnes, pour une maladie qui exigerait au moins un mois de séjour aux eaux, prennent le parti d'y passer quinze jours à deux reprises. Elles s'imaginent arriver au même résultat, et souvent elles n'obtiennent qu'un résultat nul ou peu utile, ou même nuisible, comme je l'ai dit pour les traitements incomplets. Il faut toujours que le premier traitement soit continué jusqu'à ce qu'il ait produit à peu près tout le bien qu'il peut produire. On se trompe souvent d'une manière très-fâcheuse, quand on veut faire en deux fois ce qui se doit faire en une. Quant à l'intervalle de repos qui doit être laissé entre les deux traitements, il est nécessairement très-variable. Parfois, il peut être d'un mois ou six semaines ; d'autres fois, il ne doit pas s'étendre au delà de huit ou quinze jours. En général il faut prendre garde de le trop prolonger, pour ne pas s'exposer à perdre, au moins en partie, le fruit du premier traitement.

Les eaux minérales sont un remède populaire, en quelque sorte. Presque partout, dans les traditions, le merveilleux se mêle à leur histoire ; le merveilleux, quant à la cause de leurs effets, mais non quant à leur mode d'administration, qui paraît si simple, et dont les effets semblent si nécessairement heureux, si faciles à obtenir, que c'est à peine si beaucoup de gens conçoivent l'utilité d'une direction médicale. Malheureusement les médecins se sont plus d'une fois laissé dominer par les préjugés populaires : et de là l'étonnante diversité des opinions suivant les lieux; de là l'empirisme des méthodes, la trop courte durée des traitements; de là, par suite, la dépréciation des eaux minérales dans l'esprit de beaucoup de médecins, qui n'ont pu examiner les choses par eux-mêmes, et qui jugent rationnellement, mais sur des données incertaines qui les induisent en erreur. Certes, les eaux minérales ne sont pas une panacée universelle; mais elles sont, entre des mains habiles, une très-puissante ressource, soit comme moyen de guérison, soit comme moyen de soulagement, soit comme agent principal, soit comme agent auxiliaire, contre la plupart des maladies chroniques. Toutes les fois qu'on les appliquera avec discernement, qu'on les emploiera avec prudence, avec attention et avec persévérance, on en obtiendra des effets importants; mais ces conditions sont nécessaires pour ne pas compromettre le succès, pour ne pas discréditer dans l'avenir une classe de médicaments qui sont à l'humanité d'un bien précieux secours. Aussi n'est-ce pas sans raison que l'on a dit : *Les bons médecins font les bonnes eaux*. Cette proposition, cependant, ne serait pas exacte, si on la prenait dans le sens le plus absolu; mais, prise dans un sens relatif, elle est parfaitement vraie ; car un bon médecin saura tirer d'une eau peu active et peu efficace par elle-même des résultats beaucoup plus importants que ceux qu'obtiendrait, avec une source bien meilleure, un médecin inhabile.

On a dit que les bains pris en commun, dans des piscines, où se trouvent réunies un plus ou moins grand nombre de personnes, ainsi que cela se pratique dans beaucoup d'établissements, offraient à la fois plus d'agréments et plus d'avantages réels que les bains pris séparément. C'est une opinion que je ne saurais admettre. Sans doute une réunion agréable, une conversation joyeuse ou intéressante font oublier le temps ; les heures passent rapides, inaperçues, et cela permet de demeurer dans l'eau, sans fatigue et sans ennui, plus longtemps qu'on ne le pourrait dans des bains isolés, et d'obtenir ainsi des effets plus considérables. Mais, à côté de ces avantages, qui ne sont réels que pour les eaux peu actives, il y a des inconvénients bien graves, sans parler de la répugnance qu'éprouvent beaucoup de gens à se baigner dans la même eau que d'autres personnes, dont les maladies connues ou ignorées leur sont un sujet de crainte ou de dégoût ; sans parler de la répugnance aussi qu'éprouvent des malades affectés, par exemple, de maladies de la peau, visibles sur des parties découvertes, à affronter l'expression si pénible et si poignante du dégoût des autres. Il y a, dis-je, des inconvenients plus graves, et je vais les exposer.

Est-ce qu'en agissant ainsi on peut tenir compte des différences sur lesquelles doit se régler la médication? A tous on impose le même remède. Quarante individus se présentent, divers par l'âge, par le sexe, par les tempéraments et les constitutions; divers par leurs maladies, par les circonstances dans lesquelles ils se trouvent; divers par leurs dispositions individuelles, par les habitudes de chacun; n'importe! on les plonge tous dans le même bain. A toutes les différences que je viens d'énumérer, on ne répond que par une différence dans la durée de l'immersion. Mais la température? A tous la même, nécessairement, dans les piscines. N'est-ce donc rien que la température, pour qu'on puisse impunément l'appliquer semblable à tout le monde? N'est-ce pas un des principaux éléments de l'influence des bains, quelle que soit leur nature? N'est-ce pas quelquefois la principale et presque l'unique cause de leur action?

Mais, pour trouver dans la température des bains tous les avantages qu'elle peut offrir, il faut qu'elle soit déterminée suivant les dispositions particulières de chaque malade. Or, il y a, sous ce rapport, une très-grande diversité. Tel supportera parfaitement des bains à 30 degrés centigrades (24° Réaumur), tandis que pour le plus grand nombre ils seraient beaucoup trop froids; tel se trouvera à son aise dans de l'eau à 40° centigrades, tandis qu'à d'autres elle causerait de violentes congestions cérébrales ou même des apoplexies. Et je ne cite pas encore ici les limites extrêmes, qui sont plus reculées dans certaines idiosyncrasies et dans certaines maladies. Mais communément, entre deux individus pris au hasard, on trouvera une différence assez notable, de deux degrés, par exemple, dans des températures convenables pour produire chez eux les mêmes effets. Eh bien! n'est-ce rien que deux degrés, et croit-on d'après cela qu'il soit rationnel de réunir dans de l'eau à la même température, comme on le fait dans les piscines, vingt, trente ou quarante personnes, qui présentent ainsi nécessairement d'importantes différences dans leurs aptitudes particulières pour la température du liquide ambiant? Aux uns un pareil bain paraît simplement tiède, quand à d'autres il provoque une sueur abondante, quand d'autres même ne peuvent y séjourner que peu d'instants. Comment donc, en agissant ainsi, pourrait-on calculer, diriger, régulariser les résultats? Avec une telle méthode, comment ne pas craindre qu'au hasard soit attribué en grande partie l'honneur des succès, au médecin le blâme des revers.

Il est donc en général plus avantageux, dans le traitement des maladies, d'employer les bains séparés que les bains en commun. Dans les bains séparés, en effet, on peut, suivant les circonstances, diminuer l'activité des eaux minérales, en les coupant avec de l'eau douce, on peut varier la température pour l'approprier aux dispositions et à l'état de chaque malade, on peut combiner la durée de l'immersion avec la température et le degré de concentration des bains. Me répondra-t-on que les eaux où l'on se baigne en commun et pendant de longues heures sont généralement des eaux peu actives par leur composition minérale, qui n'ont par conséquent jamais besoin d'être mitigées, et dont on n'obtiendrait pas les effets, souvent fort remarquables, qu'elles produisent, si on ne les faisait ainsi agir pendant un temps très-prolongé? Je le sais, quoique plusieurs de ces eaux passent pour être fort actives, parce que l'on confond l'influence de leurs propriétés naturelles avec l'influence de leur mode d'administration; je sais que leur faible activité seule peut permettre l'usage que l'on en fait; qu'il ne serait pas possible, à Uriage et dans beaucoup d'autres établissements dont les sources ont des propriétés énergiques, de prendre des bains aussi prolongés qu'on le fait à Louesche, par exemple. Cela explique et justifie parfaitement la durée des bains dans les eaux dont je parle, où l'on est obligé de compenser par cette durée le peu d'intensité de leur action. Mais l'observation que j'ai présentée, relativement à la température et à l'inconvénient de plonger dans la même eau, également échauffée, un grand nombre d'individus qui se trouvent dans des conditions fort diverses, cette observation n'en subsiste pas moins avec toute sa valeur. Que l'on réunisse à une durée convenable de l'immersion une température du liquide non moins convenable pour chacun, et l'on verra bien plus sûrement, bien plus constamment, se développer les effets que l'on recherche.

Les bains tièdes ou chauds pris en commun ne peuvent donc convenir dans le traitement des maladies, même lorsqu'on emploie des eaux peu actives par leur composition chimique, qu'autant qu'ils seront en général appliqués seulement aux cas qui réclament des bains très-prolongés; ils ne peuvent convenir parfaitement, d'ailleurs, qu'autant que l'on aura des piscines de différentes températures, pour y classer par catégories les individus auxquels ces diverses températures sont appropriées. Mais, à ces conditions, ils peuvent rendre, dans certains cas, des services d'une véritable importance.

Les bains en commun peuvent être utiles encore lorsque des piscines d'une vaste étendue, et contenant de l'eau d'une température peu élevée, permettent de s'y livrer à un exercice actif, à la natation, par exemple, et offrent ainsi, en même temps qu'une ressource hygiénique puissante, un moyen de traitement d'une efficacité considérable dans certains cas, et qui pourra avoir une grande valeur, surtout, si les eaux employées ont par elles-mêmes des propriétés énergiques. C'est à ces titres, en partie, que les bains de mer sont si utiles pour un bon nombre de personnes, toutes les fois qu'il est nécessaire de fortifier et de tonifier l'organisme. C'est à ces titres aussi que doit être établie prochainement à Uriage une piscine d'une grande étendue, contenant l'eau minérale telle qu'elle est fournie par la source, c'est-à-dire à une température un peu inférieure à la température ordinaire des bains, et pouvant offrir, comme les bains de mer, des ressources très-puissantes dans quelques circonstances.

Mais, dans la grande majorité des cas, les bains tièdes ou chauds sont toujours les plus avantageux. En raison des dispositions individuelles si variées, il n'est pas possible de fixer exactement, *à priori*, la température convenable pour chaque malade. L'expérience seule peut permettre de se prononcer à cet égard avec assurance. Dans certaines circonstances, où une précision extrême n'est pas nécessaire, on peut se borner à une approximation, en laissant à l'impressionnabilité et à l'intelligence du malade le soin de régler définitivement la chaleur du bain. Mais, dans tous les cas où il importe que la température soit rigoureusement déterminée, le médecin ne doit s'en rapporter qu'à lui même et à une étude spéciale des conditions physiques de chaque individu.

Que l'on examine, avant le bain et dans le repos parfait, l'état de la respiration et de la circulation, l'habitude extérieure du malade; que l'on examine de nouveau dans le bain, en variant le degré de chaleur s'il est nécessaire; et, d'après les modifications survenues dans le pouls et la respiration, mais surtout dans le pouls, d'après la coloration de la face et des yeux, d'après l'état de la transpiration cutanée, etc., on appréciera très-exactement l'influence de la température du bain sur l'individu soumis à l'expérience. Alors, suivant les effets que l'on voudra produire, on règlera cette température, que l'on pourra fixer avec connaissance de cause. C'est ainsi seulement, et en exerçant une surveillance attentive sur la suite du traitement, que l'on procédera avec assurance et que l'on obtiendra des résultats précis.

Il y a longtemps que l'on a signalé l'action consécutive des eaux et que l'on a attribué une grande importance à leurs effets consécutifs. Certains médecins cependant ont montré peu de confiance dans les assertions émises à cet égard. C'est qu'aussi, je crois, ces assertions étaient présentées d'une manière trop générale et n'étaient pas toujours assez motivées. Voici, à cet égard, ce que l'observation me paraît nous apprendre.

Les bains d'eau simple, employés tièdes, n'ont guère d'autre action que leur action immédiate ; du moins leur action consécutive ne s'étend pas loin.

Mais, s'ils sont employés à une température élevée et répétés, d'une manière suivie, pendant assez longtemps, ils amènent dans l'organisme des modifications qui produisent des effets consécutifs. Il en est de même des bains de vapeur, lorsque leur emploi est continué durant un certain temps. Ils activent considérablement les fonctions de la peau, excitent toute l'économie, modifient l'état du système nerveux, etc. ; et ces divers changements persistant plus ou moins après que l'on a cessé l'usage de ce moyen, ce n'est par conséquent qu'après un intervalle plus ou moins long que, les fonctions reprenant leur rhythme normal, on peut apprécier les résultats définitifs de la médication.

D'après ces premières données, on peut se faire une idée de la manière d'agir des eaux minérales. Si elles sont, par leur composition chimique, très-peu actives et qu'on les emploie seulement en bains tièdes, elles produiront des effets immédiats plus ou moins analogues à ceux des bains d'eau ordinaire, et très-peu ou point d'effets consécutifs appréciables. Si on les emploie en bains très-chauds ou en douches, elles donneront lieu alors à des effets ultérieurs. Mais si, par les éléments qui entrent dans leur composition, elles agissent d'une manière très-énergique sur l'organisme, alors, de quelque façon qu'on les emploie, elles donneront lieu à des effets consécutifs, proportionnés à l'intensité des modifications immédiates qu'elles auront déterminées dans les organes et dans leurs fonctions. C'est pour cela que les eaux d'Uriage produisent, indépendamment de la température à laquelle on en fait usage, des effets ultérieurs très-prononcés ; c'est pour cela que leurs résultats définitifs sont loin d'être toujours les mêmes que leurs résultats immédiats, et sont même souvent tout à fait différents ; c'est pour cela que, pendant le traitement, elles produisent fort souvent une excitation très-apparente et font ressentir plus vivement les maux habituels, pour les calmer plus tard ; c'est pour cela enfin que, suivant l'intensité de leur action sur l'organisme, l'excitation qui en résulte peut se prolonger encore fort longtemps après, et la sédation ou les résultats définitifs ne se manifester qu'au bout d'un, deux ou trois mois, quelquefois même au bout de cinq ou six mois, comme le prouveront quelques-unes des observations que je citerai plus loin.

Chercherai-je à expliquer d'une manière précise le mécanisme de l'action élémentaire des eaux d'Uriage? Ce serait me placer sur un terrain glissant. Je n'en dirai que peu de mots. J'ai déjà exposé ailleurs [1], que les eaux sulfureuses devaient, au moins en grande partie, leur action spéciale au soufre hydraté que les bains sulfureux contiennent tous en

[1] *Annales de thérapeutique méd. et chir. et de toxicologie*, n° 12, mars 1844.

suspension, quelle que soit du reste la différence de leur composition ; qu'en effet c'est le seul principe qui leur soit commun à toutes et qui reste en contact avec notre corps pendant la durée du bain, le seul par conséquent qui puisse bien rendre compte de l'action semblable que toutes ces eaux produisent, dans un certain nombre de cas morbides ; que cette substance, à un état de division extrême, s'attache à la peau et lui laisse pendant plusieurs jours, à la suite d'un seul bain sulfureux, l'odeur du soufre échauffé ou en fusion, enveloppant ainsi le corps d'une atmosphère sulfureuse durant un temps fort long, et fournissant à l'absorption des matériaux qui doivent être entraînés ultérieurement dans les voies circulatoires, etc. Sous ce rapport, l'eau d'Uriage doit agir de la même manière que les autres sources sulfureuses. Quant à ses nombreux principes salins, ils agissent sur la peau directement, par le contact de l'eau qui les tient en dissolution, et de plus ils sont absorbés avec cette eau, vont modifier l'état des liquides de l'économie, et par là, sans doute, apporter des conditions nouvelles à la vie des organes. Mais je ne veux pas me lancer dans le champ des hypothèses.

Je ne présenterai pas ici une énumération de toutes les maladies qui sont avantageusement traitées par les eaux d'Uriage, et dont les principales vont être passées en revue dans la quatrième partie de mon travail. Je me bornerai, pour le moment, à quelques indications générales. Ainsi qu'on peut le prévoir d'après sa composition chimique, la source d'Uriage exerce sur le système lymphatique une action très-remarquable, et sur toutes les maladies qui dépendent plus ou moins directement de ce système une très-heureuse influence. C'est en partie par ce mode d'action qu'elle guérit un grand nombre de maladies de la peau, car, on ne saurait en douter, la plupart des affections de l'enveloppe tégumentaire sont liées à un état morbide plus ou moins prononcé de ce système. Par la même raison, elle produit dans les maladies scrofuleuses de très-utiles modifications, assez souvent des guérisons réelles, généralement au moins de l'amélioration, quand la diathèse n'a pas produit dans la constitution des ravages irrémédiables. Ainsi toutes les fois que la prédominance lymphatique sera manifeste, on pourra compter sur des résultats avantageux. Mais, par une opposition naturelle, lorsque le tempérament sanguin sera très-développé, on aura moins de chances de succès. Ce n'est pas cependant que je n'aie obtenu plus d'une fois encore de très-bons résultats, chez des personnes éminemment sanguines, surtout dans la jeunesse; mais alors les résultats sont généralement plus difficiles à obtenir, réclament assez souvent des modifications dans le traitement habituel, et c'est alors surtout qu'il est parfois nécessaire de recourir à des évacuations sanguines pour favoriser l'action des eaux.

Quant aux autres tempéraments, ils ne contrarient en rien l'influence du traitement thermal d'Uriage ; seulement les tempéraments bilieux et nerveux demandent un peu plus de précautions et de ménagements, le dernier surtout, dans l'emploi de l'eau minérale à l'intérieur. Souvent même la purgation doit être bannie du traitement des personnes dont le système nerveux est très-irritable. Je renvoie, pour de plus amples développements, à ce que je dirai plus loin sur chaque groupe de maladies.

Hygiène des baigneurs.

Quelque intéressant que puisse être ce sujet, je n'en dirai que peu de mots, parce que les précautions hygiéniques qui conviennent à Uriage sont à peu près les mêmes qui conviennent près de toutes les sources minérales, et que cette question a été traitée par beaucoup d'auteurs. Je rappellerai cependant, parce que trop souvent on oublie cette précaution, que les malades qui se rendent à Uriage doivent être pourvus de vêtements bien chauds. Quoique le climat de ce pays soit généralement assez bon pendant l'été, quoiqu'il ne soit pas trop soumis aux brusques variations du climat des montagnes, et que pendant les mois de juin, de juillet et d'août particulièrement, il n'y ait pas, d'habitude, un contraste trop prononcé entre la température de la nuit et celle du jour, néanmoins la température s'y abaisse quelquefois d'une manière très-marquée, surtout quand surviennent des pluies qui persistent plusieurs jours. L'influence de l'eau minérale d'ailleurs, et surtout les bains et les douches, rendant le corps très-sensible aux impressions atmosphériques, on pourrait alors en être affecté d'une manière fâcheuse, si l'on ne se vêtissait convenablement. Ces réflexions se rapportent plus particulièrement encore aux malades affectés de rhumatismes, de scrofules, de névroses importantes, de syphilides, etc., et pour ceux-là il est généralement utile qu'ils portent, pendant toute la durée du traitement, des vêtements de laine immédiatement appliqués sur la peau.

S'il est d'une grande importance que les malades ne s'exposent point à l'influence des refroidissements, pendant qu'ils sont en traitement [1], cela n'importe pas moins à la suite du traitement thermal, surtout quand la transpiration cutanée en a été fortement accrue. J'ai vu, il y a quelques années, une dame de Mâcon très-malheureuse des suites d'un pareil refroidissement. Elle quittait Uriage et s'en alla, de Lyon à Mâcon, par l'un des bateaux à vapeur de la Saône. Le temps était pluvieux et

[1] Voy. *Guide aux eaux minérales*, etc., par Isid. Bourdon, membre de l'Académie de médecine, etc. Paris.

froid, et cette dame commit l'imprudence de rester sur le pont du bateau durant une grande partie du trajet. Il en résulta une douleur vers l'oreille et en même temps une paralysie du nerf facial correspondant, ce qui produisit, comme toujours en pareil cas, une déviation de la bouche et une déformation très-désagréable du visage. Très-effrayée d'abord par la pensée d'une attaque d'apoplexie, la malade se rassura lorsqu'elle sut que ce n'était qu'un accident produit par l'impression du froid sur un nerf spécial, mais elle n'en resta pas moins très-désolée de cette fâcheuse altération des traits de la face, qui ne disparaît souvent que très-difficilement et très-lentement, quand elle disparaît, et dont je ne sais si elle n'a pas toujours conservé quelque chose.

Pendant plusieurs semaines et souvent même pendant au moins deux mois, après le traitement thermal, on est ainsi beaucoup plus impressionnable aux influences atmosphériques; et si l'absence des précautions convenables n'entraîne pas toujours des inconvénients aussi apparents, fort souvent il en résulte néanmoins des conséquences nuisibles, qui compromettent et annulent quelquefois les résultats des eaux. C'est là une des raisons qui devraient empêcher les malades de ne se rendre auprès des sources minérales qu'au milieu du mois de juillet, et surtout au mois d'août, comme on le fait trop souvent, parce que les temps humides et froids de septembre et d'octobre nuisent au développement des effets consécutifs de la médication thermale. Il serait, sous ce rapport, bien préférable de commencer les traitements au mois de juin, qui est d'ailleurs un des mois les plus favorables de l'été, au milieu de juin, par exemple. On aurait alors, après avoir quitté les eaux, une longue période de chaleur, qui serait beaucoup plus avantageuse pour assurer les résultats que l'on recherche; et lorsqu'une maladie demande un second traitement dans la même année, on aurait ainsi le moyen d'y revenir encore en temps assez opportun. On ne serait pas exposé dans ce cas, ou à ne faire qu'un traitement incomplet, ou à se fatiguer quelquefois par la trop longue durée d'un traitement unique, que l'époque avancée de la saison ne permet pas d'interrompre.

Quant au régime, je n'en dirais rien si une opinion singulière n'avait été professée, savoir : que les personnes qui font usage de l'eau d'Uriage à l'extérieur ou à l'intérieur peuvent se dispenser de toute sorte de précautions au sujet des aliments. D'après cette opinion, qui exerce quelque influence, les baigneurs peuvent manger tout ce que bon leur semble, parce que l'eau minérale détruit ce qu'il y aurait de nuisible dans le mauvais choix de la nourriture. Pour les salaisons en particulier, on trouve que, l'eau minérale étant salée, le sel contenu dans ces substances, loin d'être fâcheux, ne fait qu'ajouter à l'action du médicament. Mais, en supposant que cette théorie sur l'action du sel fût vraie, n'y a-t-il donc que le sel à considérer dans ces aliments? N'y a-t-il pas ordinairement des épices en plus ou moins grande abondance? Et la base de ces substances alimentaires, n'est-ce pas de la chair de porc, viande indigeste par elle-même et de mauvaise nature, rendue souvent plus mauvaise encore par les préparations qu'on lui fait subir? Eh bien! ces épices, cette viande mauvaise ajoutent-elles à l'action de l'eau minérale? Mais je n'ai pas besoin, je pense, de m'arrêter davantage à combattre un semblable paradoxe.

QUATRIÈME PARTIE.

DES MALADIES TRAITÉES PAR LES EAUX D'URIAGE.

MALADIES SPÉCIALES DE LA PEAU.

Par ce titre de *spéciales*, j'écarte toutes les affections de la peau qui ne sont que le produit ou le symptôme d'une pyrexie, d'une fièvre exanthématique; j'écarte également toutes celles qui ne sont qu'une des formes sensibles d'une maladie générale infestant tout l'organisme, comme la syphilis, la scrofule, etc. Ainsi circonscrit, l'ordre des maladies de la peau ne comprend guère que des affections chroniques, parfois aiguës par leurs formes et leurs symptômes, mais presque toujours chroniques par leur durée, leur nature rebelle, leur tendance à se reproduire semblables ou diversifiées. Toutes ces affections trouvent à Uriage, généralement, d'utiles ou d'importants secours. Aussi la source d'Uriage est-elle particulièrement renommée pour le traitement des maladies de la peau, contre lesquelles elle obtient souvent de très-brillants succès; aussi est-ce là une des premières et des principales causes de sa réputation. Pour mon compte, après avoir été, pendant plusieurs années, attaché, en qualité d'interne, au traitement des maladies de la peau, à l'hôpital Saint-Louis, je n'ai pas vu d'abord sans quelque étonnement les résultats souvent obtenus à Uriage contre ces affections si rebelles. Ce n'est pas à dire pourtant que l'emploi de cette eau soit également favorable à tous les individus atteints de ces maladies. Il y a des circonstances que l'on est loin de pouvoir toujours apprécier, et par suite desquelles cette médication, dans certains cas, est impuissante; il y a des altérations très-opiniâtres, et contre lesquelles toute espèce de traitement échoue.

On s'étonnera peut-être de me voir émettre cette opinion, que l'eau d'Uriage convient, en général, contre toutes les maladies spéciales de la peau. Il y a, en effet, dans cet ordre d'affections, tant de formes différentes, tant de degrés divers d'irritation et d'inflammation, qu'il semble, au premier abord, difficile de concevoir qu'à toutes ces formes puisse être appliquée une médication analogue. On le concevra cependant si l'on remarque que toutes ces affections, c'est-à-dire toutes les maladies de la peau qui ne sont ni un symptôme seulement, ni une simple lésion accidentelle et passagère, que toutes celles-là, quoique fort différentes par leurs formes élémentaires ou anatomiques, empruntent de leur siége un génie analogue, et, jusqu'à un certain point, un même caractère spécifique; qu'elles se compliquent fréquemment, et se remplacent ou se transforment les unes dans les autres; que souvent elles se transmettent par l'hérédité, soit sous la même forme, soit sous des formes diverses; et qu'ainsi la présence d'un de ces états morbides est l'indice d'une disposition anormale du tégument, disposition sous l'influence de laquelle, et en raison des circonstances accessoires, se développe telle ou telle altération cutanée. Or, ces affections provenant ainsi d'une prédisposition analogue ou identique, d'un principe commun en quelque sorte, il est donc rationnel de combattre leur génie spécial par une médication spéciale aussi, tout en modifiant l'administration du remède, suivant les modifications de l'irritation du derme. Des bains d'eau minérale pure, ou d'eau minérale plus ou moins mitigée, soit avec de l'eau douce, soit par l'addition d'une dissolution de gélatine ou d'amidon[1], parfois précédés par quelques bains d'eau douce;

[1] Lorsqu'on se sert de l'amidon, il ne faut pas, comme on le fait trop souvent, se borner à jeter cette substance dans le bain, sans autre préparation. Employé de cette manière, l'amidon agit faiblement comme émollient; il reste en suspension à l'état pulvérulent, ou se précipite au fond de l'eau, si on ne l'agite point, mais ne change pas beaucoup les propriétés du liquide. Il faut, après l'avoir mis en poudre, le faire cuire dans de l'eau à la chaleur de l'ébullition, ou verser dessus de l'eau bouillante pour le transformer en empois. C'est alors que, mêlé ou délayé dans le bain, il communique au liquide cette qualité onctueuse et adoucissante, qui le rend plus favorable dans les inflammations externes.

des bains rendus très-différemment actifs par la température à laquelle on les emploie; des douches plus ou moins chaudes et prolongées; l'eau minérale, prise intérieurement, soit à dose purgative, soit à dose excitante ou altérante; quelquefois la saignée locale ou générale, pratiquée au début du traitement ou pendant sa durée; l'application extérieure des émollients ou des anodins; des lotions avec l'eau minérale pure ou coupée avec quelque liquide adoucissant, ou acidulée avec du vinaigre, des fomentations avec la même eau, etc., telles sont les principales modifications par lesquelles on approprie la médication à l'état des malades, et qui permettent de combattre avantageusement, avec l'eau d'Uriage, le plus grand nombre des maladies spéciales de la peau, quel que soit leur degré d'irritation ou d'inflammation.

Je n'exposerai pas en détail toutes les modifications que le traitement doit subir, suivant les cas particuliers et les différentes formes morbides. C'est ici surtout que l'action extérieure des eaux doit être variée, pour s'approprier aux circonstances individuelles et répondre aux indications. Mais il s'en faut bien qu'il soit aussi souvent nécessaire qu'on pourrait le croire, *à priori*, de mitiger l'eau minérale pour atténuer ses propriétés. J'ai vu des personnes affectées de dartres humides très-aiguës (eczéma aigu), éprouver plus d'irritation et de démangeaisons après avoir pris des bains d'eau douce ou des bains mitigés qu'après des bains d'eau minérale pure. Le meilleur moyen même que j'aie trouvé, dans certains cas, pour calmer l'insupportable prurit qui accompagne cette maladie, ce sont des lotions fréquentes avec l'eau minérale et des applications de compresses imbibées de cette eau. J'ai pu ainsi produire un soulagement assez marqué, alors que des cataplasmes de fécule ou d'amidon augmentaient les souffrances des malades. Cet effet, du reste, n'a rien qui doive surprendre; car il n'est pas rare de voir des irritations de la peau à l'état aigu, s'aggraver encore sous l'influence des topiques émollients et relâchants, tandis qu'elles sont améliorées par de faibles excitants, qui jouissent d'une action tonique et astringente.

Cette manière d'agir s'explique, du reste, parfaitement par la composition chimique de l'eau d'Uriage, qui réunit les propriétés des eaux sulfureuses et celles de l'eau de mer. Les lotions avec l'eau de la mer ou de l'eau salée ont une influence répressive ou résolutive assez prononcée sur beaucoup d'irritations de la peau. Les lotions d'eau sulfureuse aussi calment souvent les éruptions cutanées. Il n'est donc pas étonnant qu'une eau à la fois sulfureuse et salée agisse sous ce rapport d'une manière énergique.

Sous ce même point de vue, les bains présentent des effets remarquables. On sait que les bains sulfureux artificiels, comme les bains d'eaux sulfureuses naturelles, mais simplement sulfureuses, excitent fortement la peau et ont pour premier effet, dans les affections de cette membrane où il existe une irritation assez forte, d'augmenter cette irritation et de la porter quelquefois à un degré d'intensité très-pénible. Aussi beaucoup de praticiens ont-ils proscrit l'emploi des bains sulfureux dans la première période des inflammations eczémateuses de la peau, affections chroniques par leur nature, mais souvent très-aiguës dans leur début. Les bains de mer, au contraire, produisent plutôt une action sédative et même répercussive, à la condition, toutefois aussi, que l'irritation ne présente pas une acuité trop vive, car alors ils ne seraient pas, je crois, supportés. Mais, quand ils peuvent être supportés, ils font souvent disparaître d'une manière très-rapide des éruptions assez rebelles. Un pareil résultat, qui peut être utile dans certains cas, pourrait être dangereux dans d'autres, par les conséquences fâcheuses que provoquerait la répercussion d'une maladie dépendant de causes internes ou générales, que ne sauraient détruire les bains de mer.

Il semble qu'il y ait contradiction entre la propriété que j'attribuais tout à l'heure aux lotions sulfureuses, de calmer l'irritation de la peau, et ce que je viens de dire des bains sulfureux : il n'en est rien cependant. Les lotions n'agissent que localement, par le soufre qu'elles déposent à la surface de la peau malade et qui produit souvent une action favorable; les bains agissent sur toute l'enveloppe tégumentaire par le soufre qu'ils y déposent de même, et sur tout l'organisme par l'absorption à laquelle ils donnent lieu, et de là vient l'excitation générale qui se traduit souvent d'abord par un accroissement de l'irritation extérieure. L'action prolongée de leur température contribue aussi à ce résultat.

Ainsi, les bains d'eaux simplement sulfureuses produisent, au début du traitement, une vive excitation de la peau, qui est parfois fort utile dans les affections où le caractère chronique est très-prononcé, mais qui se traduit, dans les affections à forme aiguë, par des irritations quelquefois excessivement fortes. Les bains de mer, au contraire, répriment d'une manière trop énergique et trop rapide certaines irritations existantes, dont ils ne peuvent, dans beaucoup de cas, faire disparaître les causes, et par cela même laissent redouter des accidents ultérieurs. Les bains d'Uriage, qui réunissent, à un degré modéré, les principes actifs des uns et des autres, ne donnent lieu ni aux irritations vives que produisent les premiers, ni aux phénomènes de répercussion que l'on aurait à redouter de l'action des seconds. J'ai vu les inflammations eczémateuses les plus intenses supporter parfaitement les bains d'Uriage, et se guérir le plus souvent sans que, dans aucune période du traitement, l'irritation eût dépassé ses limites habituelles. Voici ce qui a lieu d'ordinaire dans les cas de ce genre.

Presque constamment, après quelques bains, les dartres squameuses humides, ou les eczéma de Willan, même les plus intenses, présentent une amélioration plus ou moins sensible et qui, se prolongeant pendant un temps variable, permet parfois aux malades de se croire guéris au bout de douze ou quinze jours de traitement. C'est là le premier effet des bains d'Uriage, l'effet direct qu'ils produisent d'abord, le plus souvent, sur la peau, et qui se rapproche de celui que je signalais tout à l'heure pour les bains de mer, mais sans atteindre des proportions aussi considérables. Il y a là, à un faible degré, quelque chose de leur action répercussive : aussi ai-je vu plus d'une fois, durant cette première période, se manifester des phénomènes d'une légère congestion intérieure, qui auraient pu m'inspirer quelques inquiétudes s'ils avaient été plus prononcés, mais qui jamais n'ont atteint que les proportions d'un malaise. Puis, lorsque l'économie a été suffisamment excitée par l'influence du traitement, une réaction se produit, et alors survient une recrudescence plus ou moins forte dans les irritations extérieures. Mais le plus souvent cette recrudescence ne reproduit qu'en partie l'irritation primitive, et très-rarement dépasse-t-elle les limites que présentait cette irritation à l'arrivée des malades, à moins que le traitement n'ait pas été continué; car, si l'on a quitté les eaux pendant la première période du traitement, alors que le mal semblait presque guéri, la recrudescence se faisant ensuite, sans avoir pour modérateur l'action continuée des bains minéraux, peut donner à la maladie un développement et une intensité plus considérables.

Après cette recrudescence, généralement modérée, ainsi que je viens de le dire, parfois de très-courte durée, d'autres fois un peu prolongée par des alternatives de diminution et de retour, la troisième période, ou la période de résolution, commence. Du moment que cette troisième période est franchement et clairement établie, les résultats du traitement sont assurés, et souvent alors il peut être cessé sans que la guérison en soit compromise. Seulement, si l'on se hâte un peu trop de quitter les eaux, on peut éprouver pendant un certain temps, pendant un mois ou deux, par exemple, des retours d'irritation plus ou moins forts, avant que le résultat définitif se produise. Je citerai plus loin des faits confirmatifs de tout ce que je viens d'avancer.

Du reste, suivant l'ancienneté des maladies, les dispositions individuelles des malades, etc., les périodes dont je viens de parler offrent une durée très-variable, et par suite aussi la durée du traitement varie beaucoup. Ordinairement il doit être d'au moins un mois pour les dartres humides, et quelquefois il exige jusqu'à cinquante jours. Quant aux dartres sèches, qui présentent en général des conditions et une marche réellement analogues, mais avec des phénomènes d'une vitalité moins active, si je puis ainsi dire, leurs formes légères (pityriasis) se guérissent au moins aussi rapidement que l'eczéma; mais leurs formes graves (psoriasis) demandent souvent un traitement plus long.

Je n'ai rien dit encore de l'emploi intérieur de l'eau minérale contre les affections de la surface tégumentaire. Convient-il généralement d'en faire usage, et doit-on l'administrer à dose purgative ou à dose simplement excitante? A moins de contre-indications dans l'état du canal digestif, l'eau d'Uriage peut et doit même être employée à l'intérieur sous l'un ou l'autre des deux modes que je viens d'indiquer, parfois sous ces deux formes alternativement. Les purgatifs doux, longtemps continués ou fréquemment répétés, en produisant sur la muqueuse gastro-intestinale une dérivation constante mais modérée, contribuent puissamment, dans beaucoup de circonstances, à la guérison des maladies du système dermoïde. C'est surtout lorsque l'inflammation n'a pas jeté de trop profondes racines, n'a pas trop altéré la structure du derme, que l'on peut espérer de l'emploi judicieux de ce moyen des résultats importants; et c'est alors que l'on peut avec avantage administrer l'eau d'Uriage à dose purgative ou laxative, rarement tous les jours, plus souvent tous les deux ou trois jours, si l'état des premières voies le permet. Mais, si la peau est épaissie, indurée, devenue coriace, comme on le voit dans certaines dartres sèches et anciennes, squameuses ou furfuracées (psoriasis, lepra vulgaris, eczéma chronique, etc.), dans certains cas de prurigo très-ancien, etc., alors que le derme ne peut guère revenir à ses propriétés normales et à ses fonctions, qu'en passant par une inflammation plus aiguë qui modifie sa vitalité et sa nutrition ; dans ces cas, il convient plutôt d'administrer l'eau minérale à dose excitante d'abord, tout en l'employant à dose purgative de temps en temps, pour entretenir la liberté des évacuations alvines. Par là, on contribue à diriger vers la peau un mouvement fluxionnaire ordinairement utile, et que l'on doit d'ailleurs favoriser par la médication externe.

Mais, je dois, à cet égard, repousser un préjugé qui a produit souvent de très-fâcheux inconvénients. Beaucoup de malades s'imaginent qu'ils ne pourront pas guérir s'ils ne boivent de l'eau minérale, beaucoup même sont persuadés que c'est là le côté essentiel du traitement. C'est une opinion complétement erronée. Pour les maladies de la peau comme pour la plupart des maladies traitées à Uriage, les bains sont beaucoup plus importants que la purgation, et peuvent très-bien suffire à la guérison, seuls ou associés aux douches, qui parfois sont d'un grand secours. Tous les ans, un bon nombre de personnes se guérissent sans avoir bu de l'eau minérale, parce que l'état de leur estomac ne le permet pas. Seulement alors le traitement peut exiger quelques jours de plus. L'emploi de l'eau à l'intérieur, fort utile comme auxiliaire, n'est donc pas indispensable. Au besoin, d'ailleurs, on supplée à la boisson par les douches ascendantes en lavement.

Je vais maintenant transcrire quelques observations qui montreront les résultats obtenus dans des cas divers. Comme, dans ces maladies surtout, les effets immédiats sont toujours d'une valeur incertaine, et que les résultats certains ne peuvent être connus qu'au bout d'un temps assez long, j'éviterai de rapporter les faits dans lesquels je n'aurai pas pu vérifier ultérieurement les conséquences du traitement, à moins qu'ils ne présentent quelques particularités intéressantes et qui ne se retrouveraient pas dans les autres observations.

DARTRE SQUAMEUSE HUMIDE (*eczéma aigu*).

1re *Observation*. — Madame X..., de Lyon, — quarante-quatre ans, — constitution forte et très-replète, — tempérament lymphatique et sanguin, — a joui, pendant la plus grande partie de sa vie, d'une assez bonne santé. Néanmoins, elle a eu dans son enfance beaucoup d'éruptions *laiteuses* à la tête (achores, croûtes laiteuses); et, depuis sa jeunesse, elle porte sur le visage, le dos, etc., un varus disséminé, qui se complique, sur le visage, de rougeurs érythémateuses (goutte-rose, *varus-gutta-rosea, acne rosacea*). Elle a eu plusieurs enfants qui sont tous très-bien portants, mais parmi lesquels se montre aussi une disposition aux affections cutanées. Cette dame a toujours mené une vie assez active.

Il y a cinq ans, sans cause appréciable, sans affection constitutionnelle, elle fut prise de douleurs ostéocopes à la partie supérieure de la jambe gauche, et bientôt après un gonflement considérable se développa sur la face interne du tibia, dans le tiers supérieur de cet os. Au mois de septembre 1836, la douleur étant toujours très-forte, le gonflement ne diminuant pas, et beaucoup de moyens déjà ayant échoué, on appliqua sur cette partie un topique étendu sur du sparadrap de diachylon, dont la circonférence débordait l'emplâtre. Le diachylon demeura en contact avec la peau pendant cinq ou six jours. Au bout de ce temps, il avait déterminé une très-vive irritation et une éruption considérable, qui s'étendit peu à peu sur la jambe et le pied, sous la forme d'une squameuse humide très-intense, dont les cataplasmes augmentaient encore l'acuité. Mais depuis l'invasion de la maladie cutanée, la douleur du tibia disparut presque complétement et le gonflement diminua beaucoup. Puis, au mois de février suivant, l'inflammation dartreuse s'étant en grande partie éteinte et la peau revenant à son état naturel, les douleurs ostéocopes se réveillèrent avec une grande force. Une friction fut faite avec un liquide qui auparavant avait été utilement employé contre ces douleurs, et immédiatement la jambe se couvrit tout entière d'une nouvelle éruption. Malgré un traitement varié et très-bien dirigé, l'affection cutanée a toujours persisté depuis, jusqu'au moment où la malade fut envoyée par M. Gensoul aux eaux d'Uriage.

Le 28 juin 1837, lendemain de son arrivée à Uriage, madame X... présentait l'état que je vais décrire. Embonpoint considérable. Fonctions régulières, excepté le sommeil qui était souvent agité, et la transpiration cutanée qui était à peu près nulle. Depuis le genou jusqu'au coude-pied et aux malléoles, la jambe droite était fort tuméfiée, fendillée et rubéfiée par une squameuse humide très-aiguë. Toute sa surface était couverte de squames minces, assez souvent renouvelées par un suintement modéré, mais que les frottements rendaient beaucoup plus abondant. Avant de se rendre à Uriage, la malade avait pris un bon nombre de bains simples, qui calmaient momentanément les symptômes, sans produire de changement durable. Elle faisait aussi sur le membre des embrocations graisseuses, qui adoucissaient l'irritation. Depuis cette maladie de la peau, elle éprouvait assez fréquemment des démangeaisons et des irritations passagères sur différents points du corps, et le varus augmenté parsemait tout le visage et le front de rougeurs et de pustules. (Bains tièdes d'eau minérale tous les jours. Chaque matin à jeun six verres de la même eau pour boisson [1]. Lotions fréquentes et application de compresses imbibées d'eau minérale également.)

Au bout de trois jours, sous l'influence de ce traitement, l'état de la jambe s'était beaucoup amélioré, et la malade me déclara qu'elle n'avait jamais été aussi bien depuis sa rechute. L'eau minérale qu'elle buvait produisait chez elle un effet très-prononcé. Le premier jour cependant elle n'avait pas été purgée par les six verres qu'elle avait pris; mais le lendemain ils avaient déterminé une évacuation abondante et même fatigante. Je conseillai d'en diminuer un peu la dose. Cette dame continua d'en boire tous les matins de manière à obtenir une légère purgation. Trois ou quatre verrées suffisaient le plus souvent. Quelquefois il fallait aller jusqu'à cinq ou six. Jamais il n'en est résulté d'inconvénient, jamais d'irritation pour les organes digestifs.

Quelques jours plus tard, à la suite d'une pro-

[1] Pour bien apprécier les indications que je donne sur l'usage intérieur de l'eau minérale, il faut se rappeler qu'avant les quatre dernières années, la concentration de la source était d'un tiers moins forte.

menade trop longue, la jambe s'irrita de nouveau et fort vivement; je recommandai de garder un repos presque absolu, et de tenir, autant que possible, le membre dans une situation horizontale ou du moins fort inclinée à l'horizon. Lorsque l'inflammation fut un peu diminuée, les démangeaisons persistant avec intensité, une forte rougeur persistant aussi sur la partie externe et antérieure du membre, je touchai chaque jour les surfaces malades avec de l'acide hydrochlorique étendu d'eau. Ce moyen ne me parut pas agir d'une manière notable sur la marche de l'inflammation, qui ne céda que lentement; mais il calma du moins en partie les démangeaisons.

Le traitement par l'eau minérale était toujours continué. Sous son influence, comme il arrive très-souvent, les règles survinrent plus tôt et plus abondamment que d'habitude. C'était vers le 15 juillet. En même temps, les douleurs du tibia, ordinairement plus fortes à l'époque menstruelle, surtout avant que n'existât la maladie de la peau, se réveillèrent avec violence de leur assoupissement presque complet, et effrayèrent la malade de la crainte d'un retour. Elles s'en allèrent cependant avec la circonstance qui les avait rappelées. En reprenant la médication, qui avait été interrompue pendant quelques jours, j'ajoutai aux moyens indiqués d'abord des douches générales, à la température de 40° centigrades environ (32° Réaumur), et dont on préservait seulement la jambe affectée. A partir de ce moment, la malade prit une douche tous les deux jours, et, après chaque douche, excepté les deux dernières, elle se plongeait immédiatement dans un bain tiède où elle restait une heure. En outre, je lui pratiquai une saignée de vingt onces, qui produisit un soulagement bien marqué et diminua beaucoup la douleur et la rougeur de la jambe. J'avais renoncé à l'emploi des compresses humides, dans la crainte de ranimer les douleurs ; à celui de l'acide hydrochlorique affaibli, parce qu'il ne faisait plus rien : je voulus essayer des cataplasmes d'amidon, mais ils augmentaient l'irritation, et il me fallut revenir aux seules lotions avec l'eau minérale, souvent répétées, qui produisaient de meilleurs effets que tous les autres moyens.

Les menstrues survinrent de nouveau le 7 août, encore en avance, mais moins abondamment que la première fois. Elles ramenèrent aussi, pendant deux jours seulement, les douleurs du tibia, qui furent très-intenses le premier jour et se calmèrent ensuite peu à peu. La malade quitta Uriage le 12 août, après avoir pris environ trente-cinq bains et neuf ou dix douches. Elle était alors dans un état très-satisfaisant. Sur le côté externe de la jambe et dans la moitié de sa hauteur, la peau était encore un peu injectée et parsemée de squames épidermiques, mais à un degré beaucoup moindre, et le reste du membre était à peu près revenu à son état naturel. Les démangeaisons aussi ne se faisaient plus guère sentir, et la douleur était nulle. Le varus du visage avait notablement diminué, et nulle part ailleurs il ne se manifestait plus de symptômes d'irritation cutanée. Je consentis au départ de cette dame, avec l'espoir que sa maladie, en grande partie effacée, achèverait ensuite de disparaître par l'influence consécutive du traitement qu'elle venait de subir. Mon espoir n'a pas été trompé, car je l'ai revue deux mois plus tard, et alors elle était guérie de ses douleurs aussi bien que de sa maladie de peau. Le varus seul persistait au visage, mais beaucoup moins apparent.

Cependant, cette malade revint à Uriage l'année suivante, et avec grande raison. Le traitement de trente-cinq jours qu'elle y avait suivi en 1837 avait produit de remarquables résultats ; mais cependant la peau de la jambe était encore un peu rude et rugueuse, quoiqu'elle ne présentât plus aucune rougeur, aucune démangeaison. D'ailleurs le système dermoïde était évidemment, dans ce cas, susceptible de s'irriter avec une facilité remarquable ; et enfin la manière dont la maladie s'était développée, son alternance avec une affection déjà ancienne du tibia, puisqu'elle datait de cinq ans ; toutes ces circonstances donnaient lieu de craindre fortement, ou le retour de l'inflammation de la peau, ou le retour des graves douleurs osseuses qui l'avaient précédée. Un nouveau traitement était donc nécessaire. Il fut fait en 1838, pendant un mois, et tout rentra ensuite dans l'état normal. J'ai appris l'année d'après que la malade n'avait plus rien ressenti et se portait parfaitement bien.

Pour compléter cette observation, je dois ajouter un fait dont je n'ai rien dit encore. Lorsque cette malade se rendit à Uriage, elle portait, depuis deux mois, un cautère au bras, qu'elle avait longtemps demandé à son médecin, et qu'enfin, après bien des refus, il avait consenti à lui établir. Convaincu, par expérience, que de pareils exutoires servent rarement à la guérison d'une maladie cutanée encore existante, et que parfois, au contraire, ils contribuent à son extension, en favorisant son développement sur la surface où on établit cette irritation artificielle; convaincu, d'ailleurs, que ce cautère, obtenu à force de sollicitations importunes, était complétement inutile pendant le traitement par l'eau minérale, et que, sous l'influence de ce traitement et de l'excitation de la peau qui en résulte, il était surtout à craindre de voir survenir une nouvelle éruption au bras, nouvelle cause de souffrance sans aucun avantage, j'engageai madame X... à supprimer son cautère pendant son séjour à Uriage, pour le rétablir ensuite, si alors il était jugé nécessaire. J'eus beau lui montrer en perspective une éruption au bras comme à la jambe, mes conseils ne furent pas écoutés. Mais bientôt, en effet, cette éruption se développa et s'étendit peu à peu sur toute la surface externe du bras. Elle résista aux moyens employés, cataplasmes d'amidon, etc. Il fallut en venir, enfin, à laisser sécher l'exutoire ; et alors, sous l'influence des mêmes moyens, cette phlegmasie très-vive, mais récente, s'éteignit peu à peu. Elle était complétement guérie au départ de la malade.

Je vais rapporter immédiatement un autre fait, qui montrera dans toute son intensité cette influence des exutoires sur la peau.

2e *Obs.* — Madame G...., de Lyon, sexagénaire, portait, depuis plusieurs années, un cautère au bras. Il avait été appliqué pour combattre des bronchites très-intenses, qui revenaient chaque hiver et compromettaient sérieusement la santé de cette dame. Durant l'hiver de 1839, il se forma autour du cautère une éruption eczémateuse d'une assez grande étendue, et produisant une inflammation très-intense et très-douloureuse. Comme, du reste, la poitrine allait très-bien, on ne voulut pas perdre le bénéfice du cautère, et les docteurs Viricel et Candy, qui donnaient leurs soins à la malade, résolurent de transporter l'exutoire à l'autre bras, pour laisser guérir cette irritation récente. Mais il en résulta seulement que l'éruption envahit bientôt le second bras, comme elle avait envahi le premier, et sans que celui-ci montrât la moindre tendance à se guérir.

Alors on transporta le cautère à l'une des jambes : l'irritation de la peau s'y transporta de même. On le mit à l'autre jambe, et le résultat fut encore le même : tant la disposition morbide était opiniâtre et semblait vouloir ne le céder en rien à la médecine. Les quatre membres se trouvèrent ainsi occupés simultanément par cette éruption, qui formait sur chacun d'eux une large plaque eczémateuse, très-enflammée et très-douloureuse. Malgré la suppression définitive du cautère et malgré tous les moyens employés, le mal persista, sans diminution notable, sur tous ces points; et, enfin, madame G.... fut envoyée à Uriage, dans l'espoir que les eaux détruiraient cette maladie, et feraient disparaître la fâcheuse et si énergique tendance de la peau à s'enflammer d'une manière grave, partout où un prétexte, en quelque sorte, lui en était donné.

Un traitement d'un mois fit, en effet, disparaître toutes ces irritations, et, de plus, améliora l'état général et les conditions habituelles de la poitrine. L'hiver suivant, madame G.... se porta fort bien, quoiqu'elle n'eût plus d'exutoire. Elle revint faire, par précaution, un traitement de seconde année à Uriage, où elle resta un peu moins de temps que la première fois, et depuis cette époque, aucune irritation de la peau ne se montra, et la poitrine continua d'être exempte des catarrhes qui l'avaient longtemps affectée pendant la mauvaise saison. Je parle des deux ou trois premières années qui ont suivi l'emploi des eaux par cette malade : depuis, je n'ai pas eu de ses nouvelles.

Je vais faire voir maintenant, par un autre exemple, tout le danger des traitements trop courts, qui aggravent souvent les maladies, au lieu de les guérir, ainsi que je l'ai dit plus haut, et rendent même, dans beaucoup de cas, leur guérison plus difficile pour l'avenir. Les effets produits, lorsqu'on en fait usage pour la seconde fois, sont loin d'être les mêmes que ceux qu'on obtient dans un premier traitement. Dans une seconde année, quand la première a été insuffisante, et que le mal n'a point subi une diminution, on ne voit plus d'ordinaire cette brusque et rapide amélioration, qui se manifeste presque toujours chez ceux dont l'organisme n'a pas encore été influencé par l'eau minérale; souvent la maladie semble, pendant un temps assez long, n'éprouver aucune modification par le traitement; elle change lentement, elle cède avec une grande difficulté, et rarement elle disparaît tout entière. Quand, au contraire, on a eu, dès la première fois, toute la persévérance nécessaire, qu'on a profondément modifié et l'affection cutanée et l'organisme lui-même, s'il arrive que le mal revienne encore, ce n'est d'ordinaire qu'avec bien moins d'intensité; en tout cas, il offre, pour la seconde année, des conditions beaucoup meilleures, et il est rare qu'alors il ne disparaisse pas complétement. Il faut donc, quand on a entrepris la cure d'une maladie de ce genre par les eaux d'Uriage (et ceci s'applique également à la plupart des eaux minérales), en continuer l'emploi pendant le temps nécessaire et que l'expérience seule peut fixer.

3e *Obs.* — Une jeune dame du département de l'Isère, âgée de 25 ans, offrant une assez forte constitution, un tempérament lymphatico-sanguin, se rendit à Uriage en 1835 pour une dartre humide squameuse, peu ancienne encore et n'occupant pas une grande surface des téguments. Comme il devait arriver dans de pareilles conditions, la maladie s'améliora très-rapidement, et, au bout de quinze jours, elle était beaucoup amendée. Alors, d'après des conseils imprudents, cette dame se crut guérie et s'en alla. Mais bientôt elle vit le mal reparaître plus intense qu'il n'avait encore été. Elle en souffrit beaucoup pendant l'hiver et revint à Uriage l'été suivant. Cette fois elle y resta quelques jours de plus, mais pas assez encore pour arrêter la maladie, qui fit ensuite de nouveaux et plus graves progrès. Enfin, en 1837, après avoir passé un hiver très-pénible, suivi, comme les années précédentes, d'une grande amélioration pendant la belle saison, cette dame se rendit aux eaux pour la troisième fois, mais bien déterminée alors à y rester tout le temps nécessaire. L'affection herpétique existait sur un bien plus grand nombre de points qu'en 1835, dans le creux des jarrets et sur les parties voisines, à la partie inférieure des jambes et sur les coude-pieds, aux cuisses, au-devant de la jointure du coude, des deux côtés, sur quelques points du visage, etc. Elle formait ainsi des plaques plus ou moins étendues, très-étendues en certains endroits, sur lesquelles la peau ne présentait plus de suintement comme en hiver, mais des squames sèches, minces, peu nombreuses, une rougeur assez prononcée, un endurcissement considérable du derme, épaissi et devenu coriace en quelques lieux, et puis, avec cela, tout le cortége des lésions de la sensibilité qui accompagnent une pareille affection. En un mot, par suite des deux traitements incomplets qui avaient été déjà subis par la malade, l'altération de la peau avait fait des progrès inquiétants, et était arrivée à un état fort difficile à guérir. Aussi fallut-il deux mois de séjour à Uriage, où plus de cinquante bains furent administrés à cette dame, fallut-il joindre à l'action des eaux des excitations locales résolutives; et à l'aide de ces divers moyens, je parvins enfin à faire disparaître l'irritation et à ramener la peau à son état normal.

Ainsi, cette maladie, qui, la première année, alors qu'elle était récente encore, s'était presque effacée en quinze jours, et aurait pu être complétement guérie par un traitement d'un mois tout au plus, devint, par l'insuffisance du traitement, de moins en moins impressionnable à l'action des eaux, et exigea, la troisième année, deux mois d'une médication assez active. Et je dois ajouter que même, quoique le mal ait été alors entièrement effacé, cependant il est encore revenu l'hiver suivant (1837-1838) un peu d'irritation, qui s'est localisée aux jarrets, et qui, sans faire, depuis cette époque, de nouveaux progrès, a toujours laissé un reste d'altération dans le point que je viens d'indiquer. Un cas pareil démontre d'une manière évidente, ce me semble, l'inconvénient des traitements incomplets. Quand, au contraire, on a laissé à la peau le temps de subir la réaction inflammatoire ou la recrudescence, qui survient à peu près constamment sous l'influence de l'eau minérale, on peut voir s'établir des guérisons rapides, dans des circonstances où le caractère de la maladie ne permettrait pas d'espérer un aussi prompt succès. Je vais le démontrer par un fait remarquable.

4e Obs. — Un jeune homme, ayant passé trente ans, attaché à l'administration du chemin de fer de Lyon à Saint-Étienne, était depuis plusieurs années tourmenté par une inflammation vésiculeuse et pustuleuse, très-intense, siégeant sur les mains et sur les doigts. Il était allé trois années aux eaux d'Aix en Savoie, qui, loin d'améliorer son mal, avaient paru plutôt l'irriter et l'augmenter. Il n'y avait guère fait, à la vérité, que des traitements d'environ vingt jours, je crois. Lorsqu'il vint à Uriage, il était désespéré de cette maladie, qui, par sa position autant que par son caractère, était pour lui un supplice de tous les instants. Mais à peine quelques jours s'étaient écoulés, que, sous l'influence des bains, des lotions, et des purgations produites par l'eau minérale, il vit son mal disparaître avec une rapidité qui l'enchantait. J'avais peine à contenir sa joie et à lui faire comprendre qu'il n'était pas guéri. Il s'en aperçut cependant bientôt, quand une recrudescence assez forte vint rendre momentanément au mal à peu près son intensité primitive. Toutefois, rappelé impérieusement par ses fonctions, ce malade ne put guère rester que vingt jours à l'établissement, et il partit alors que la réaction avait commencé à s'apaiser, mais qu'elle laissait encore à la peau une irritation assez vive. Je regrettais beaucoup qu'il ne lui fût pas possible de continuer à se traiter pendant une semaine encore, et je l'engageai à revenir dans une quinzaine pour achever, avant que l'influence des eaux fût complétement épuisée, une cure qui était pour lui d'une si grande importance. Mais il en arriva mieux encore que je ne l'espérais. La décroissance de l'irritation continua sans aucun accident, et le malade tranquillisé ne revint aux eaux que cinq ou six semaines plus tard. Alors, ses mains n'offraient plus qu'un peu de rougeur dans les points qui avaient été, en dernier lieu, le plus affectés. Il ne resta que peu de jours, n'éprouvant plus aucun symptôme morbide, et ne conservant pas le moindre doute sur une guérison qu'il avait si vainement demandée à toutes sortes de remèdes.

La guérison, en effet, fut complète. Ce jeune homme revint aux eaux l'année suivante, par précaution uniquement, car il ne lui restait plus rien de son ancienne maladie. Il ne demeura cette fois à Uriage qu'une dizaine de jours environ, et aucune éruption nouvelle ne se manifesta ni alors, ni pendant les années suivantes. Cette guérison a été obtenue très-facilement et plus rapidement même qu'il n'y avait lieu de l'espérer, d'après les antécédents et l'ancienneté de la maladie. Le mal, il est vrai, n'occupait que des surfaces peu étendues ; mais la difficulté des guérisons et la durée nécessaire des traitements ne sont que fort peu en rapport avec l'étendue des surfaces affectées, et dépendent beaucoup plus de l'ancienneté des désordres, des conditions individuelles, etc. Je vais relater un cas qui, sous tous ces rapports, offrait des conditions très-défavorables, et qui a exigé un traitement d'une durée une fois plus longue, mais dont les résultats n'ont pas été moins heureux.

5e *Obs.* — Voici d'abord ce que m'écrivait, en m'adressant le malade, son médecin, le docteur Laugier, dont la lettre présente un historique complet des antécédents.

« Monsieur L... a soixante-douze ans. Il y a quarante ans environ, il eut une gale qui dura assez longtemps, mais qui ne laissa sur la peau, dans les années ultérieures à sa guérison, aucune influence apparente. Il y a une douzaine d'années, M. L... devint sujet aux étourdissements; je n'en parle ici que pour mémoire, notre malade pouvant à ce sujet vous donner tous les renseignements nécessaires.

» Il y a quatre à cinq ans apparut, entre les doigts et sur le dos des deux mains, une éruption eczémateuse à marche chronique, passagère d'abord, puis tenace pendant les temps humides, et disparaissant spontanément à la belle saison. Cette éruption fut tout à fait négligée. Quelques applications d'alcool, de vinaigre, etc., furent les seuls moyens employés par M. L.... Le régime que suivait alors le malade était peut-être trop chargé en farineux. La santé générale était bonne. Il y a deux mois et demi, l'éruption des mains persistant comme auparavant, il survint une enflure œdémateuse aux deux jambes, mais surtout à la gauche. Cette enflure était accompagnée et même avait été précédée d'un malaise vague, général. Cinq à six jours après son apparition, survint tout à coup, à la jambe gauche, un eczéma rubrum qui envahit bientôt toute la jambe, le pied et la moitié inférieure de la cuisse. L'éruption était si vive qu'il y avait dans tout le membre une apparence phlegmoneuse. Bientôt les bras se prirent; l'éruption y était encore chaude, rouge, phlegmoneuse et accompagnée aussi d'un œdème très-fort. — Pour prescription, grands bains, lotions hypnotiques, cataplasmes sur les parties malades; diminution de la quantité des aliments; agrandissement du cautère; pilules de Belloste, quatre tous les trois ou quatre jours.

» Bientôt l'eczéma devint fluent, perdit de sa première acuité, remonta aux oreilles, et passa à la jambe droite. J'en arrivai alors aux pommades; celles saturnines, à l'oxyde de zinc, au précipité blanc, au camphre, aux concombres, ont été tour à tour employées, et toutes ont échoué, en ce sens que j'ai eu tous les trois, cinq, huit jours une recrudescence ou une récidive. A l'intérieur je donnais l'acétate de potasse dans du bouillon de poulet, de l'eau d'orge, du petit-lait, etc., et je recourais de temps en temps aux pilules de Belloste. Tout a échoué; je n'ai pu obtenir qu'une amélioration passagère; les topiques guérissaient momentanément la peau, mais le principe interne persistait.

» Ce principe, si je ne me suis trompé, réside dans un mauvais état des voies digestives. Depuis longtemps M. L... usait abondamment de farineux; depuis longtemps sa digestion était lente et probablement difficile. D'ailleurs j'ai toujours remarqué une coïncidence frappante entre le moindre écart de régime, dans ces derniers temps, et la recrudescence de l'eczéma.

» J'oubliais de vous dire que j'ai eu recours assez longtemps à des lotions avec la solution de sulfure de potasse, et plus tard avec celle de deutochlorure hydrargyrique. Ces deux derniers moyens agissaient comme les autres, guérissaient momentanément. »

A son arrivée à Uriage, à la fin de juin 1847, M. L.. présentait ainsi, sur toute l'étendue des membres, sur le cou, les oreilles, etc., une éruption eczémateuse très-intense, compliquée d'œdème des membres inférieurs et donnant, sur toutes les parties malades, un flux abondant de sérosité dans les moments où l'irritation était la plus vive (squameuse humide). Sur le tronc, il y avait des démangeaisons et quelques rougeurs. Les nuits étaient fort agitées et souvent presque sans sommeil, par suite des démangeaisons intolérables qui forçaient le malade à se déchirer la peau avec ses ongles; et malgré les bandes et les compresses dont on enveloppait ses membres, malgré les gants de toile dans lesquels on enfermait ses mains, assez fréquemment, le matin, il me montrait avec désespoir ses linges tout souillés de sang, se désolant et s'accusant lui-même de mettre un invincible obstacle à sa guérison. Sa santé générale n'était pas mauvaise cependant, mais elle était fatiguée par cette irritation incessante.

Des bains mitigés d'abord, puis, au bout de quelques jours, des bains d'eau minérale pure, des lotions, et, pour la nuit, des applications de compresses imbibées avec l'eau minérale; à l'intérieur, cinq ou six verres de cette eau, pour le purger, tous les quatre ou cinq jours, en supprimant le bain les jours consacrés à la purgation : tel fut son traitement dans les premières semaines qu'il passa à Uriage. Il en résulta des améliorations momentanées; mais, pas plus que les médicaments antérieurement employés, la médication thermale ne put d'abord prévenir le retour de ces exacerbations périodiques, qui revenaient à quelques jours d'intervalle. J'essayai de la douche chaude à 40° seulement et en arrosoir; mais elle ne produisit pas de bons effets. J'essayai ensuite de la douche écossaise, c'est-à-dire de la douche à température variée, alternativement chaude et tiède, qui réussit mieux et parut produire un peu de soulagement. Quoi qu'il en soit, au bout d'un mois, le malade commença à ressentir une amélioration très-notable. Les surfaces affectées étaient moins étendues, l'irritation habituellement moins forte, les exacerbations un peu plus rares; M. L... pouvait faire de petites promenades et ses organes digestifs aussi fonctionnaient mieux que dans les premiers temps.

Encouragé par ces résultats, il ne me pressa point de le laisser partir, et resta de lui-même jusqu'à la fin du second mois. Il avait pris alors environ quarante-quatre bains et six douches et s'était purgé sept ou huit fois. Son éruption était en grande partie guérie. Par moments, la peau semblait presque revenue à l'état normal; dans d'autres instants, elle rougissait encore en certains endroits, mais ces exacerbations devenaient de plus en plus rares, de moins en moins fortes, et ne s'étendaient que sur des surfaces beaucoup plus circonscrites.

Pendant les deux premiers mois qui ont suivi son traitement, M. L... a encore éprouvé de loin en loin quelques petits retours d'irritation, mais graduellement décroissants. Puis l'irritation a complétement cessé, et il a passé tout son hiver sans en rien ressentir. Au printemps seulement, il a reparu quelques rougeurs derrière le cou. Le malade s'est de nouveau rendu à Uriage dès le commencement de juin de l'année dernière, n'ayant rien que ces légères rougeurs au cou, dont l'irritation même était peu vive et ne lui donnait que de faibles démangeaisons, à de longs intervalles. Il avait recouvré toutes ses forces et sa santé première, et faisait, malgré son âge, d'assez longues promenades. Un traitement de vingt-cinq jours seulement par des bains, quelques douches écossaises semblables à celles de l'année précédente et cinq ou six purgations par l'eau d'Uriage, enleva complétement ce petit retour de la maladie ancienne, et M. L... partit très-bien portant sous tous les rapports.

6e Obs. — Madame P., de Grenoble, âgée de cinquante-deux ans, était affectée d'un eczéma chronique des oreilles, très-incommode et datant de plus de dix ans. Elle avait en même temps, au sein gauche, un engorgement cancéreux avec rétraction du mamelon. Elle prit à Uriage, en 1842, seize bains, qui ont guéri complétement les oreilles. Le cancer a continué ses progrès sans modification sensible dans sa marche assez lente. La présence de cette dernière maladie a-t-elle favorisé la guérison de l'irritation cutanée? Il y a tout lieu de le penser, car il est rare qu'un eczéma, même très-circonscrit, se guérisse aussi rapidement. Ce fait montre combien les conditions individuelles influent sur la durée nécessaire des traitements; et l'exemple suivant, emprunté à une autre maladie, le fera mieux ressortir encore.

En 1838, une dame habitant Virieu, âgée de soixante-cinq ans, vint à Uriage pour des démangeaisons très-vives au pudendum, dont elle était tourmentée depuis l'âge de cinquante-un ou cinquante-deux ans. Depuis le même temps, elle avait une incontinence d'urine très-prononcée. Trois bains la guérirent complétement de ces deux maladies. Il faut noter que cette dame avait une sorte d'horreur pour les bains, et ne s'y plongeait pas sans un sentiment de répugnance et d'effroi extrêmement pénible. Elle n'en avait d'ailleurs jamais pris d'autres. Mais il faut noter aussi que, trois ans plus tard, elle vint me consulter pour un carcinome du sein, pareil à celui de madame P., et qui peut-être, commençant à se développer à l'insu de la malade, favorisa aussi la guérison d'une maladie moins importante.

7e *Obs.* — Madame O., de Vienne, quarante-neuf ans, tempérament indécis, constitution assez forte.

A l'âge de sept ans, forte brûlure à la jambe droite, qui a laissé une vaste cicatrice, très-tendue, où survenaient souvent des excoriations pour la moindre cause. Il y a trois ans, cessation des règles, suivie de *vapeurs* et de transpirations assez abondantes. Ces vapeurs ayant disparu, il survint, il y a neuf mois, une irritation eczémateuse à la jambe droite, du côté opposé à la cicatrice, qui est en dedans. Puis la squameuse humide s'étendit, et, lorsque cette malade vint à Uriage, le 25 juin 1843, les deux jambes en étaient couvertes, ainsi que le dos des pieds, les jarrets et la partie inférieure des cuisses, le dos des avant-bras, les oreilles. Il y en avait aussi un peu sur le cou. Cette phlegmasie était très-intense. Un peu de constipation.

La malade a pris, à Uriage, quarante-deux bains, dix douches en arrosoir à 44° vers la fin du traitement, et s'est purgée tous les deux jours, même d'abord tous les jours. — Application de compresses imbibées d'eau minérale dans les derniers jours.

Cette dame partit le 5 août, en voie de guérison. L'irritation ensuite a continué de se calmer, et au commencement d'octobre elle a disparu à peu près complétement. Il est resté seulement une petite dartre fluente derrière les oreilles et quelques démangeaisons, parfois quelques boutons de côté ou d'autre. L'année suivante, madame O. est revenue à Uriage, ne conservant plus, comme je viens de le dire, que de faibles restes de la maladie antérieure. Elle a fait un nouveau traitement d'une bien moindre durée et a été complétement guérie.

Dans ce cas, la maladie était peu ancienne, et cependant il a fallu, la première année, un très-long traitement pour en triompher et faire rétrograder l'irritation. C'est que cette dermatose était venue à la suite et en quelque sorte en remplacement de la menstruation supprimée, ou des troubles qui en avaient été les premières conséquences. Il y avait donc là une cause intérieure ou générale d'une très-grande puissance, qu'il fallait faire disparaître pour que la peau pût être guérie. Nous allons voir, dans l'observation suivante, une affection analogue, mais beaucoup plus invétérée, qui s'est guérie au moins aussi facilement, plus facilement même, parce que la malade était dans des conditions précisément opposées, et d'ailleurs dans un âge plus favorable à toutes les guérisons.

8e Obs. — Mademoiselle M., de Chagny, âgée de quatorze ans, d'un tempérament lymphatique, d'une constitution forte, traitée à Uriage en 1844. Éruptions existant depuis la première enfance, d'abord au visage, puis sur différents points du corps. Parfois le mal a été réduit à quelques démangeaisons passagères, et c'était surtout en été qu'il disparaissait presque complétement. Mais depuis l'année dernière l'éruption a persisté pendant la belle saison, et cette année encore avec plus de force. Depuis trois ou quatre ans ce sont les membres, et surtout les inférieurs, qui ont été affectés. Bonne santé du reste. Les règles ont paru deux fois, en janvier et février. Elles ont reparu le 3 juin, trois jours après son arrivée à Uriage, et le 22. Cette dernière fois, elles ont été plus abondantes. A son arrivée, le 1er juin, la malade présentait de larges plaques eczémateuses au côté externe de la cuisse droite, sur la surface interne de la cuisse gauche, au jarret du même côté, et une petite plaque fort irritée sur le bras droit.

Elle avait subi antérieurement divers traitements, par des bains sulfureux en grand nombre, des pommades, des vésicatoires, cautères, etc. En dernier lieu, elle avait pris trente bains avec de l'amidon et de la gélatine, en même temps qu'elle faisait usage de l'iodure de potassium à l'intérieur. Elle fit à Uriage un premier traitement de vingt-neuf jours, par des bains à 35 ou 36° d'abord, puis par des douches à 44°, alternées avec les bains, et en dernier lieu par des bains tous les jours et des douches tous les deux jours. Elle prit ainsi vingt et un bains, neuf douches, et se purgea seulement cinq fois, malgré le conseil que je lui avais donné de se purger trois fois par semaine. Lorsqu'elle partit, le 29 juin, l'irritation était en grande partie dissipée. Les démangeaisons avaient presque disparu dès les premiers bains, et il n'y avait eu aucune exacerbation. Je recommandai néanmoins à la malade de revenir au mois d'août pour compléter son traitement, en raison de l'ancienneté de la maladie. Revenue au mois d'août, avec une recrudescence légère, elle a de nouveau pris, pendant quinze jours, des bains, des douches, et a bu fort peu d'eau, comme la première fois.

A son départ, le mal avait pour ainsi dire entièrement disparu, et l'hiver se passa presque sans retour d'irritation. Aussi, un nouveau traitement d'environ un mois, en 1845, acheva-t-il complétement la guérison; et depuis cette époque je n'ai plus eu de nouvelles de la malade. Du reste, il y avait ici une circonstance qui favorisait l'action du traitement thermal, c'est que la puberté venait en même temps modifier l'organisme de cette jeune fille. S'il y a un grand inconvénient, et souvent un danger sérieux, comme j'ai eu plus d'une fois l'occasion de le constater, à négliger les maladies chroniques de la peau, des glandes, etc., qui existent chez les enfants, et à ne pas les combattre par des traitements énergiques, sous le prétexte trompeur que la nature pourra d'elle-même les guérir, lorsque l'âge amènera cette révolution de l'organisme, il est vrai aussi que les traitements entrepris dans un pareil moment présentent fréquemment plus de chances de succès. Mais il ne faut jamais, à mon avis, remettre à cette époque, et surtout après cette époque, le traitement des maladies que l'on peut guérir auparavant, et qui s'aggraveraient peut-être par cette expectation.

9e *Obs.* — Madame X., de Valence, âgée de quarante-six ans, offrant un tempérament mixte, une constitution assez bonne. — Éruption eczémateuse très-intense, qui occupe toute la surface des seins, fort volumineux, et une grande partie des membres inférieurs. Une première éruption de ce genre, fort intense aussi, avait été guérie par un traitement de quinze jours à Uriage, en 1827. En 1837, à la suite de chagrins, nouvelle éruption, négligée pendant trois ou quatre ans, puis guérie par un traitement d'un mois à Uriage (trente et un bains et trente purgations). La malade continua de venir prendre les eaux chaque année, pendant une quinzaine de jours. Depuis deux ans, les règles ont cessé; il est survenu une oppression assez forte l'hiver, et, durant l'avant-dernier hiver, l'éruption ancienne a reparu sur les seins. La malade est venue à Uriage l'an dernier, n'y est restée que quinze jours, et, par suite, le mal n'a fait qu'augmenter. Elle revient cette année (1845) avec cette éruption fort intense et étendue, une assez grande gêne de la respiration, due en partie à l'embonpoint considérable de cette dame, et une oppression plus forte par moments, dans les temps orageux, par exemple.

(Bains mitigés d'abord, puis purs; quelques douches, sur la moitié inférieure du corps principalement. Purgation tous les deux jours, etc.)

La malade part le 18 août, n'ayant perdu que quatre ou cinq jours depuis le 8 juillet, que son traitement a commencé. L'irritation a disparu en partie et est en voie de guérison.

J'ai appris l'année suivante que cette dame s'était bien trouvée de son dernier traitement. Cependant elle devait revenir aux eaux; mais elle en a été empêchée par des circonstances imprévues. Sous ce rapport, cette observation n'est pas aussi complète qu'on pourrait le désirer. Mais elle est fort intéressante à plusieurs égards. Elle montre, chez cette malade, une disposition constitutionnelle toute spéciale, qui favorise le retour de semblables éruptions toutes les fois qu'une circonstance quelconque amène une perturbation dans sa santé, puisque, après avoir été déjà deux fois guérie par les eaux d'Uriage, la même affection s'est reproduite une troisième fois, après un assez long intervalle. Elle montre, comme une des observations précédentes, l'influence de la cessation des menstrues, et en outre l'influence des troubles de la respiration et de la circulation, que nous reverrons plus loin donner lieu à des désordres pareils du côté de la peau.

10e Obs. — Annette Tonnérieux, ouvrière en soie, de Vienne, vingt ans, lymphatique, médiocrement forte, d'une famille saine. — Affection eczémateuse (squameuse humide), qui date de l'âge de trois ans, a été longtemps accompagnée de teigne à la tête, et a occupé toute la surface du derme avant que cette jeune fille vînt à Uriage. Il y a deux ans, lorsqu'elle s'y rendit pour la première fois, la peau était généralement très-indurée, épaissie, et tout à fait coriace aux membres inférieurs, qui étaient en outre enflés. Aujourd'hui (1840), la maladie est bornée au poignet droit. La malade éprouve, d'ailleurs, assez souvent de l'oppression et des palpitations.

Après avoir subi à l'hôpital de Vienne des traitements divers et infructueux, elle se décida à recourir à l'action des eaux. En 1838, elle prit à Uriage cinquante bains, quatre douches et se purgea tous les deux jours avec huit verres d'eau minérale. Il en résulta une guérison complète. Le mal revint sur les bras au printemps suivant, et un second traitement de trente bains, à Uriage, le fit disparaître encore. Une nouvelle récidive a eu lieu aux membres supérieurs encore, l'hiver dernier; et un traitement de deux mois à l'hôpital a réduit l'éruption au poignet droit. Je lui fis suivre un nouveau traitement, dont je n'ai pas su les résultats, parce que la malade ne vint pas me voir avant son départ et que je n'ai point eu de ses nouvelles depuis cette époque. Il y a lieu de penser qu'elle a été guérie. Cependant la longue durée et la gravité de cette dartre, qui s'étendait à tout le corps, les altérations profondes qu'elle avait déterminées dans le tissu de la peau, me font regretter l'absence de renseignements ultérieurs.

11e Obs. — Ponce (Pierre), cultivateur, de Saint-Pierre de Mésages, 64 ans, constitution assez bonne, tempérament indécis. Eczéma chronique et fluent qui existe depuis dix ans. Il a occupé une grande partie du corps, mais à l'état de plaques peu intenses et passagères : les jambes seules ont été très-malades. Il n'y avait plus que la gauche, en 1842, dont la moitié inférieure présentât une squameuse humide assez forte, avec altération de la peau.

Ce vieillard a subi trois traitements à Uriage, en 1838, 39 et 40, le premier de quarante bains, qui guérit en grande partie le mal; les deux autres de dix ou douze bains, qui ont seulement maintenu le premier résultat obtenu. La maladie a repris plus d'intensité l'année dernière. Revenu en 1842, ce malade a pris encore douze bains, qui ont produit une notable amélioration; et il s'en est tenu là.

Cet homme nous offre l'exemple d'un fait que j'ai plus d'une fois observé à Uriage, sur des malades indociles qui ne veulent pas consacrer à leur guérison tout le temps et les soins nécessaires. Après avoir fait disparaître la plus grande partie de leurs maux par un premier traitement assez long parfois, d'autres fois déjà trop court, mais dont les résultats ont été plus heureux qu'il n'y avait lieu de l'espérer, ils reviennent, les années suivantes, prendre des bains et boire les eaux pendant quelques jours seulement. Ils parviennent souvent ainsi à calmer pour un certain temps les irritations qui leur restent, mais ils ne les guérissent pas, et après quelques années d'un pareil régime, ils finissent par rendre leurs maladies complétement incurables, parce que la peau, habituée à l'influence des agents médicamenteux, ne peut plus en ressentir suffisamment l'action.

D'autres fois les malades compromettent les résultats qu'ils ont obtenus, en cessant de revenir aux eaux avant que la guérison soit assurée pour l'avenir; car il ne suffit pas de guérir le mal existant, il faut encore prévenir son retour. Ainsi, fort souvent, lorsqu'un premier traitement a fait disparaître la maladie, on se dispense d'en faire un second, dont on ne conçoit pas la nécessité. A plus forte raison, s'il a fallu deux années pour obtenir la guérison, n'est-on pas disposé à recommencer une troisième année, pour faire ce que l'on appelle vulgairement un traitement de reconnaissance. On ne veut pas comprendre que, pour assurer la guérison d'une maladie chronique, surtout lorsqu'il s'agit des affections de la peau, si sujettes à récidiver, il faut, non pas seulement détruire le mal, mais, en outre, détruire l'habitude vicieuse contractée par les organes, qui ont vécu pendant longtemps d'une vie anormale et qui ont une tendance plus ou moins forte à reproduire les mêmes phénomènes, lorsqu'une cause d'irritation vient les y solliciter, si je puis ainsi dire. Et quel organe plus que la peau est exposé à l'influence des causes irritantes? Aussi résulte-t-il de cette négligence un grand nombre de récidives, qui ont d'abord l'inconvénient, pour l'ordinaire, d'annuler l'influence des premiers traitements et d'obliger à recommencer la médication comme si l'on n'avait rien fait, mais qui ont encore l'inconvénient plus grave de rendre parfois la guérison plus difficile qu'elle n'était d'abord, parce que l'économie ressent moins vivement l'influence des remèdes, ainsi que je l'ai expliqué dans la troisième partie de cet ouvrage. Sans doute ces récidives n'ont pas toujours lieu, et il arrive encore assez souvent que la guérison se maintient, même lorsqu'elle a été obtenue par un seul traitement, de même que l'on obtient parfois des guérisons réelles après un traitement écourté, de 10 ou 15 jours, par exemple; mais ce sont là d'heureux hasards, sur lesquels il n'est pas prudent de compter. Voici un exemple de ces récidives après une guérison non confirmée.

12e Obs. — Tiollier, de Saint-Pierre (Isère), âgé de vingt-neuf ans, lymphatique, d'une constitution assez forte.—Dartre squameuse humide très-intense (eczéma), uniformément étendue depuis le milieu des mollets jusqu'au bout des pieds. Un peu de furfuration sur le visage, suite d'une affection pareille, et sur la poitrine et le coude droit. Ces accidents dataient de neuf mois. Il avait, en outre, des douleurs rhumatismales vagues depuis plusieurs années, et ces douleurs ont diminué depuis l'éruption.

Arrivé à Uriage le 12 juin 1840, il prit tous les jours un bain d'une heure et demie au moins, à 35°, et se purgea tous les deux jours avec sept ou huit verres d'eau minérale. Le 20 juin, il avait depuis trois jours une poussée assez forte, avec gonflement des pieds et démangeaisons générales. Il partit le 10 juillet, après vingt-neuf bains et dix ou douze purgations, n'ayant plus qu'un peu de rougeur et de démangeaisons sur les parties affectées, où l'éruption avait presque complétement disparu.

Il guérit parfaitement ensuite, mais il éprouva, en 1842, un petit retour d'éruption qui l'obligea de revenir aux eaux, dont il avait pu se dispenser l'année précédente. La récidive ne fut pas très-grave chez lui, et parce que sa maladie n'avait pas duré très-longtemps, et parce que d'ailleurs la guérison avait été complète après le premier traitement. Mais, quand il s'agit de maladies invétérées et que l'on a cessé de les combattre avant que la guérison fût entièrement obtenue, les conséquences sont souvent bien plus fâcheuses, ainsi que le prouve l'observation suivante.

13e Obs. — Madame C..., de Viverolles (Puy-de-Dôme), âgée de cinquante-un ans, forte et replète, d'un tempérament lymphatique et sanguin, portait depuis dix ans un eczéma chronique très-intense, qui avait commencé par le cuir chevelu, s'était ensuite graduellement étendu sur beaucoup de points, et était arrivé à couvrir les membres supérieurs, la tête, à l'exception du visage, le cou et une grande partie du tronc. Elle avait inutilement employé toutes sortes de traitements de médecins et de charlatans, par des bains, des purgatifs, etc. Elle prit à Uriage, en 1842, vingt-cinq bains à 35°, dix douches à 43°, et se purgea quinze ou vingt fois. Je ne parle pas des autres moyens accessoirement employés, applications d'eau minérale, cataplasmes, onctions graisseuses, etc. La malade partit le 21 juillet, presque guérie. Il lui restait seulement un peu d'irritation aux mains, sous les seins et en quelques autres endroits.

Revenue en 1843, aux trois quarts guérie, elle partit n'ayant plus que des traces de sa maladie, un peu d'irritation à la jambe gauche seulement, et qui était en voie de résolution complète. Elle avait pris, cette seconde année, vingt-cinq bains, neuf douches à 44°, et deux douches à 36°. Elle s'était purgée tous les deux jours.

Malgré l'ancienneté de la maladie, d'après les résultats obtenus, il y avait certitude ou à peu près certitude que la guérison pourrait être terminée dans la saison suivante. Malheureusement, madame C..., qui avait une propension irrésistible à consulter tout le monde, à changer sans cesse de remèdes et à essayer de tout ce qu'on lui proposait, retomba dans son péché habituel. Après son traitement de 1842, elle avait éprouvé, au bout de quelque temps, une recrudescence assez forte, qui devait presque nécessairement avoir lieu à la suite d'une pareille médication, employée pendant trente-cinq jours seulement, contre une maladie aussi intense, aussi étendue et aussi ancienne. C'était assez de temps sans doute pour obtenir en définitive un bon résultat, et elle l'avait obtenu, puisqu'elle était revenue aux trois quarts guérie l'été suivant. Mais ce n'était pas assez pour prévenir les recrudescences consécutives qui ont presque toujours lieu en pareil cas, et qui sont d'autant plus fortes, d'autant plus prolongées, que le traitement thermal a été moins complet. Or, la recrudescence avait été très-forte chez madame C..., et avait duré une bonne partie de l'hiver. Il eût fallu, pour cette raison, que le séjour aux eaux fût un peu plus long la seconde année; mais la malade était pressée de rentrer chez elle, et ne demeura à Uriage que le même nombre de jours. Il s'ensuivit encore, quelque temps après les eaux, une recrudescence presque aussi forte que la première. Alors madame C... perdit patience, ne voulut pas attendre que cette irritation prît fin d'elle-même, et se mit entre les mains de quelqu'un qui lui affirmait que les eaux ne servaient à rien, et qui lui promettait une prompte guérison.

Pendant plus d'un an, elle suivit le traitement qui lui fut prescrit; mais, loin qu'il produisît de bons effets, il ne fit qu'entretenir et accroître l'irritation, et madame C... se trouva, en définitive, plus malade qu'elle n'avait jamais été. Alors elle reconnut sa faute, et se hâta de revenir aux eaux, en 1845.

Mais elle avait laissé un intervalle de deux ans dans leur emploi, avait perdu tout le bénéfice des années antérieures, et revenait par conséquent moins impressionnable à l'influence du traitement thermal déjà deux fois employé. Elle était d'ailleurs plus malade, l'éruption occupant une grande partie de la surface des membres, du tronc et de la tête. Aussi, après un traitement d'une quarantaine de jours, s'en alla-t-elle avec peu d'amélioration, et revint-elle, en 1846, presque dans le même état. Après un nouveau traitement de même durée, et dont les résultats immédiats étaient très-faibles, je désespérais presque du succès chez une personne qui avait usé et abusé de toutes sortes de remèdes, et je lui donnai le conseil, s'il ne survenait pas, dans le cours de l'année, une amélioration plus manifeste, de renoncer aux eaux d'Uriage. Mais la maladie prit ensuite une marche plus favorable, qui rendit courage à la pauvre patiente et la ramena aux eaux en 1847, parce que là seulement elle avait trouvé un réel soulagement à ses maux. Elle éprouva ensuite une amélioration plus marquée, et revint l'année dernière dans un état satisfaisant, l'éruption n'occupant plus qu'une des jambes et un peu les oreilles. Après ce dernier traitement, d'environ cinq semaines encore, la maladie était presque entièrement effacée et en voie de guérison complète. Cependant il est probable que l'hiver ne se sera pas passé sans quelque petit retour d'irritation, et, en tout cas, il est nécessaire que la malade fasse encore un traitement thermal cette année.

Ainsi, après deux traitements d'une durée ordinaire, qui avaient produit une amélioration assez considérable pour rendre la guérison à peu près certaine par un troisième, il a fallu quatre nouveaux traitements de trente-cinq à quarante jours, pour réparer le mal produit par une interruption déplorable, et ramener les choses à peu près au point où les avaient mises les deux premiers. Ce fait est un exemple des difficultés que l'on rencontre dans certains cas pour arriver à la guérison; mais en même temps il est un exemple assez remarquable de ce que l'on peut obtenir avec de la persévérance, dans les circonstances les plus défavorables. Je vais rapporter encore une observation qui montre, comme la précédente, l'intensité des irritations qui peuvent suivre un traitement un peu trop court, et précéder les résultats définitifs.

14e Obs. — Un instituteur, âgé d'environ cinquante ans, d'une forte constitution et d'une bonne santé pour l'ordinaire, vint à Uriage avec une éruption semblable à celle de madame C. et presque aussi considérable, car elle couvrait en grande partie la face interne des quatre membres, mais beaucoup moins ancienne. Au bout de peu de jours, il survint une vive exacerbation, qui dépassait les limites habituelles et qui persista ainsi, toujours très-intense et non interrompue pendant fort longtemps. Le malade perdait souvent patience et ne consentait qu'à grand'peine, d'après mes exhortations et les assurances que je lui donnais, à continuer son traitement. Enfin, au bout d'un mois de séjour, il vint me trouver, m'accusant hautement de l'avoir trompé de la manière la plus coupable, de lui avoir fait perdre son temps par des promesses dont je savais le peu de fondement, et il partit sans vouloir rien écouter et en me laissant pour adieux des injures.

L'année suivante, il vint me faire ses excuses et me témoigner ses regrets de n'avoir pas eu plus de confiance dans mes paroles. Il en avait été puni, me dit-il, car, pendant deux mois encore, il avait conservé tout entière l'irritation dont il souffrait tant au moment de son départ. Ensuite elle s'était dissipée sans le secours d'aucun remède, et il avait été fort étonné de se trouver guéri. Il lui restait seulement un peu de rougeur autour de l'une des malléoles, mais sans suintement, presque sans démangeaison, et il comptait prendre quelques bains seulement pour achever la cure de cette maladie si douloureuse et si pénible un an auparavant. Je l'engageai à ne pas trop se presser de quitter les eaux s'il voulait assurer sa guérison, à attendre au moins qu'il ne restât plus de trace de son mal. Je ne l'ai plus revu depuis.

Dans ce cas, l'exacerbation produite par les eaux a présenté une intensité et une durée que j'ai rarement eu l'occasion d'observer, et elle a continué, à peu près au même degré, pendant deux mois encore après la cessation du traitement. Il est certain que si le malade avait pris un plus grand nombre de bains, l'irritation aurait fini par se calmer ou pendant qu'il aurait été aux eaux ou très-peu de temps après son départ, ainsi que je l'ai vu plus d'une fois, et qu'il eût souffert beaucoup moins longtemps. En effet, lorsque le traitement est suffisamment prolongé, tantôt les irritations eczémateuses se calment pendant sa durée et vont ensuite de plus en plus s'effaçant; tantôt, si elles se sont maintenues jusqu'à la fin, comme cela se rencontre parfois, elles cèdent bientôt après que l'on a cessé l'usage des bains. Lorsque, au contraire, la médication thermale n'a pas été continuée assez longtemps, et cela ne peut être apprécié que par le médecin, d'après l'examen des conditions antérieures et actuelles du malade et de la maladie, alors les irritations encore existantes peuvent persister, comme chez ce malade, assez longtemps encore et avec une assez grande intensité; si elles étaient momentanément calmées, elles peuvent reparaître, soit immédiatement, soit au bout d'un ou deux mois, et alors elles durent plus ou moins longtemps, quelquefois jusque vers la fin de l'hiver suivant, comme cela avait lieu chez la malade de l'observation 13ᵉ, comme cela eut lieu chez d'autres encore que je n'ai pas cités. Enfin, si le traitement a été tout à fait insuffisant, le mal qui existait encore lorsque l'on a quitté les eaux, ou qui a reparu ensuite, peut persister indéfiniment et même s'aggraver, comme l'observation 3ᵉ nous en fournit un exemple.

J'ai parlé, au commencement de cette quatrième partie, dans les généralités relatives au traitement des maladies de la peau (p. 199 et 200), de la différence d'action des bains sulfureux, des bains de mer ou des bains salés, et des bains sulfureux et salés d'Uriage : je vais citer deux faits qui montreront parfaitement cette diversité de leurs effets sur les affections cutanées.

15ᵉ Obs. — M. B., de Saint-Étienne, soixante ans passés, tempérament lymphatico-sanguin, constitution assez bonne. Il était affecté, depuis plusieurs années, d'une dartre squameuse humide (eczema rubrum), qui couvrait toute la surface des mains et des doigts et qui le faisait beaucoup souffrir. Il était allé, trois années de suite, à un établissement thermal dont les eaux sont faiblement salines, mais sulfurées par une assez grande quantité de gaz sulfhydrique. Chaque fois il y avait fait un traitement d'au moins un mois, et chaque fois il en était parti avec ses mains plus malades, mais sans que cette irritation se calmât ensuite dans le cours de l'année. Il avait beau continuer, pendant l'hiver, de boire des mêmes eaux et d'en laver les parties affectées, le mal, au lieu de diminuer, n'avait fait que s'accroître depuis le commencement de cette médication persévérante.

A la fin du troisième traitement, qui avait duré plus de trente jours et pendant lequel le malade avait pris quarante bains ou douches, voyant son mal plus irrité que jamais, il demanda à son médecin s'il ne ferait pas bien d'aller essayer d'un petit traitement à Uriage. Le médecin l'y encouragea, mais en lui recommandant de boire seulement l'eau d'Uriage pour se purger et de ne point prendre de bains. A son arrivée, M. B. vint me consulter. Convaincu par expérience que les purgations seules ne pourraient le débarrasser, et convaincu avec d'autant plus de raison que plusieurs purgations lui avaient été administrées durant le traitement qu'il venait de subir; convaincu d'ailleurs qu'en pareil cas les bains d'Uriage sont beaucoup plus efficaces que l'emploi de l'eau à l'intérieur, et que leur efficacité serait encore plus certaine chez lui, au sortir d'une eau simplement sulfureuse, je lui conseillai de prendre tous les jours un bain, après s'être purgé le matin avec l'eau minérale.

Au bout de huit jours de ce nouveau traitement, le malade s'en alla complétement guéri, et la guérison ne s'est pas un moment démentie. Enchanté de ce résultat, M. B. revint l'année suivante à Uriage pour consolider son rétablissement, qui, du reste, ne laissait rien à désirer, car il ne lui restait pas la moindre trace de sa maladie. Je n'ai pas la prétention, comme on le pense bien, de rapporter tout l'honneur de ce succès aux eaux d'Uriage. Il est évident que la guérison avait été préparée par le traitement antérieur; mais celui-ci tout seul était insuffisant, puisque trois ans de suite il avait échoué, et il fallait, pour terminer la cure, des bains d'une nature différente qui, par leurs propriétés à la fois toniques et astringentes, pussent réprimer l'irritation produite par les premiers. On va voir, dans le cas suivant, l'eau d'Uriage jouer un rôle en quelque sorte opposé, relativement aux bains de mer.

16e Obs. — Un négociant de Romans, obligé, pour son commerce, d'être à peu près constamment debout, était tourmenté par une éruption eczémateuse des jambes, qui lui venait seulement l'été et qui n'était pas très-considérable, mais qui était pour lui fort incommode en raison de son genre de vie. Il vint à Uriage il y a quatre ans, y resta seulement dix ou douze jours et s'en alla se croyant guéri, parce que le mal, peu intense d'abord, avait presque disparu. Mais un pareil traitement ne pouvait suffire pour sa guérison : aussi, à peine rentré chez lui, vit-il son éruption reparaître. Alors il alla prendre des bains de mer à Marseille, et ses jambes se guérirent complétement. Mais, au printemps suivant, l'irritation recommença comme d'habitude. Il retourna aux bains de mer, et le mal disparut encore. Puis, en revenant de Marseille, il se rendit à Uriage et me fit part de son intention de prendre encore quelques bains d'eau minérale. Je l'approuvai et je le prévins en même temps que probablement il en résulterait une éruption nouvelle, mais de courte durée, et qui ne me paraîtrait pas désavantageuse après l'action trop répercussive des mains de mer. En effet, dès qu'il eut pris deux bains, cette éruption se manifesta, mais elle fut peu forte et se guérit en quelques jours. Il ne resta qu'une huitaine, et, lorsqu'il partit, ses jambes étaient complétement rétablies. Je n'en ai pas eu de nouvelles depuis cette époque.

Chez ce malade, où l'affection de la peau paraissait, au moins en bonne partie, déterminée par l'habitude d'être debout dans un magasin, sur un sol frais et humide, l'action éminemment fortifiante et astringente des bains de mer était assez bien indiquée. Cependant, comme il est rare qu'une maladie de ce genre, lorsqu'elle a duré assez longtemps ou qu'elle s'est reproduite à plusieurs reprises, ne soit pas liée, ou primitivement ou secondairement, à une disposition constitutionnelle plus ou moins forte, j'ai cru qu'il n'était pas inutile de favoriser, par quelques bains d'Uriage, une recrudescence qui ne pouvait être, avec de pareils bains, ni considérable, ni de longue durée, et qui pouvait prévenir les inconvénients d'une guérison trop brusque, d'une sorte de répercussion. Du reste, dans les cas de ce genre, l'eau d'Uriage seule réussit d'ordinaire très-bien en bains, en applications locales, etc., mais à la condition que le traitement soit continué au moins vingt-cinq ou trente jours. Lorsque l'on ne veut pas faire plusieurs traitements contre ces éruptions des jambes, ordinairement liées à une dilatation des capillaires sanguins de la région, il est souvent utile, après la guérison, de porter des bas lacés convenablement faits; mais si la cause générale qui a contribué au développement ou à la persistance de l'éruption, n'a pas été détruite par une médication suffisante et que l'on cesse plus tard l'emploi des bas lacés, il n'est pas rare de voir alors la maladie se reproduire immédiatement. On ne doit pas perdre de vue, dans le traitement de semblables éruptions, qu'elles sont dues fréquemment à deux causes réunies, la stase du sang dans les capillaires des jambes et une disposition générale vicieuse, sans laquelle il ne se serait pas formé une phlegmasie dartreuse.

Je me dispenserai de citer d'autres exemples d'irritation eczémateuse des jambes, et je passe à une localisation différente de l'eczéma, qui présente des phénomènes particuliers et fort importants : c'est la squameuse humide des oreilles.

17e Obs. — Charlotte R., âgée de vingt-neuf ans, femme de chambre, habitant Lyon depuis douze ans, ayant une constitution médiocrement forte, un tempérament lymphatico-nerveux, a été mal réglée pendant longtemps, sans que sa santé en souffrît. Depuis quatre ans elle éprouve des douleurs d'estomac, de ventre, de reins, etc. Depuis un an au moins ses règles sont devenues régulières, mais en restant toujours peu abondantes. Il y a deux ans qu'elle a commencé à ressentir des démangeaisons au pudendum ; et, environ six mois plus tard, il est survenu des démangeaisons avec un peu d'écoulement dans l'intérieur des oreilles, puis l'ouïe s'est altérée graduellement.

Arrivée à Uriage le 3 juillet 1839, avec son écoulement d'oreilles, une surdité incomplète, mais déjà assez prononcée, et les autres accidents dont je viens de parler, cette malade y est restée trente-deux jours. Elle a pris vingt-sept bains, six douches à température croissante sur les extrémités inférieures, de l'eau en boisson suivant les forces de l'estomac. Au bout de quinze jours, les oreilles sont devenues douloureuses sans que l'écoulement augmentât, et les douleurs sont restées vives pendant une huitaine, puis ont diminué graduellement. En même temps que les douleurs diminuaient, les démangeaisons et l'écoulement des oreilles ont subi une semblable décroissance; au départ de la malade, il ne lui en restait presque plus rien, et, ce qui est plus important encore, elle avait recouvré la faculté d'entendre à peu près aussi bien qu'avant sa maladie.

L'eczéma des oreilles, lorsqu'il envahit le conduit auditif jusqu'à une assez grande profondeur, est presque toujours accompagné d'une altération de l'ouïe plus ou moins forte, ainsi qu'on vient de le voir chez cette malade, et parfois d'une surdité à peu près complète. Mais alors la guérison de l'affection dartreuse entraîne le rétablissement de l'audition, et l'on n'a pas lieu de s'inquiéter de ce symptôme secondaire. Seulement, il est un motif de plus pour se hâter de guérir la maladie herpétique, parce que, si elle dure très-longtemps, elle peut laisser à sa suite un peu d'affaiblissement dans la faculté d'entendre. Il ne se passe guère d'année que je ne voie guérir à Uriage quelqu'une de ces surdités tenant à une cause dartreuse.

Mais un phénomène très-habituel, ou qui du moins survient dans le plus grand nombre des cas de ce genre, durant le cours du traitement, c'est une fluxion des oreilles, qui amène toujours, dans le moment, un redoublement de surdité ou la détermine si elle n'existait pas auparavant. Cette fluxion peut survenir dès les premiers temps du traitement, si on injecte de l'eau dans le conduit auditif, ou qu'on y dirige une douche plus ou moins forte; et, alors elle entrave, sans aucune utilité, la médication, par les douleurs dont elle est la cause. Il me paraît donc convenable, en général, d'éviter les moyens qui l'occasionnent aussi bien que les refroidissements par lesquels souvent aussi elle est produite. Mais, vers la fin du traitement, c'est-à-dire au bout de vingt, trente et quelquefois trente-cinq jours, elle survient presque toujours spontanément, surtout si l'on emploie alors les douches générales, mais sans que l'on ait besoin de les diriger sur la partie affectée. Dans ce cas, elle est très-favorable et joue complétement le rôle des crises. Aussi, après la fluxion passée, voit-on presque constamment la guérison marcher avec une très-grande rapidité et souvent se terminer en quelques jours, soit que l'on continue encore le traitement, soit que l'on ait cessé l'usage des eaux, mais à la condition toutefois que leur emploi ait été suffisamment prolongé. Je vais montrer encore un exemple de ce phénomène dans l'observation suivante.

18e Obs. — M. L..., de Lyon, trente et un ans, tempérament lymphatique, constitution assez forte. Eczéma chronique des oreilles depuis trois ans et du bord des paupières depuis l'enfance. Les paupières gauches sont à peu près guéries depuis dix ans ; les droites sont encore assez malades et sont dépouillées d'une partie de leurs cils. Les oreilles sont très-gonflées, dures, squameuses, humides après les frottements que nécessitent de vives démangeaisons, et irritées jusque dans l'intérieur du conduit auditif. Furfuration légère du cuir chevelu ; bonne santé d'ailleurs. On avait employé auparavant des vésicatoires, des pommades, etc.

Le malade se rendit à Uriage le 25 juin 1844. (Bains d'une heure et demie chaque jour à 35°, purgations avec dix ou douze verres d'eau minérale quatre fois par semaine ; après vingt bains, une douche à 44° tous les deux jours, etc.)

Départ le 27 juillet après vingt-sept bains, deux douches et quinze ou vingt purgations. Après la seconde douche, il est survenu aux oreilles une fluxion très-forte et très-douloureuse, avec fièvre violente, céphalalgie intense, etc., qui a duré cinq jours. Ensuite l'état des oreilles s'est beaucoup amélioré, et le malade part en bonne voie de guérison : les paupières, comme les oreilles, se rapprochent rapidement de l'état sain.

Affections eczémateuses compliquant les troubles de la respiration.

Sous ce titre, je rapporterai l'histoire de quelques affections eczémateuses du même genre, tantôt simples, tantôt compliquées de lésions élémentaires diverses, pouvant se montrer ou s'étendre sur tout le corps et survenant, au moins en grande partie, sous l'influence d'un trouble grave de la respiration et, par suite, de la circulation. Sous l'influence du traitement thermal, presque toujours, en même temps que la peau se guérit, on voit l'état de la poitrine s'améliorer notablement; quelquefois même, lorsque les sujets sont très-jeunes, les troubles de la respiration disparaissent complétement; mais, à un âge avancé, on ne peut guère espérer un pareil résultat.

19e Obs. — M. Boutéon, de Montélimart, quarante-huit ans, tempérament indécis, constitution médiocre. Rhumatisme ancien et très-intense qui se fit sentir en 1831, d'abord très-vivement à la poitrine, puis au membre inférieur droit, en tout six mois. Au bout d'un ou deux ans, il survint une attaque d'asthme, qui se répéta ensuite de loin en loin, en augmentant de fréquence et d'intensité. Il y a quatre ans, il lui survint une éruption très-intense et générale de rupia, de phlysacia, avec des bulles de pemphyx, et, depuis, cette éruption a toujours persisté, couvrant tout le corps de surfaces suppurantes et formant en certains endroits, aux jambes, par exemple, une large squameuse humide sur laquelle on voyait apparaître de temps à autre des bulles plus ou moins volumineuses. Tel était son état l'an dernier, avec des attaques d'asthme qui duraient parfois jusqu'à soixante heures et revenaient à peu près toutes les semaines. L'appareil digestif est toujours resté sain, au moins dans les intervalles. Il y avait un peu de palpitations et un emphysème pulmonaire considérable. Maigreur extrême, impossibilité de marcher, toux et catarrhe.

Ce malade avait employé sans résultat un grand nombre de remèdes divers, conseillés par les médecins de Montélimart et de Lyon, M. Grasset, M. Gensoul, etc. Depuis six mois, il ne quittait pas le lit, lorsqu'il vint à Uriage, le 29 juin 1841, dans un état d'émaciation et de délabrement extrême. Il prit vingt-trois bains à 36° et sept ou huit douches à 43°, et se purgea dix fois avec huit ou neuf verres d'eau. Plusieurs attaques d'asthme très-intenses ont interrompu le traitement, qui a duré jusqu'au 7 août.

La maladie de peau a disparu en grande partie deux mois après les eaux, et n'est restée qu'aux jambes, encore avec bien moins d'intensité. L'asthme est devenu aussi bien moins fréquent et moins intense. Il n'en a eu que trois ou quatre accès, mais ceux-ci assez forts, depuis le mois de janvier jusqu'au 2 juin 1842 que ce malade est revenu à Uriage. Cette fois il repartit le 2 juillet, après trente-un jours de traitement non interrompu. Le beau temps aidant, il n'a souffert de son asthme qu'un peu pendant les deux ou trois premiers jours, puis, dans le cours du traitement, une fois avec assez de force, pendant deux ou trois heures seulement. Une potion avec six gouttes de laudanum de Rousseau, dix ou douze gouttes d'ammoniaque et un peu d'éther, arrêta immédiatement l'accès. Nous l'avions souvent employée avec avantage chez lui l'année précédente.

Depuis cette époque, l'amélioration a été encore bien plus prononcée ; il est resté seulement un peu de rougeur et de desquamation aux jambes ; l'asthme a disparu pendant l'hiver, mais il en est encore revenu au printemps quelques accès.

M. B... a fait à Uriage un troisième traitement en 1843. La maladie de la peau a été complétement guérie. L'asthme a persisté, mais bien moins intense et moins fréquent qu'il n'était avant l'emploi des eaux. Plusieurs fois depuis j'ai reçu des nouvelles de ce malade, et son état se maintenait.

20e Obs. — M. Barbaret, de Lyon, ancien boulanger, âgé de soixante-dix ans, tempérament lymphatico-sanguin. Obligé d'abandonner son état en 1822, à cause d'une dyspnée très-intense qui, depuis plusieurs années, allait croissante, il a toujours conservé de la gêne dans la respiration (emphysème pulmonaire assez prononcé). Depuis plusieurs années ses jambes, fortement variqueuses, étaient enflées chaque soir. Au mois de janvier dernier il se manifesta des éruptions eczémateuses qui couvrirent presque tout l'avant-bras gauche, la jambe du même côté, et s'étendirent sur les épaules, le tronc et les membres du côté opposé, mais à un moindre degré. Il s'y joignit de l'œdème des membres gauches. Après divers remèdes, qui n'avaient produit qu'un peu de diminution dans l'irritation cutanée, le malade fut envoyé par M. le docteur Floret et M. Bonnet, de Lyon, aux eaux d'Uriage et d'Allevard. Arrivé à Uriage le 19 juin 1847, il prit quinze bains tièdes et cinq douches à 42°, se purgea tous les deux jours, et partit n'ayant plus que fort peu d'irritation eczémateuse. Il se rendit à Allevard, où il prit douze bains, but trois ou quatre verres d'eau minérale chaque matin, et vit son éruption reparaître sur plusieurs points. Une application de dix sangsues à l'anus ne l'arrêta pas. Il revint à Uriage le 28 juillet, présentant de nouveau une éruption assez forte, mais moindre cependant que la première fois. Je l'engageai à reprendre quelques bains, et il partit le 8 août, après avoir repris huit bains, débarrassé de toute éruption et de toute démangeaison. La peau est revenue à peu près partout à l'état naturel. L'oppression a peu varié pendant tout ce traitement, soit à Uriage, soit à Allevard.

J'ai revu ce malade l'année dernière. Son affection cutanée était complétement guérie depuis le traitement précédent. Il venait néanmoins, pour consolider sa guérison, prendre encore quelques bains à Uriage, après avoir passé une quinzaine de jours à Allevard. L'état de sa poitrine paraissait aussi un peu amélioré.

Ce malade, d'ailleurs, nous offre encore un exemple intéressant de l'influence diverse des bains sulfureux et des bains salés. Après avoir été d'abord, en 1847, presque complétement guéri par vingt jours de traitement à Uriage, il se rendit à Allevard, dont les eaux sont presque uniquement sulfureuses, et là, comme je l'en avais prévenu, il vit son éruption reparaître et persister avec opiniâtreté. Ce n'était pas un inconvénient réel, en raison de la dyspnée dont il était affecté, mais c'était un témoignage frappant de la différence d'action des eaux. Je l'avais engagé, si ce cas se présentait, à revenir terminer son traitement à Uriage; c'est ce qu'il fit, et avec un succès complet.

J'ai eu plusieurs fois à Uriage l'occasion de traiter des affections analogues aux précédentes. Toutes les fois que les malades y ont mis la persévérance nécessaire, je les ai vus obtenir de très-bons résultats, la guérison des irritations de la peau et au moins une amélioration notable dans les désordres des organes respiratoires. Ainsi, j'ai vu encore l'an dernier un jeune homme qui a été guéri complétement par les eaux d'Uriage, il y a huit ou dix ans, et des accès de dyspnée, auxquels il était sujet depuis son enfance, et de l'éruption générale dont il était en même temps affecté. Cependant, il lui était revenu l'année dernière quelques petites irritations des paupières et du visage, fort peu importantes d'ailleurs, mais dont l'apparition ne m'a point surpris, parce que ses parents, malgré mes conseils, avaient cessé trop vite de le ramener aux eaux, lors de sa première maladie. Du reste, sa santé générale et les fonctions des organes respiratoires ne laissent rien à désirer maintenant.

Mais, comme dans ces cas, soit sous l'influence des eaux, soit sous l'influence des variations atmosphériques, le traitement est assez souvent interrompu et tourmenté par des accès de dyspnée plus ou moins forts, il arrive parfois que les malades abandonnent trop tôt le traitement, et n'obtiennent, par suite, que des résultats incomplets. Il est, d'ailleurs, des circonstances où l'état des organes thoraciques ne saurait être modifié que faiblement par la médication. Mais voici un exemple, assez différent des précédents, qui montre encore tout ce que l'on peut obtenir, chez les enfants, dans des affections compliquées, surtout lorsqu'elles sont peu anciennes.

21e *Obs.* — Devaux, de Voreppe, sept ans, tempérament lymphatique, constitution médiocre. Il est venu à Uriage en 1841, pour une éruption remarquable d'eczéma impetiginodes, couvrant toute la surface du corps, et compliquée d'une oppression assez forte, d'un gonflement considérable du ventre, avec ballonnement, dureté, sensibilité, et infiltration séreuse de la moitié inférieure du corps. Cette maladie durait depuis sept mois. (Bains d'eau minérale tiède. Trois verres de cette eau tous les deux jours.) Après avoir suivi ce traitement pendant 22 jours, le malade fut obligé de se reposer, par suite de l'état d'irritation où il se trouvait. Au bout de 12 jours, il revint, moins fatigué, prit encore environ douze bains et six douches, et partit le 15 août, dans un état infiniment meilleur, n'ayant plus que l'irritation de la peau et à un faible degré.

Affections eczémateuses dégénérées.

Je vais maintenant citer trois faits dans lesquels la peau, depuis très-longtemps malade et présentant un mélange d'eczéma et de lichen agrius, avait subi des altérations très-profondes, et se trouvait dans des conditions telles que la guérison devenait extrêmement difficile. Je ne les donne pas comme des exemples de succès, n'ayant pu, dans les deux derniers cas, connaître les résultats ultérieurs du traitement, qui cependant avait beaucoup amélioré l'état du mal.

22e *Obs.* — Boyle, de Saint-Laurent (Loire), trente ans, tempérament lymphatique, constitution forte.

Eczéma général et très-intense, mêlé de lichen agrius, et existant depuis l'enfance. Dans le bas âge, le cuir chevelu a été aussi couvert d'une teigne, qui a en partie dénudé de cheveux la surface du crâne. La peau des membres, qui a été plus fortement affectée que celle du tronc, est profondément altérée, sèche, dure, épaisse, présentant encore du suintement et des squames dans certains points, dans les autres des vésicules et des papules éparses, partout des démangeaisons très-vives. Je déclarai d'abord au malade qu'il y avait peu de chances de succès dans une maladie aussi grave et datant presque de sa naissance, c'est-à-dire de trente ans, et que ce n'était qu'avec des traitements fort longs et répétés pendant plusieurs années que l'on pouvait espérer de réussir. Il se montra disposé à la combattre avec toute la persévérance nécessaire.

Il a fait, en 1845, un traitement de deux mois et demi, et il est revenu l'année suivante dans un état d'amélioration bien prononcé. Il a fait alors, depuis le 2 juin jusqu'au 23 août, un nouveau traitement durant lequel il a pris cinquante-deux bains et seize douches. Le mal était en voie de guérison presque partout; autour des poignets et des coude-pieds seulement il restait encore une assez vive irritation. J'aurais désiré alors que ce jeune homme pût aller prendre, pendant une quinzaine de jours, les bains de mer de la Méditerranée, qui, à la suite d'un pareil traitement, me paraissaient pouvoir offrir de grands avantages, sans qu'il y eût aucun inconvénient à en redouter. Mais le malade me répondit qu'il ne pouvait faire un pareil voyage, et il partit dans des conditions bien meilleures encore que l'année précédente. Malgré la gravité du mal, les résultats obtenus me faisaient espérer d'arriver à peu près à la guérison l'été suivant.

Malheureusement, au sortir des eaux, le malade se mit entre les mains d'un médecin qui lui avait promis de le guérir promptement, et qui le traita jusqu'au printemps de 1847, par des mercuriaux probablement et différents remèdes dont je n'ai pas connaissance. Il résulta d'abord de cette médication active que les effets ultérieurs ou consécutifs du traitement thermal, qui avaient été assez prononcés l'année précédente, furent complétement annulés; et de plus il en résulta que la maladie reprit toute l'intensité qu'elle avait en 1845. Le malheureux patient revint, honteux et confus, m'avouer ses erreurs et me demander de nouveau mes soins. Il a subi, en 1847 et 1848, deux nouveaux traitements très-énergiques et aussi prolongés que les deux premiers, mais sans pouvoir revenir encore au point où il en était arrivé à la fin du traitement thermal de 1846. Le mal s'est faiblement amélioré chaque fois, et je ne sais s'il sera maintenant possible, par les eaux, d'en débarrasser complétement la peau. Ce cas se rapproche, à beaucoup d'égards, de celui que j'ai cité dans la 13e observation. La guérison a paru un moment probable; puis, par l'imprudence du malade, elle est devenue beaucoup plus douteuse et peut-être impossible.

23e *Obs.* — Blanchet, de Saint-Albin (Isère), pauvre apprenti de la fabrique lyonnaise, lymphatique, assez fort, dix-sept ans.

Lichen agrius général, qui est devenu sec depuis trois ans. Il durait depuis l'enfance; mais, depuis quatre ans seulement, il avait pris une grande intensité. Il y en avait un peu moins cette année 1842; mais cependant les papules étaient encore très-nombreuses sur tout le corps, et la peau était sèche et altérée.

Il avait déjà fait à Uriage un traitement de deux mois en 1840 et un traitement d'un mois en 1841. La peau était devenue un peu moins dure et coriace. Il a pris de nouveau, en 1842, cinquante-quatre bains à 35° et six douches à 45. Il s'est purgé presque tous les deux jours. A son départ, le 15 août, la plus grande partie de l'éruption avait disparu, et la peau était dans un état beaucoup meilleur.

24e *Obs.* — J'ai eu à soigner, en 1838, un enfant de douze à treize ans qui, depuis son bas âge, était en proie à une affection dartreuse fort grave et répandue sur tout le corps. Les membres surtout présentaient une profonde altération de la peau, qui, après avoir été couverte des éruptions et des produits de la squameuse humide, était devenue sèche, coriace, parsemée de papules de lichen, de squames, etc. La santé générale en était altérée, le malade était assez maigre et chétif, et on renonçait à entreprendre une guérison jugée impossible, lorsqu'un honorable négociant de Lyon, qui avait depuis longtemps pris à tâche de soulager la misère de cet enfant, le fit venir aux eaux d'Uriage. C'était, dans ce genre de maladie, un cas presque aussi défavorable que possible, et à cause de l'ancienneté du mal, et à cause de l'étendue des surfaces affectées, qui comprenaient la plus grande partie du tégument externe, et enfin à cause de l'état de la constitution. Cependant je ne désespérai pas du succès, en y consacrant un temps suffisant. Après un traitement d'environ cinquante jours, le malade s'en alla dans un état notablement meilleur, et qui continua ensuite de faire des progrès. Mais, l'hiver suivant, survint, comme on devait s'y attendre, une recrudescence fort vive, qui sembla anéantir les effets des eaux, et qui toutefois ne rétablit pas le mal dans son intensité et sa gravité précédentes. L'enfant donc se rendit de nouveau à Uriage, l'année dernière, dans de meilleures conditions. Il y a subi un nouveau traitement à peu près aussi prolongé que le premier, et la peau s'est de plus en plus rapprochée de l'état sain. Je ne sais si, depuis lors, l'inflammation s'est encore reproduite avec intensité. Mais la guérison ne pouvait être obtenue aussi promptement. Toutefois, dans ces deux cas, en raison de l'âge des malades et des modifications produites par le traitement, il y avait tout lieu d'espérer qu'avec de la persévérance on parviendrait au succès.

DARTRES SÈCHES.

(*Dartres furfuracées d'Alibert, psoriasis, lepra vulgaris, pityriasis de Willan.*)

Il s'agit ici d'affections qui tantôt présentent encore des caractères inflammatoires bien manifestes, tantôt des signes d'inflammation à peine sensibles, qui parfois enfin semblent plutôt des dégénérations ou des altérations profondes du tissu cutané que de véritables inflammations. Leur ancienneté, d'ailleurs, influe puissamment sur ces caractères de leur état anatomique. Il résulte de ces différences dans leur nature, que les unes peuvent guérir assez facilement, quelquefois même plus facilement que les dartres humides dont je viens de parler; que d'autres ne cèdent qu'avec une grande difficulté; que, dans quelques cas même, ces maladies semblent être presque au-dessus des ressources de l'art, du moins quant à leur guérison complète; car on parvient généralement alors, avec des soins et de la persévérance, ou à obtenir une amélioration notable, ou à arrêter les progrès du mal, ce qui est encore d'une très-grande importance.

J'ai vu ainsi, dans un certain nombre de cas de psoriasis invétéré, l'eau d'Uriage échouer contre cette maladie, tandis que d'autres cas, presque aussi graves en apparence, n'ont pas résisté à l'influence de cette médication. Cependant je dois dire que ces insuccès que j'ai constatés ne sauraient être considérés comme bien concluants, même pour des cas semblables. En effet, les malades étaient très-anciennement et très-gravement affectés; ils avaient déjà subi des traitements nombreux et énergiques, par les eaux de Louesche, d'Aix en Savoie, de Bagnères de Luchon, d'Allevard, par des bains et des médicaments de diverse nature, etc., qui avaient nécessairement rendu la peau beaucoup moins impressionnable à l'action des bains et des douches. Chez presque tous, d'ailleurs, la médication par l'eau d'Uriage n'a pas été suffisamment poursuivie et suffisamment variée pour neutraliser ces circonstances particulières très-défavorables, et pour donner la certitude qu'il n'eût pas été possible d'obtenir davantage.

C'est dans les affections de cette nature les plus rebelles qu'il est surtout important d'obtenir une poussée, ou une surexcitation énergique, qui puisse modifier l'état de la peau ; car l'inflammation est le plus sûr remède pour changer la nature des tissus altérés, quand d'ailleurs elle ne peut par elle-même entraîner des résultats plus fâcheux. Mais il n'est pas toujours facile d'obtenir ces poussées, de quelque manière que l'on dirige le traitement, et c'est particulièrement alors qu'elles seraient le plus utiles, c'est-à-dire dans les affections anciennes et déjà éprouvées par un grand nombre de remèdes, que l'on parvient moins souvent à déterminer ces surexcitations favorables. Quoi qu'il en soit, je vais montrer par quelques exemples que, même dans des cas fort graves, on peut obtenir par les eaux d'Uriage des succès incontestables.

25e *Obs.* — M. F., de Lyon, âgé de soixante-cinq ans, ancien chapelier, d'une assez forte constitution, d'un tempérament sanguin, ne connaît dans sa famille aucune maladie chronique ou héréditaire. Il a été, dans son enfance, atteint d'achor mucifluus (*porrigo larvalis* de Willan, eczéma impétigineux de M. Rayer). Lorsque cette affection se dissipa, il lui resta à la tête des squames ou des furfures; et, dès cette époque aussi, il remarqua des plaques herpétiques, farineuses et accompagnées de fort peu de démangeaisons, sur les membres, sur les coudes, les genoux et un peu sur la poitrine. Compris, à dix-huit ou dix-neuf ans, dans la grande levée de 1793, il contracta la gale à l'armée, ce qui exaspéra beaucoup la maladie de peau préexistante ; et l'intensité de cette affection le fit, au bout de trois ans, libérer du service militaire. Dans sa jeunesse, il eut plusieurs fois d'assez fortes maladies, et alors la peau se débarrassait complétement pour se recouvrir, bientôt après, de nouvelles éruptions. Enfin, à vingt-cinq ans, il fut entièrement guéri par un traitement de quinze mois ; mais le mal revint au bout d'un an et ne disparut plus. En 1837, il se fit une forte éruption sur les membres inférieurs et le bassin, sur les oreilles, etc. Un traitement convenable calma ces accidents. Puis la maladie reprit l'hiver suivant une marche progressive et n'offrit plus d'amélioration jusqu'au mois d'avril 1839, qu'il survint une éruption générale et sans cesse croissante.

Lorsque le malade arriva à Uriage le 6 juin 1839, il avait tout le corps, les membres, la tête et même la plus grande partie du visage couverts de squames épaisses, dures, assez larges et assez adhérentes. Sa barbe longue, qu'il était impossible de raser ; des squames blanches, répandues sur presque toute la face et laissant voir, dans leurs intervalles, la peau rouge et irritée ; ses oreilles épaissies, rouges et squameuses, ses mains, son cou, en un mot toutes les parties visibles de son corps, présentant un semblable aspect, donnaient à ce malade une physionomie vraiment affligeante. Son traitement se composa principalement de bains d'eau minérale pure, où il restait chaque jour deux heures, et d'eau en boisson, à la dose de quatre à six verres d'abord tous les deux jours, puis de dix à douze verres qui le purgeaient modérément. Il le continua jusqu'au 19 juillet, et prit ainsi quarante-quatre bains.

Au bout de quelques jours de traitement, il y eut une poussée assez vive. La peau s'irrita, principalement sur les jointures des poignets et des coude-pieds, où elle se gerçait dans les mouvements et rendait la marche fort difficile et douloureuse. Le malade en était très-alarmé, malgré les assurances que je lui donnais d'une prochaine amélioration. Mais, après huit jours de vive souffrance, ces symptômes se calmèrent graduellement, le mal commença à décroître et la guérison suivit une marche assez rapide. Lorsque M. F. partit, il était presque entièrement guéri : le cuir chevelu, depuis fort longtemps malade, était revenu tout à fait à l'état sain ; le visage n'offrait plus que quelques rougeurs légères sur les parties latérales de la mâchoire inférieure. Il en était de même sur le tronc, où l'éruption, généralement effacée, laissait encore, en quelques points, de faibles rougeurs qui s'effaçaient de plus en plus. Sur la partie externe des avant-bras et des jambes seulement, il restait quelques plaques rouges moins avancées et dont la guérison ne pouvait être certaine. Mais, à part ces quelques points qui paraissaient susceptibles de conserver des vestiges de la maladie, tout le reste était guéri ou touchait à la guérison.

La maladie continua de s'effacer après le départ de M. F. Mais elle reparut au printemps suivant, comme on devait s'y attendre. Seulement, elle se remontra avec beaucoup moins d'intensité, et lorsque le malade revint aux eaux, un peu plus tard, il en avait seulement des plaques éparses sur les genoux, les coudes, sur quelques points de la surface externe des jambes et des avant-bras, et quelques-unes sur le cuir chevelu. Je lui conseillai un nouveau traitement, dans le but d'améliorer encore un peu son état et de maintenir ensuite la maladie à un développement très-restreint, mais en le prévenant bien que je ne désirais pas sa guérison complète, parce que ce mal existait depuis trop longtemps pour qu'il fût prudent, à son âge, de travailler énergiquement à en faire disparaître toute trace. Cette fois, M. F. fit à Uriage un séjour un peu moins long, et il n'y eut aucune recrudescence de l'éruption. La maladie se limita davantage et ne fit plus ensuite de nouveaux progrès.

Le malade revint aux eaux une troisième année, et alors, après une quinzaine de bains et quelques purgations, le tube digestif s'irrita et il survint du dévoiement. Quelques bains furent pris encore; mais ils ramenèrent le dévoiement, et j'engageai M. F. à quitter les eaux et à se contenter du résultat très-satisfaisant qu'il avait obtenu. Cependant il conservait un désir assez vif de se débarrasser entièrement de cette triste compagne de toute sa vie, et il voulut encore, l'année suivante, essayer de l'emploi des eaux. Mais au bout de dix ou douze jours, le dévoiement recommença, quoique le malade eût bu seulement quelques verres d'eau minérale, et se continua pendant plusieurs jours. Alors M. F. se décida à suivre mon conseil et à ne plus poursuivre davantage une guérison complète, qui n'aurait pu évidemment être obtenue sans que l'on eût à craindre une affection intérieure d'une nature beaucoup plus grave. Depuis cette époque il a joui d'une bonne santé, et son affection dartreuse, limitée à des surfaces fort peu étendues, ne lui cause aucune gêne.

Je vais rapporter un autre fait, qui montrera une maladie de ce genre, déjà assez ancienne, se guérissant d'abord par un traitement de vingt jours seulement, mais se guérissant en même temps que s'établissait une irritation de l'estomac qui a duré ensuite assez longtemps. C'est là en effet une circonstance qui peut favoriser la guérison des irritations de la peau. Mais ce n'est pas alors une guérison réelle, c'est un simple déplacement d'irritation, qui est rarement avantageux, et qui fait bien sentir l'inconvénient et le danger de l'abus des purgatifs.

26e Obs. — Mademoiselle D., de Lyon, seize ans, tempérament indécis, constitution délicate. — Psoriasis guttata datant de cinq ans, sur le visage, le cuir chevelu et les extrémités, principalement les jambes et les avant-bras. Les plaques sont disséminées et peu volumineuses. La malade avait pris vingt bains à Uriage en 1838, et cela avait suffi pour faire disparaître complétement le mal, qui n'est revenu qu'au printemps dernier (1840). Elle buvait tous les jours, dans ce premier traitement, cinq ou six verres d'eau minérale, ce qui paraît avoir irrité l'estomac. Ce n'était pas cependant une dose bien élevée, dans l'état où se trouvait alors la source; mais, répétée durant vingt jours de suite, c'était déjà une dose que beaucoup de personnes ne pouvaient pas prendre impunément. Du reste, ce n'est pas durant le traitement, mais seulement à la suite, que cette irritation s'est manifestée, ainsi que je l'ai signalé plus haut (p. 148) pour d'autres cas. Lorsque la malade a été rentrée chez elle, elle a souffert de l'estomac, les digestions sont devenues difficiles, douloureuses, en même temps que l'affection de la peau, en partie seulement effacée, achevait de disparaître. Il a fallu beaucoup de temps pour ramener les organes digestifs à peu près à l'état normal.

Revenue donc aux eaux en 1840, la malade a fait, cette même année et les deux années suivantes, trois traitements successifs de trente à trente-cinq jours chacun, et le mal a diminué d'année en année. Pendant ces nouveaux traitements, mademoiselle D. n'a presque point bu d'eau minérale; et, grâce à cette précaution, elle a pu échapper à un retour de l'irritation gastrique, qui était fort menaçant, car la seule influence des bains réveillait dans cet organe une susceptibilité bien prononcée. Enfin, après le dernier traitement, la malade est partie ne conservant plus qu'un petit nombre de plaques rouges; et consécutivement la peau est revenue complétement à l'état normal. J'ai su depuis, par le médecin de cette jeune personne, que la guérison s'était parfaitement soutenue.

L'observation suivante fournit encore un exemple des résultats importants qui peuvent être obtenus après qu'on a cessé l'usage des eaux.

27e *Obs.* — Henriette G., âgée de vingt-trois ans, habitant Aprieux (Isère), présente une constitution assez forte, un tempérament lymphatique, et jouit habituellement d'une bonne santé. Elle est bien réglée depuis l'âge de quatorze ans, mais toujours faiblement. Il y a trois ans, elle a eu une pleuro-pneumonie. Il y a six mois, il lui vint sur les cuisses une éruption mal déterminée; puis, à la fin de mai, en quelques jours, tout le corps se couvrit d'une éruption dartreuse sèche (*herpes furfuraceus circinatus* d'Alibert, *psoriasis guttata et diffusa* de Willan), plus rare sur le visage, la poitrine et le ventre, mais très-abondant sur les autres parties. Elle prit vingt-deux bains simples qui ne produisirent rien d'appréciable, et se rendit à Uriage à la fin de juin (1839). Elle y prit vingt-trois bains d'eau minérale, sept douches à 44° cent., but de l'eau tous les deux jours, à la dose de douze, quinze et même le plus souvent vingt verres. Je la saignai, en outre, dans les derniers jours. Elle partit dans un état d'amélioration bien prononcé, mais cependant conservant encore beaucoup de plaques dartreuses par tout le corps. Au bout de trois semaines, elle revint en grande partie guérie. Il lui restait seulement un assez grand nombre de plaques de psoriasis guttata aux membres inférieurs. Elle reprit onze bains, et partit le 25 août, ne conservant plus sur les membres inférieurs que quelques traces de l'éruption, qui s'effaçaient de jour en jour. Tout le reste du corps était parfaitement net, et les démangeaisons qui existaient assez vives dans le principe, surtout au pudendum, avaient complétement disparu.

Dans ce cas, la maladie n'était pas invétérée comme dans le précédent, et partant le succès, quoique plus complet, en est moins remarquable. Mais chez d'autres malades, qui étaient affectés depuis un temps beaucoup plus long, la guérison a suivi la même marche, seulement avec plus de lenteur.

28e Obs. — Parmi les faits de ce genre, je puis citer une jeune fille de Voreppe, jeune fille forte et d'une brillante santé, d'ailleurs, mais qui était atteinte d'une maladie semblable, déjà assez ancienne, et qui se rendit à Uriage en 1837. Cette affection existait sur tout le corps, mais principalement sur les membres, qui en étaient presque entièrement couverts. La peau épaissie avait acquis une grande dureté, une grande rigidité, et se montrait insensible à l'action des remèdes employés. Cette jeune fille resta d'abord aux eaux plus d'un mois, et malgré des bains nombreux, des douches, de l'eau en boisson, en dernier lieu même des bains où l'on ajoutait un verre du dépôt de l'eau minérale, etc., son état ne se modifia que faiblement. Elle revint aux eaux un peu plus tard, y subit un nouveau traitement d'environ trois semaines, et gagna encore quelque chose. Cependant ces deux traitements énergiques n'étaient pas restés inutiles. L'amélioration se prononça davantage quelque temps après, puis les progrès allèrent croissant, et le mal finit par disparaître presque complétement. En 1838, je revis cette malade aux eaux. Il ne lui restait que quelques petites plaques sur les coudes et les genoux, une ou deux seulement à chacune de ces jointures, et c'était si peu de chose que, n'en éprouvant aucune gêne et n'y attachant pas d'importance, elle ne voulut demeurer à Uriage que peu de jours, malgré ce que je pus lui dire pour l'engager à se débarrasser entièrement de ces vestiges si faibles d'une bien fâcheuse maladie. Du reste, il n'y a point eu de répullulation, comme je le craignais. La malade est revenue encore, en 1839, prendre quelques bains à Uriage, et les petites plaques herpétiques ne s'étaient nullement étendues. Cependant il eût été beaucoup plus prudent d'en poursuivre la complète guérison; car, tant qu'il subsiste quelque reste du mal, on ne saurait être parfaitement assuré qu'il ne fera jamais de nouveaux progrès. J'ai encore revu cette malade quelques années plus tard, et l'état des choses n'avait pas changé.

Je me dispenserai de citer d'autres cas analogues, qui n'apprendraient rien de plus que les précédents. Je mentionnerai seulement un fait assez curieux, qui m'a été présenté par une dame de Lyon.

29e Obs. — Elle était affectée d'un lepra vulgaris (affection mal à propos décrite comme espèce distincte du psoriasis) peu ancien encore, et peu étendu. Elle fit, à Uriage, un traitement de neuf jours seulement, par des bains et de l'eau en boisson; puis elle partit sans avoir obtenu grand changement encore dans son mal, mais en emportant de la boue minérale, ou du dépôt des eaux, avec lequel elle fit ensuite des frictions sur les parties malades. Au bout de quelque temps la guérison fut complète, et se maintint pendant trois ans. Mais, au printemps de la troisième année, cette dartre sèche reparut sous la forme d'un psoriasis guttata, beaucoup plus étendu que la première invasion. Cette dame alors revint aux eaux, fit un traitement de trente jours seulement, qui se montra insuffisant, ne produisit que de très-faibles résultats immédiats, et dont les effets consécutifs furent très-peu importants aussi, et n'amenèrent point une guérison comme la première fois. La malade, découragée, renonça à faire de plus grands efforts, et je ne l'ai pas revue. Enfin, je rapporterai deux observations remarquables, dont l'une démontre parfaitement les intimes rapports qui existent entre les dartres sèches et les dartres humides, et présente, d'une manière plus frappante, des faits que j'ai plus d'une fois constatés; dont l'autre nous offrira une de ces altérations graves, qui semblent liées à un état constitutionnel de mauvaise nature, et qui mettent souvent en défaut toutes les ressources de la médecine.

30e Obs. — Madame G., de Lyon, quarante-huit ans, bien réglée encore, excepté ce printemps (1847), où il y a eu une interruption de deux mois. La santé est bonne et aucun antécédent de famille ne révèle une disposition fâcheuse. Il y a trois ans, il commença de venir une petite plaque de psoriasis à l'avant-bras droit, puis il s'en développa à la hanche et à la jambe gauches. Il y avait parfois un peu de démangeaisons, mais l'irritation n'était pas forte. A la fin de cet hiver, le mal prit, en huit jours, beaucoup plus de développement, et la malade vint à Uriage, au commencement de juin, dans l'état suivant :

Larges plaques eczémateuses, suintantes (surtout après les frottements) sur la hanche, la partie antérieure et la partie postérieure de la cuisse gauche, en dehors et au-devant de la jambe correspondante, au membre inférieur droit également et aux deux coudes, etc. C'étaient bien des plaques eczémateuses, ayant tous les caractères de la squameuse humide, si ce n'est qu'elles occupaient plutôt les siéges du psoriasis et qu'elles avaient commencé par des plaques rouges sans suintement. L'irritation y était très-vive et les démangeaisons très-fortes. En beaucoup de points, on voyait encore l'état vésiculeux de l'eczéma peu avancé. Au cuir chevelu, il y avait des plaques furfuracées assez nombreuses, ressemblant au moins autant au pityriasis qu'au psoriasis. (Traitement de trente-cinq bains, cinq douches chaudes à 43° et 44° au milieu du traitement; une vingtaine de purgations.) L'éruption des membres avait conservé dans sa marche le caractère de l'eczéma et avait en bonne partie disparu. Néanmoins je conseillai un second traitement thermal pour le mois d'août, et la malade revint en effet au commencement d'août. Le mal avait complétement disparu en plusieurs points ; mais, partout où il restait, il formait des plaques d'un psoriasis parfaitement caractérisé, qui, au bout de vingt-six jours de nouveau traitement, s'était fort peu modifié, disparaissant en quelques endroits pour revenir dans d'autres. Les coudes en étaient couverts.

J'ai revu cette dame un mois plus tard. La maladie n'avait point changé de caractère et n'avait presque pas diminué depuis la cessation du traitement. C'était un psoriasis des plus rebelles et qui ne paraissait pas devoir se modifier beaucoup par suite du traitement thermal. Je n'ai pas eu de nouvelles de la malade depuis ce moment.

31e Obs.—Marie Trouillon, d'Herbeys, vingt ans, lymphatique, médiocrement forte, présente une affection bizarre et remarquable, une sorte de psoriasis qui existe aux deux mains, aux poignets et à la partie inférieure des avant-bras et qui me paraît avoir un cachet scrofuleux. Il couvre toute la surface des mains et des doigts, dont la peau est uniformément altérée et racornie; et les doigts sont tous comme crispés, maintenus dans une flexion presque complète des premières phalanges sur la main et des phalanges les unes sur les autres. La flexion des dernières phalanges, toutefois, est moins considérable que celle des premières. La peau offre des croûtes jaunâtres ou grisâtres d'une certaine épaisseur, très-dures et comme verruqueuses en certains points. Vers les poignets, où le mal n'est pas partout continu, on observe des plaques intermédiaires, par leur caractère, à celles du psoriasis guttata et à celles d'une syphilide à larges tubercules ou de certains lupus non ulcérants. Il y a aussi un peu d'irritation et de croûtes aux bords des paupières gauches. Un des éléments principaux de cette maladie paraît être une affection des follicules, compliquée avec le psoriasis, et formant en quelques endroits des croûtes analogues à celles de certains varus sébacés, chroniques, chez les adultes, ou de la mélitagre chronique.

Elle avait subi, l'année précédente, à Uriage, un traitement de vingt jours, qui a seulement guéri le nez, où existaient des croûtes pareilles à celles des paupières. Nouveau traitement en 1840, par des bains, des douches à 45° et de l'eau en boisson. Mais je n'en sais pas les résultats.

Je n'ai cité jusqu'à présent que des exemples empruntés aux formes graves des dartres sèches : c'est qu'en effet celles-là doivent surtout appeler notre attention, par l'importance plus grande qu'elles présentent et la plus grande difficulté de leur guérison. Toutefois, je ne dois point passer sous silence le pityriasis, qui est parfois assez incommode par les démangeaisons qu'il occasionne, qui d'ailleurs, lorsqu'il siége au cuir chevelu, présente l'inconvénient assez grave de faire souvent tomber une partie des cheveux. Dans les cas aussi où il occupe ce dernier siége, sa guérison est généralement plus difficile, surtout s'il est fort ancien; mais cependant il est loin de pouvoir être comparé au psoriasis sous ce rapport, et presque toujours même il cède plus facilement que l'eczéma. Lorsqu'il siége sur le tronc et sur les membres, il suffit souvent d'un traitement de quinze ou vingt jours, parfois répété deux années de suite, pour en triompher complétement. Néanmoins, dans les régions chargées de productions pileuses, il offre un peu plus de ténacité et se rapproche du pityriasis de la tête sous ce point de vue. Mais il ne faut pas confondre le pityriasis pudendi avec le prurigo de la même région, qui est souvent si difficile à détruire. — Je ne consignerai ici que deux observations, l'une qui se rapporte au pityriasis simple et bien caractérisé, l'autre qui offre une affection complexe et qui, pour les lésions de la peau, se rapproche en même temps de toutes les formes dartreuses.

52e *Obs.* — Molingat, cultivateur, âgé de trente-trois ans. Constitution robuste; tempérament sanguin et musculeux. Un de ses frères est aussi affecté de dartres. Pour lui, il offrait, à son arrivée, le 10 juillet 1837, des plaques furfurantes assez larges, mais peu irritées et peu chargées de squames, sur le ventre, la poitrine, le dos et les lombes. Il avait également tout le cuir chevelu couvert d'une fine desquamation. Cette maladie datait de trois ans et n'avait jamais été accompagnée de très-fortes démangeaisons. (Bains minéraux tous les jours ; lotions sur les parties malades, le soir en se couchant ; chaque matin, douze verres d'eau minérale, qui produisaient une abondante purgation.)

18 juillet. Après huit bains, il n'y a plus nulle part ni squames, ni rougeurs, si ce n'est, à la base de la poitrine, trois ou quatre points rouges, de la largeur d'une lentille et peu enflammés.

22. Depuis hier, le malade a ressenti quelques cuissons sur la partie postérieure et supérieure des hanches, le long de la crête iliaque et jusqu'à l'articulation sacro-vertébrale. Il y a, dans les points que je viens d'indiquer, un peu de rougeur et de fendillement de l'épiderme. Du reste, tout le corps est parfaitement net.

Deux ou trois jours plus tard, le malade partit, après avoir pris une quinzaine de bains, entièrement guéri, et de l'affection qui l'avait amené, et de cette petite irritation secondaire ou de cette légère poussée qui était survenue dans les derniers jours, par l'influence du traitement.

33e Obs. — Miquet, taillandier, de Moyrans, âgé de vingt-six ans, sanguin-nerveux, d'une constitution passable. Douleurs dans le côté droit, pendant deux ou trois ans; puis, au commencement de l'hiver dernier, irritation de la peau des mains, qui se gerçaient sur les deux faces. Vers Noël dernier, les mains étant guéries, le genou droit est devenu très-douloureux et gonflé, incapable de mouvements. Bientôt après, l'irritation des mains a reparu, et des plaques farineuses se sont montrées sur les genoux.

A son arrivée à Uriage, les douleurs du genou étaient bien moindres. Elles augmentaient par les changements de temps. Celles du côté n'existaient plus depuis l'invasion du mal dans le genou. Sur les deux genoux il y avait des plaques furfuracées, analogues, par leur aspect, à celles du psoriasis, couvrant toute la surface des rotules et s'étendant au delà. La peau des mains était encore fort irritée, fendillée sur les jointures, rude et se dépouillant d'épiderme par les frottements. On avait employé des pommades pour le genou droit, des lotions avec le sulfure de potasse, des purgations et quarante sangsues sur le genou.

Ce malade a pris à Uriage quatorze bains à 35°, et quatorze douches à 45 et 46°. Il s'est purgé quatre fois. A son départ, le 27 août 1843, après vingt-huit jours de traitement, il n'y avait plus rien à la peau. Les douleurs du genou étaient à peu près nulles. La marche était aussi facile qu'avant la maladie, mais seulement le membre un peu plus faible.

Il résulte de ce qui précède que, malgré une analogie assez prononcée dans leur marche générale, les diverses formes dartreuses se modifient diversement sous l'influence du traitement thermal d'Uriage, et que les dartres humides, dans lesquelles l'irritation et la vie en quelque sorte sont beaucoup plus actives, se guérissent en général bien plus facilement et plus sûrement que les dartres sèches. Dans les affections eczémateuses, presque toujours il y a, au début du traitement, une sédation plus ou moins forte, qui parfois conduit directement et sans intermédiaire à la guérison, mais qui, plus souvent, est suivie d'une recrudescence variable et par son intensité et par sa durée, ou de recrudescences répétées, avant que survienne une amélioration définitive. Du reste, dans ces affections morbides, lorsque l'on fait un traitement assez long et convenablement dirigé, la guérison est assurée, à moins que la maladie n'existe depuis un très-grand nombre d'années et n'ait produit des altérations très-graves; en un mot, à moins de circonstances tout à fait exceptionnelles. Tantôt la guérison s'obtient par un seul traitement, fait en une seule fois ou en deux fois, dans la même année; tantôt il faut revenir aux eaux pendant deux ou trois ans de suite, pour les cas les plus invétérés et les plus rebelles. Mais, dans tous les cas, pour prévenir des récidives plus ou moins éloignées, il est prudent de faire un nouveau traitement après que le mal a disparu, ce qui souvent alors reproduit un peu d'irritation et puis l'enlève définitivement.

Dans les dartres sèches, parfois on voit aussi le mal décroître d'abord assez rapidement; mais le plus souvent on n'aperçoit pas d'abord de changements bien prononcés, et ce n'est qu'au bout d'un temps assez long que les altérations de la peau s'effacent lentement. Le plus souvent aussi les phénomènes de recrudescence ne se produisent pas ou sont très-peu apparents; quelquefois ils se développent avec une très-grande intensité, et leur apparition varie beaucoup, quant à l'époque où elle se montre et quant à sa durée. Mais dans ce genre de maladie, à l'exception du pityriasis (dartre furfuracée volante) qui se guérit en général assez facilement et assez rapidement; dans les dartres sèches, la guérison est moins certaine, plus souvent suivie de récidive, et demande plus de persévérance et plus d'énergie dans le traitement. Cela, du reste, n'est point particulier aux eaux d'Uriage, car j'y ai vu souvent des psoriasis qui avaient été inutilement traités par beaucoup d'autres eaux et beaucoup d'autres remèdes; cela dépend, d'ailleurs, en partie de la nature même du mal, qui est beaucoup moins facile à modifier, en partie de ce que, ses symptômes étant moins incommodes et moins douloureux pour l'ordinaire, on ne se décide que très-tard à en poursuivre la guérison, ou l'on ne met pas dans les traitements tout le soin, toute la persévérance nécessaires.

Dans les cas rebelles, ce qu'on obtient du moins presque toujours, avec plus ou moins de facilité, c'est de borner la maladie et de l'empêcher de faire de nouveaux progrès, c'est aussi fort souvent de chasser la maladie de la plupart des points qu'elle occupe, et de la réduire à quelques surfaces d'élection, où elle se confine comme dans ses retranchements. Alors, la résistance acquiert bien plus d'énergie, et la médication la mieux dirigée, dans certains cas, reste impuissante.

J'ai parlé tout à l'heure de traitements faits en deux fois dans la même année et à peu d'intervalle : quels cas réclament une pareille méthode? En général, dans le traitement des affections de la peau, il faut continuer l'emploi de l'eau minérale tant qu'elle produit une action manifeste, tant que la maladie en éprouve des changements sensibles. Cesser la médication alors que la guérison n'est pas assez avancée, c'est s'exposer à perdre, en tout ou en partie, ce qui a déjà été obtenu. Il ne faut donc pas interrompre le progrès pour reprendre, à une époque plus ou moins éloignée, un traitement qui ne saurait retrouver le mal dans les conditions où il l'aurait laissé. Mais si, après un traitement assez long, la maladie devient stationnaire; si, malgré les changements apportés à la médication pour la rendre plus active, elle reste sans influence appréciable, alors il convient de l'abandonner pour y revenir plus tard, quand l'effet consécutif des eaux aura été produit, et que le repos et le changement de régime auront de nouveau rendu l'économie impressionnable à l'action de l'eau minérale. Aussi, pour les dartres anciennes et très-étendues, je conseillerais de se rendre aux eaux de bonne heure, afin de pouvoir y rester autant que l'exige une guérison complète, ou de pouvoir y retourner avant la fin de la saison, si le cas le requérait.

Il est encore un cas où il convient parfois d'interrompre la médication, c'est lorsque des poussées trop violentes et prolongées rendent le traitement très-pénible et très-douloureux, et que l'irritation semble être entretenue par la continuation même des moyens employés. Alors il y a quelquefois avantage à laisser calmer cette excitation par le temps, par un régime adoucissant, etc., avant de revenir à l'emploi des eaux, sous les diverses formes de leur administration.

Convient-il de cesser le traitement avant que le mal ait complétement disparu? Je l'ai déjà dit, les affections dartreuses sont de leur nature fort rebelles et très-sujettes à récidiver, parce qu'elles sont ordinairement le résultat d'une fâcheuse disposition de l'organisme; et, alors même que leur origine n'est pas très-éloignée, si on n'a pas imprimé à l'économie une modification assez considérable, on ne saurait compter sur une guérison de bien longue durée. Si donc on a affaire à une maladie qui ait disparu, sous l'influence des eaux minérales, assez rapidement, en quinze jours, par exemple, et que l'on s'en tienne à un *approchant* de guérison, on sera fort exposé à voir le mal se reproduire plus ou moins promptement. C'est ce qui est arrivé à plus d'une personne, qui, pour avoir cru à d'imprudentes assurances, et quitté Uriage lorsqu'elles n'étaient qu'*à peu près* guéries, ont éprouvé bientôt des récidives, et ont eu beaucoup plus de peine les années suivantes à obtenir une guérison définitive. Il faut donc ne pas se fier trop facilement à un rapide succès, et attendre qu'il soit parfaitement confirmé, avant de cesser l'usage des eaux. On m'opposera des guérisons solides qui ont eu lieu ainsi en fort peu de temps, et qui se sont confirmées ensuite, quoiqu'on n'eût pas attendu qu'elles le fussent pour abandonner le traitement. Sans doute ces choses s'observent; mais ce sont là des cas heureux, et l'on ne doit point se régler, pour tous les cas, sur de pareilles observations, si l'on veut obtenir des résultats certains et durables.

J'ai déjà dit, à propos des affections eczémateuses, qu'il était toujours imprudent de cesser le traitement avant que la recrudescence se fût produite et que la marche du mal vers la guérison fût bien nettement établie. Cela se rapporte au traitement de la première année, à la fin duquel, quand il s'agit d'une maladie un peu sérieuse, on voit rarement la peau revenir immédiatement et d'une manière complète à son état normal. On n'a donc pas besoin, lorsque la recrudescence s'est faite et se termine, d'attendre que toute trace du mal ait disparu, pour quitter les eaux, et la guérison ne se produit pas moins ultérieurement. Mais, lorsqu'il s'agit d'un traitement de seconde année, qui n'occasionne plus guère de recrudescence, si celui de la première année a été suffisant, et qui doit amener des résultats plus définitifs, il est important de ne le terminer, autant que possible, qu'au moment où le rétablissement est complet ou à peu près complet. Quant aux dartres sèches, au psoriasis particulièrement, quoi qu'il puisse aussi disparaître ultérieurement par l'effet consécutif des eaux, ainsi que le prouvent certaines des observations précédentes, cependant, comme sa guérison est beaucoup plus difficile, il importe de mener la cure aussi loin que possible, dès la première année, et de ne pas cesser la médication avant que les traces du mal soient en grande partie effacées, à moins que le médecin ne juge, par la durée du traitement ou les résultats obtenus, que l'on peut sans inconvénient se retirer.

Quant à la température et à la durée des bains

employés contre les maladies de la peau, elles doivent nécessairement varier suivant les individus et suivant le caractère de leurs affections morbides. Je n'entrerai dans aucun détail à cet égard.

MÉLITAGRE (*impetigo* de Willan).

Près des affections dartreuses, j'en rangerai, à l'exemple d'Alibert, une autre qui ne saurait être mieux classée, à mon avis : c'est la mélitagre. Elle est beaucoup moins fréquente que les dartres proprement dites et se voit à Uriage plus rarement. Néanmoins, j'ai eu encore l'occasion d'en traiter un certain nombre de cas. Elle s'y guérit à peu près aussi bien que l'eczéma, mais son traitement, en général, m'a paru devoir être au moins aussi prolongé que celui de cette dernière maladie. J'en citerai seulement une observation, qui est remarquable, parce qu'elle présente, en même temps, un exemple de la forme aiguë et de la forme chronique; parce qu'elle présente, en outre, la complication d'un asthme spasmodique très-intense et qui a été avantageusement modifié par l'action des eaux, de même que d'autres cas rapportés précédemment.

34e Obs. — M. X..., de Châlons-sur-Saône, âgé de près de vingt ans, présentant une constitution médiocrement forte, un tempérament lymphatique, fut affecté, jusqu'à neuf ans, d'éruptions croûteuses à la tête, au visage et même un peu sur le corps. En outre, il n'avait pas encore atteint la fin de sa première année lorsqu'il fut pris d'un asthme dont les accès revenaient très-fréquemment, une fois par semaine à peu près, duraient tantôt un seul jour, tantôt plusieurs et parfois même jusqu'à cinq jours de suite. Il en souffrit, d'une manière à peu près continue, durant tout un hiver. Pendant une année que ce jeune homme demeura dans un autre pays, à Autun, il fut complétement débarrassé de cette dypsnée, qui reprit son cours habituel lorsqu'il rentra dans son pays natal et soit qu'il habitât la ville ou les campagnes environnantes. Il fut aussi momentanément guéri pendant deux saisons passées aux eaux du Mont-d'Or. Mais chaque fois le mal revint après qu'il eut quitté les eaux. Les accès débutaient constamment la nuit et étaient toujours plus forts la nuit que le jour, quand ils se prolongeaient dans le jour. Du reste, la santé générale était bonne, à l'exception de rhumes assez fréquents jusqu'à l'âge de dix-sept ans, et qu'il n'a plus éprouvés depuis cette époque. À dix-huit ans, il lui survint au visage une éruption mélitagreuse très-forte, et puis, dix mois plus tard, à la suite de bains sulfureux pris pour combattre cette mélitagre, une éruption à croûtes brunes ou grises sur les membres et une éruption papuleuse sur le ventre. Cette dernière disparut vite; celle des membres, qui était une mélitagre chronique, persista. Quinze bains sulfureux, vingt bains au sublimé, des pommades, etc., diminuèrent un peu l'affection du visage sans la guérir.

Arrivé à Uriage le 6 juillet 1839, huit mois après l'invasion du mal sur les membres, M. X... prit quarante et un bains, se purgea tous les deux jours avec cinq verres d'eau minérale et fit beaucoup d'exercice. Je dois noter qu'il n'y avait chez lui aucune lésion organique et que je n'ai trouvé rien d'anormal dans les phénomènes respiratoires, examinés dans l'état de calme. Au moment des accès d'asthme, il y avait des symptômes peu prononcés d'emphysème pulmonaire. Le jour de son arrivée, il éprouva un de ces accès qui dura deux jours; mais, dès qu'il eut commencé l'emploi des bains, il n'en a plus rien ressenti, si ce n'est, dans les derniers jours, un petit accès qui a disparu dans le bain. Lorsqu'il partit, le 20 août, les plaques croûteuses des membres étaient entièrement effacées; l'éruption du visage, également guérie, ne laissait plus qu'un peu de rudesse à la peau, et le cuir chevelu, auparavant couvert d'une desquamation furfuracée dont le malade ne se rappelait pas l'origine, était aussi revenu à peu près à l'état normal.

Comme les eaux du Mont-d'Or avaient guéri momentanément l'asthme, comme les bains sulfureux pris l'année précédente avaient aussi produit une amélioration passagère sous ce rapport, je craignais qu'il n'en fût de même encore cette fois, et que les excès de dyspnée ne revinssent ensuite. Mais il n'en a rien été d'abord, et pendant tout l'hiver le malade a pu se croire débarrassé de cette maladie si pénible. L'affection de la peau, au contraire, après avoir été complétement effacée pendant quelques mois, a reparu au commencement de l'hiver. Du reste, c'est là un événement très-fréquent dans ces affections chroniques du derme, à la suite d'une guérison produite par un premier traitement, parce que souvent un seul traitement ne peut suffire à changer les dispositions organiques ou constitutionnelles qui résultent de la maladie ou qui en ont été le point de départ. L'asthme, d'ailleurs, ayant reparu au printemps, ce jeune homme est revenu aux eaux par un double motif. Il y a fait un nouveau traitement en 1840, et un autre en 1841. Par suite, l'affection de la peau a été complétement et définitivement guérie; mais l'asthme a persisté : chaque fois seulement il a disparu pendant plusieurs mois pour revenir ensuite. Plus tard, le malade a fait un voyage de deux ans dans l'Amérique du Sud. Durant tout ce voyage, la poitrine a été débarrassée; puis, les accès d'oppression ont recommencé en France.

MALADIES DES FOLLICULES DE LA PEAU.

Parmi ces affections, généralement très-rebelles,

il en est qui se présentent communément à Uriage, par exemple, les diverses formes du genre *Varus* d'Alibert (*Acné* et *Sycosis* de Willan), et particulièrement la mentagre et la goutte-rose ou couperose. Il y a tant de degrés dans ces maladies, tant de différences dans leur gravité et leur curabilité, en raison de leur ancienneté, de l'inflammation plus ou moins vive qui les accompagne, de l'importance des lésions du derme avoisinant, etc., qu'il en résulte nécessairement aussi de grandes différences dans le traitement et dans les effets obtenus. Je dois remarquer, d'ailleurs, que si parfois les rougeurs de la goutte-rose sont amenées par des éruptions d'acné, qui appellent le sang vers la peau du visage, le plus souvent, au contraire, c'est la rougeur qui s'établit d'abord, et qui, plus tard, par suite de la congestion sanguine habituelle de cette région, produit fréquemment, mais non pas toujours, l'irritation des follicules. Quand le mal n'existe pas depuis un temps très-long, quand il n'a pas trop profondément altéré le tissu de la peau, on peut en obtenir la guérison assez promptement, et avec facilité même parfois.

35e Obs. — Ainsi, j'ai donné des soins à un notaire du département de l'Isère pour une goutte-rose peu ancienne encore, qui n'existait que sur le nez, et qui n'avait pas profondément altéré la peau.

Un traitement de vingt jours suffit pour faire disparaître tous les symptômes. Cependant, comme la peau avait conservé une teinte un peu plus foncée que dans les autres points, ce malade retourna aux eaux l'année suivante (1838), pour y prendre encore quelques bains. Il n'y resta que peu de jours, cette teinte légère s'étant promptement effacée, et il n'y est pas revenu depuis.

Mais quand ces affections sont invétérées, qu'elles ont amené une profonde altération dans les follicules hypertrophiés, ou bien une profonde altération du derme lui-même, dont le réseau capillaire a subi une dilatation considérable, alors elles sont difficiles à faire complétement disparaître ; alors il faut beaucoup de temps pour y parvenir ; et comme généralement on ne se décide à chercher remède à de pareilles maladies, peu incommodes d'abord, qu'après les avoir laissées pendant longtemps faire des progrès et dénaturer les tissus, il est rare qu'il se présente à Uriage des cas aussi simples et aussi favorables que celui dont je viens de résumer l'histoire. Comme, d'ailleurs, les malades ne consentent presque jamais à donner à leur traitement le temps et les soins nécessaires, il en résulte que le plus souvent, au bout de trois semaines ou un mois, lorsqu'ils ont obtenu une amélioration bien notable, mais insuffisante, ils quittent les eaux, et qu'ils sont obligés ensuite d'y revenir plusieurs années, pour arriver à une guérison complète. Souvent aussi il en résulte qu'ils finissent par ne pas guérir. Mais lorsqu'ils consacrent à leur traitement le temps nécessaire, ils obtiennent de très-bons résultats.

36ᵉ Obs. — Madame C..., de Lyon, âgée de plus de trente-cinq ans, tempérament sanguin-nerveux, constitution délicate. Depuis quelques années cette dame avait la tête fatiguée par des céphalalgies, des chaleurs, des étourdissements; et en même temps il lui était venu, sur le visage, des rougeurs assez prononcées et compliquées de pustules d'*acne* ou de *varus*. Après avoir vainement essayé de différents remèdes, et, en particulier des purgatifs, qui irritaient les voies digestives et ne purent être longtemps continués, son médecin, le docteur Brachet, l'envoya aux eaux d'Uriage, dans l'espoir que l'action purgative des eaux serait mieux supportée, et que, d'ailleurs, les bains aideraient à la guérison. En conséquence, la malade se rendit aux eaux, il y a cinq ans, bien résolue à faire ce qui serait nécessaire.

Elle prit environ trente bains tièdes, une ou deux douches dérivatives, qui furent mal supportées, et dès lors abandonnées, et se purgea six ou huit fois, le tube gastro-intestinal étant encore un peu irrité par suite des traitements antérieurs. Elle avait, au moment de son départ, bien moins de rougeur à la face, et se trouva beaucoup mieux jusqu'à la fin de l'hiver ; mais, au printemps, le mal reprit un peu plus d'intensité. Madame C... est venue aux eaux trois années de suite, prenant chaque fois une trentaine de bains, se purgeant de moins en moins, à cause de la susceptibilité des organes digestifs, qui ne lui permit de boire de l'eau minérale que trois ou quatre fois pendant son dernier traitement. Elle avait alors la tête complétement débarrassée et de ses fatigues et de ses rougeurs, dont il ne lui restait déjà plus rien au printemps précédent.

37e Obs. — Monsieur C..., négociant de Lyon, quarante-cinquante ans environ, sanguin-lymphatique, assez robuste. Depuis plusieurs années il éprouvait de vives rougeurs à la face, lorsqu'il fut envoyé à Uriage, en juin 1845, par M. le docteur Bottex. Il offrait, sur le nez et les joues, une injection sanguine très-forte, avec irritation de quelques follicules et avec un peu de furfuration en certains points, particulièrement dans les favoris. Il fit un traitement de trente jours, qui améliora très-notablement son état, mais qui n'était pas suffisant, en raison de la gravité du cas. Je lui avais recommandé de revenir à la fin d'août pour compléter sa cure, ce qui était d'autant plus nécessaire, qu'il allait faire, au sortir des eaux, un voyage de six semaines, pendant les grandes chaleurs.

Après ce voyage fatigant, le malade se trouva aussi rouge et aussi irrité qu'il l'était au commencement de juin, et ne put se rendre de nouveau à Uriage. Il avait, d'ailleurs, un régime assez excitant et ne s'imposait aucune privation. Il en résulta qu'il revint aux eaux, l'année suivante, un peu plus malade et plus difficile à guérir. Mais, cette fois aussi, il se prêta mieux aux nécessités de sa santé, et, après avoir subi un premier traitement de vingt-huit jours, il en fit un second de quinze jours encore, au mois d'août. Par suite, il y eut une amélioration bien prononcée et durable. Enfin, après un troisième traitement thermal de trente-cinq jours au moins, en 1847, le visage revint tout à fait à l'état normal.

J'ai revu ce malade l'an dernier, et son état était resté très-satisfaisant. Néanmoins, quand il s'était laissé aller à prendre, pendant quelques jours, du café et des liqueurs, il lui revenait un peu de rougeur sur le dos du nez seulement. Dans les autres moments, la peau était parfaitement normale. Il eût fallu encore un traitement aux eaux pour consolider la guérison, à laquelle le traitement de 1845 n'avait en rien contribué, si même il n'avait été nuisible, par suite des circonstances qui en avaient annulé les effets. Mais le malade n'a pu se rendre à Uriage l'année dernière, et je crains qu'il ne lui soit revenu un peu de rougeur.

La mentagre est à peu près aussi difficile à guérir que la goutte rose, dont je viens de parler. Comme toutes les affections des follicules, elle offre une très-grande ténacité, à laquelle contribue la présence des poils de la barbe, qui entretient la fluxion inflammatoire. Cependant je ne l'ai guère vue résister, même quand elle était déjà fort ancienne, à un traitement de trente à quarante jours, répété deux années de suite. Parfois elle se rencontre, non-seulement à la lèvre supérieure et au menton, mais disséminée dans tous les points occupés par la barbe, à la partie inférieure des joues et à la partie supérieure du cou. Ce n'est pas toujours alors qu'elle est le plus difficile à guérir. Lorsqu'elle siége au-dessous de l'ouverture des narines et qu'elle a été négligée ou mal traitée pendant plusieurs années, elle est extrêmement rebelle quelquefois. Je me bornerai à citer un des cas les plus tenaces qui se soient présentés à mon observation.

38e Obs. — Alleyron, tailleur à Grenoble, âgé de trente-cinq ans, sanguin, était affecté d'un sycosis de la lèvre supérieure, qui occupait surtout la moitié droite de cette lèvre et qui datait de treize ou quatorze ans. En 1839, il avait fait à Uriage un traitement de soixante-dix jours par des bains et des douches faciales, et la guérison avait été obtenue. Mais le traitement n'ayant pas été répété l'année suivante, le mal commença à revenir et n'a fait depuis qu'augmenter. En 1844, le malade revint aux eaux et prit une quarantaine de bains qui améliorèrent l'état de la lèvre, mais sans la guérir. En 1845, il a pris de nouveau quarante bains, s'est purgé au moins vingt fois et a fait usage de pommades résolutives à la fin de ce traitement. Il paraissait, au moment de son départ, en bonne voie de guérison ; je ne sais s'il a guéri en effet.

Le varus disséminé (*acne simplex*), qui se montre si fréquemment au visage, à la poitrine et au dos chez les jeunes gens, n'est pas souvent l'objet de traitements spéciaux ; mais je l'ai fréquemment rencontré chez des personnes qui faisaient un traitement pour d'autres causes, et qui se guérissaient en même temps de cette affection pustuleuse. Lorsqu'il est très-considérable et qu'il a duré plusieurs années, sa guérison réclame une médication longue et quelquefois répétée deux ou trois fois de suite, comme pour la mentagre, si l'on veut arriver à le faire disparaître complétement. Mais on se contente, en général, d'en diminuer l'intensité, et rarement on y attache assez d'importance pour en poursuivre la guérison complète.

Il est d'autres affections que je rapprocherai des précédentes, parce qu'elles présentent, parmi leurs éléments principaux, une inflammation plus ou moins prononcée des follicules : ce sont des maladies des paupières qui s'observent souvent dans le jeune âge et qui entraînent la perte des cils ; ce sont des maladies de la face et du cuir chevelu surtout, qui ont en partie les caractères de l'achor mucifluus ou de la croûte laiteuse des enfants, mais qui se montrent à un âge bien plus avancé et offrent des signes évidents de la phlegmasie des follicules de la peau. Les unes et les autres guérissent très-bien à Uriage, mais exigent des traitements plus ou moins longs suivant l'âge, les conditions de santé des malades, etc. Je me bornerai à rapporter ici un exemple de chacune de ces formes morbides. Je dirai ensuite quelques mots d'un autre groupe d'affections qui offrent des lésions élémentaires diverses, mais que je réunirai sous le nom de teignes, à l'exemple d'Alibert, et de même qu'on les réunit dans le langage vulgaire, en raison de leur analogie de siége, etc. Toutes, d'ailleurs, ont des connexions plus ou moins apparentes avec les maladies des follicules, et on ne saurait, je crois, déterminer encore aujourd'hui, d'une manière bien exacte, la place que certaines de ces lésions doivent occuper dans une classification régulière.

39ᵉ Obs. — Pétrus, de Tarare, sept ans et demi, lymphatique, peu fort. Irritation des paupières, revenant de temps à autre depuis le bas âge, mais persistant avec opiniâtreté depuis huit mois. Le bord des paupières était tuméfié, dur, rouge, dégarni de cils complétement, et hérissé, surtout le matin, de petites croûtes sébacées. En outre, quelques plaques rouges furfuracées, sur les joues et les tempes. Au cou, quelques petites glandes sans importance. Bonne santé du reste.

Arrivé le 1er août, il a pris vingt-six bains, a été purgé quatre ou cinq fois, et a bu souvent, en outre, deux ou trois verres d'eau minérale, qui ne le purgeaient point. Le soir, on bassinait les yeux et on y appliquait des compresses imbibées d'eau minérale. A son départ, le 26 août, les cils étaient presque tous repoussés, et le bord des paupières ne conservait qu'un peu de rougeur.

40e Obs. — Mademoiselle X..., du département de la Loire, vingt-sept ans, sanguine, d'une assez bonne constitution. Éruption générale de la face et du cuir chevelu, provenant d'une inflammation des follicules avec rougeur vive de la peau, formation abondante de croûtes jaunâtres épaisses, analogues à celles du varus sébacé, mais empruntant aussi en partie le caractère de la mélitagre. Il en existait ainsi un enduit considérable sur le front et les joues et beaucoup aussi dans les cheveux. Les oreilles étaient également tout affectées. Une première éruption était venue à seize ans, qui avait été longtemps traitée, mais qui reparaissait souvent sous forme de rougeurs peu durables. Au mois de décembre dernier (1841), le mal a reparu et n'a fait que s'accroître jusqu'à la saison des eaux. Point de dérangement de la santé d'ailleurs. On avait inutilement employé les eaux de Saint-Galmier, les eaux de Charbonnières, des bains sulfureux, etc., pendant les années précédentes.

Cette malade prit à Uriage, du 9 juin 1842 au 10 juillet, d'abord quatre bains adoucis par de l'amidon, puis vingt-sept bains d'eau minérale pure, six douches à 44°, deux bains de vapeur, cinq douches ascendantes en lavement et se purgea cinq fois. A son départ, il ne lui restait plus que quelques traces de rougeurs sur la face et aux oreilles.

Elle revint aux eaux en 1843, presque guérie et conservant seulement un peu de furfuration du cuir chevelu, et un peu de rudesse à la peau sur quelques points de la face. Elle s'en alla guérie. Elle a néanmoins fait encore un petit traitement l'année suivante pour assurer la guérison, qui a dû être bien définitive.

TEIGNES.

J'ai dit tout à l'heure pourquoi je réunissais ces affections, dissemblables à certains égards. J'en parlerai d'ailleurs très-brièvement. Le favus ne s'observe pas souvent à Uriage. J'en ai vu cependant un certain nombre de cas, dont plusieurs ont été améliorés, dont quelques-uns même, je crois, ont été guéris à la suite des eaux. Mais cette maladie est si tenace, si sujette à récidiver, que je ne saurais rien affirmer à cet égard, n'ayant pas revu les malades ultérieurement. J'ai rencontré aussi un exemple remarquable de la teigne amiantacée, qui se voit si rarement. Je n'ai pu savoir, comme cela arrive trop souvent, les résultats du traitement, et je n'en rapporterai pas l'observation, quelque curieuse qu'elle puisse être par sa rareté.

Quant à la teigne granulée (*impetigo granulata*), j'ai pu, dans plus d'un cas, constater sa guérison complète par les eaux d'Uriage.

41e Obs. — Il y a trois ans, j'ai eu à traiter un enfant de neuf à dix ans, de Saint-Marcellin, et qui, depuis son bas-âge, portait sur le cuir chevelu une affection de ce genre. La maladie était fort intense et avait détruit une partie des cheveux. L'enfant fut amené d'abord à une époque un peu trop avancée de la saison et ne put faire qu'un traitement d'environ vingt-cinq jours, qui enleva momentanément le mal, mais sans le guérir complétement. Un second traitement de trente-cinq jours, l'année suivante, acheva la guérison, qui s'est maintenue depuis.

Mais, parmi ces maladies, celle qui s'observe le plus souvent, c'est l'achor mucifluus d'Alibert (*im-*

petigo larvalis), qui affecte des formes un peu diverses, présente parfois un mélange d'eczéma, d'impetigo et d'acné, et parfois semble surtout constitué par un eczéma plus ou moins étendu. Le plus souvent il n'occupe que la tête, mais il n'est pas rare de le voir se répandre sur tout le corps et les membres, et c'est alors particulièrement qu'il se rapproche davantage de l'eczéma. Tous les ans, un bon nombre d'enfants sont amenés à Uriage pour cette maladie, à laquelle on attache peu d'importance dans les cas ordinaires, mais contre laquelle on est obligé parfois d'agir énergiquement, lorsqu'elle se continue trop longtemps, ou lorsque, par son développement énorme et le trouble qui en résulte dans les fonctions, elle peut compromettre la vie des sujets.

42e Obs. — Capitaine, de Gyères, âgé de sept ans, lymphatique, faible, est atteint, depuis la première année de sa vie, d'éruptions très-fortes et fluentes à la tête, de glandes au cou, de maux d'yeux, etc. En 1841, il a pris à Uriage dix bains, qui ont complétement guéri ses yeux, sa teigne muqueuse et ses glandes. En 1842, il revient prendre quelques bains, parce que ses paupières sont redevenues malades et ont encore leurs bords rouges, excoriés et en partie privés de cils.

Dans ce cas, la maladie était peu grave et, malgré son ancienneté, elle a disparu facilement. Mais lorsqu'elle s'étend sur toute la surface du derme, constamment déchiré par les intolérables démangeaisons auxquelles ne peuvent résister les pauvres petits malades, alors elle exige des traitements beaucoup plus longs et parfois des soins très-attentifs.

43e Obs. — Il y a trois ans que me fut amené l'enfant d'un honorable magistrat de Grenoble, pour une affection de ce genre. L'enfant était âgé de quelques mois seulement et il était dans un état de souffrance extrême, qui inquiétait vivement sa famille. Toute sa peau était couverte d'une éruption d'achor excessivement intense, et dans laquelle se mêlaient, comme je le disais tout à l'heure, les lésions de l'eczéma et de l'impetigo. Des démangeaisons affreuses tourmentaient sans cesse le petit malade, qui ne pouvait trouver un instant de repos tranquille et qui, même pendant son sommeil, s'agitait et se déchirait encore, malgré toutes les précautions que l'on pouvait prendre.

Je lui fis donner d'abord des bains mitigés et de courte durée; puis, on augmenta graduellement l'activité du traitement, et, au bout de quelque temps, l'irritation commença de décroître. Il fallait agir avec beaucoup de modération, soit pour ne pas augmenter une fluxion cutanée déjà si intense, soit pour ne pas la réprimer trop vite, ce qui aurait pu amener des accidents auxquels un enfant si jeune et si débile n'eût pas été capable de résister. Il en résulta plus de lenteur, mais aussi plus de sûreté dans le traitement. Après vingt-huit bains, on remmena l'enfant pour le laisser reposer pendant deux semaines. Il était alors déjà beaucoup mieux sous tous les rapports. Il prit encore une quinzaine de bains dans un second traitement, fut purgé quelquefois, mais non pas avec l'eau minérale, qu'on ne pouvait lui faire boire; et, lorsqu'il quitta les eaux, il ne lui restait plus qu'un peu d'irritation à la tête, où je n'étais pas fâché de la voir se maintenir à un faible degré. Le mal ensuite s'améliora encore et fut complétement guéri par un traitement beaucoup moins long l'année suivante.

Il y a longtemps que les médecins ont établi en principe de respecter ces éruptions de l'enfance, qui semblent souvent avoir un caractère dépuratif et qu'il serait, en tout cas, dangereux de supprimer par une médication plus ou moins répercussive. Mais quand l'irritation est poussée trop loin, il y a nécessité de la combattre, et je n'ai jamais vu le moindre inconvénient à la guérir par un traitement thermal dirigé avec prudence. Aussi n'hésiterai-je pas à dire que ce traitement peut rendre de grands services en mettant fin, dans ce cas, à des éruptions qui seraient redoutables par leur intensité, ou qui, en se prolongeant indéfiniment, donneraient lieu à des affections dartreuses, plus tard difficiles à guérir, ainsi qu'on peut en trouver la preuve dans un certain nombre des observations que j'ai rapportées précédemment.

PRURIGO.

44e Obs. — Gérard, de Rive-de-Gyer, douze ans, lymphatique, d'une constitution peu forte. Éruption générale prurigineuse, datant de la première enfance. Bonne santé d'ailleurs. Mais les démangeaisons étaient excessivement intenses et la peau était très-altérée. Ce malade a fait trois traitements à Uriage, le premier en 1841, de vingt-six jours, par des bains et des douches chaudes ; le deuxième en 1842, de vingt-six jours encore, par six bains de vapeur, quelques douches et des bains; le troisième en 1843, de dix-sept bains, seize bains de vapeur et cinq douches à 28°. Son état s'est amélioré chaque année, et il ne lui reste que quelques démangeaisons qui ne tarderont pas sans doute à disparaître.

45e Obs. — Un négociant de Saint-Étienne, âgé d'environ quarante-cinq ans, lymphatique et sanguin, d'une constitution robuste, se rendit à Uriage en 1847 pour un prurigo général, comme le précédent, mais presque sans éruption, qui durait depuis plusieurs années. Durant l'été particulièrement, les démangeaisons étaient excessivement intenses et rendaient le sommeil rare et très-agité. Ce malade suivit pendant un mois un traitement actif par des bains, des douches variées et de l'eau en boisson, et s'en alla presque sans démangeaisons. Il n'était pas guéri cependant et ne pouvait pas l'être encore, mais une amélioration très-considérable s'est maintenue, et un second traitement fait l'été dernier a paru devoir triompher à peu près complétement de la maladie. Néanmoins il sera prudent de ne pas renoncer cette année à l'action des eaux.

Dans la jeunesse et dans un âge où les fonctions sont actives, la vie énergique, on vient à bout de guérir le prurigo assez facilement en général, surtout lorsqu'il n'a pas duré pendant un grand nombre d'années; mais il n'en est pas de même dans la vieillesse. Alors, si on ne le combat pas tout de suite, si on le laisse s'invétérer, la guérison devient ensuite fort difficile ou même complétement impossible. J'en ai vu quelques exemples malheureux. Il est d'ailleurs une forme de prurigo qui est toujours extrêmement rebelle et parfois incurable quand on l'a négligée quelque temps, même à un âge moins avancé : c'est le prurigo des organes génitaux et de l'anus. Le peu d'importance apparente de la maladie, dans les premiers temps, fait qu'on n'y prend pas garde d'abord, et plus tard il devient souvent fort difficile de la guérir. J'ai été parfois obligé de recourir à des douches de vapeur, en même temps qu'aux autres moyens de la médication thermale, et parfois aussi d'y joindre des pommades énergiques. Mais, dans des cas où le mal était ancien, j'ai vu tous ces moyens échouer ou du moins n'amener qu'un résultat incomplet.

ICHTHYOSE.

Lorsque l'ichthyose est congénitale, on sait qu'elle n'offre guère de probabilité de guérison, et que bien rarement on est parvenu à la faire disparaître. Cependant, comme assez souvent elle est accompagnée ou compliquée par des irritations dartreuses bien caractérisées ; comme, d'ailleurs, certains cas d'ichthyose présentent constamment, avec la disposition écailleuse de l'épiderme, une tuméfaction générale des follicules, bien apparente, qui dénote une véritable irritation de la peau, il n'y a pas lieu, ce me semble de la classer, toujours parmi les infirmités tout à fait incurables. Et en effet, si, dans beaucoup de cas, on échoue contre ses altérations, parfois aussi on obtient au moins une amélioration qui est encore précieuse, et qui ne doit pas faire toujours repousser les malades. Dans certains cas même on réussit, lorsqu'on n'avait pas lieu de l'espérer. Je vais en citer un exemple, qui est, à la vérité, très-exceptionnel, mais qui doit encourager, dans les cas les moins défavorables, à tenter encore quelques efforts. Toutes les fois, d'ailleurs, qu'il existe des irritations concomitantes, il y a lieu de les combattre. Je n'ai pas besoin d'ajouter que si l'ichthyose n'est survenue qu'à une époque plus ou moins avancée de la vie, si elle ne date pas de la naissance, elle offre alors plus de chances de succès à la médecine.

46e Obs. — M. Demizot, de Saint-Antoine, âgé de soixante-huit ans, nerveux, assez fort. Douleurs névralgiques des membres inférieurs et des lombes, ayant reparu sept ou huit fois depuis quarante ans. Petite éruption dartreuse du visage.

Pour cette éruption, le malade est venu trois fois prendre les eaux d'Uriage, en 1837, 1838 et 1840, chaque fois pendant un temps assez court. Elle se guérit ; mais elle a reparu un peu depuis quelque temps, et détermine le malade à revenir en 1842. En outre, ce malade portait, depuis son enfance, une ichthyose qui existait sur tous les membres, et qui a disparu sans retour dès le premier traitement.

Il a pris, en 1842, huit bains à 36°, quatre douches d'eau minérale à 44° et une douche de vapeur, qui firent disparaître la douleur que lui avait laissée, dans la cuisse gauche, une récente attaque de sa névralgie.

FLUXIONS SANGUINES DE LA FACE.

Je veux parler, sous ce titre, de certaines fluxions

du visage, qui n'ont pas le caractère strumeux, quoiqu'elles en aient assez l'apparence, et que, peut être même, si elles étaient négligées, elles fussent susceptibles de devenir parfois des engorgements scrofuleux. Elles sont produites par une fluxion sanguine, quelquefois en rapport avec la marche de la menstruation, d'autres fois sous l'influence d'une disposition dartreuse constitutionnelle. Je vais en citer deux exemples.

47e Obs. — Une jeune personne de seize à dix-sept ans, qui m'avait été adressée par M. le docteur Brachet, éprouvait tous les mois, à l'époque des règles, cependant bien établies, un gonflement de la lèvre supérieure, qui bientôt avait cessé de disparaître complétement dans les intervalles, et qui, par ses progrès graduels, commençait à devenir sérieusement inquiétant, quoiqu'il fût peu considérable encore. Du reste, cette jeune personne était forte et bien portante. Un traitement de vingt jours à Uriage, par des bains, de l'eau en boisson, quelques douches sur les extrémités inférieures, etc., la guérit complétement, et elle n'en a plus rien ressenti depuis.

48e Obs. — Madame X..., du département de l'Isère, âgée de trente-huit ans, tempérament lymphatico-sanguin, constitution assez forte. — Gonflement du nez existant depuis vingt mois, mais ayant déjà existé dans la jeunesse, jusqu'au mariage. Il revenait sous forme érysipélateuse, ou plutôt fluxionnaire, les fluxions se répétant fréquemment, et laissant dans leurs intervalles un gonflement qui s'accroissait lentement. En outre, un peu d'irritation à l'intérieur, formation de croûtes. Tel était l'état de cette malade l'an dernier (1840), huit mois après l'invasion. (Vingt-cinq bains à Uriage l'année dernière, quelques douches de jambes, et des purgations tous les deux jours, avec huit ou dix verres d'eau minérale.) Le traitement des eaux a beaucoup amélioré son état. Le nez reste encore un peu volumineux, mais beaucoup moins, et il n'y a eu cet hiver que de rares et faibles fluxions.

Un de ses enfants, âgé de huit ans et demi, vint aussi l'an dernier avec une éruption eczémateuse datant de six mois, et couvrant toute la surface externe de la jambe gauche. Il prit trente bains et au moins douze purgations, et fut complétement guéri. Il n'a plus rien, et va prendre encore quelques bains. Quatre autres enfants de cette dame, depuis l'âge de quatorze ans jusqu'à quatre ans, sont venus avec elle, et présentent également quelques traces d'affection dartreuse, des plaques furfuracées surtout.

Cette dame a fait, en 1841, un nouveau traitement, qui a ramené son nez à l'état normal. Elle a, d'ailleurs, assuré la guérison, en revenant encore, les années suivantes, passer quelques jours à Uriage avec ses enfants, qui portaient tous quelques indices du même principe constitutionnel.

DARTRES RONGEANTES. (*Esthiomène d'Alibert, lupus de Willan.*)

J'ai déjà publié antérieurement les résultats produits par l'eau d'Uriage dans ces affreuses maladies, si difficiles à dompter et si désespérantes à supporter, qui, s'attaquant le plus souvent au visage, désorganisent la peau, dévorent les tissus, détruisent ou déforment les organes, et qui, alors même qu'elles guérissent, laissent fréquemment leurs victimes défigurées par des stigmates ineffaçables. J'ai dit que, dans le cas où ces affections sont peu anciennes, où elles n'ont pas fait trop de progrès, trop profondément altéré les tissus, on pouvait en obtenir la guérison par le seul secours de l'eau d'Uriage; que, parfois même, dans des cas fort graves, cette eau minérale seule pouvait conduire à un pareil résultat, mais très-lentement, en exigeant un temps fort long, des traitements nombreux, variés et répétés chaque année, auxquels fort peu de malades auraient la patience de se soumettre. Aussi, à part les cas peu graves, ce serait folie, à mon sens, que de chercher à obtenir la guérison de ces maladies par la seule action des eaux minérales. Mais en associant à cette action celle des médicaments, caustiques ou autres, qui sont employés avec le plus de succès contre l'esthiomène, on peut arriver à des résultats importants, beaucoup plus vite qu'on ne saurait le faire par l'emploi isolé de l'un ou de l'autre de ces deux ordres de médications.

Et ce n'est pas trop de tous ces moyens réunis pour lutter contre des affections si opiniâtres, si disposées à se reproduire quand on est enfin parvenu à les faire disparaître. Un traitement général, suffisamment actif et prolongé, peut bien parfois détruire la cause et empêcher le mal de faire de nouveaux progrès, de s'étendre sur d'autres surfaces; mais très-rarement il parvient à détruire le mal existant, parce que les tissus dégénérés ne reviennent pas à leur état primitif. D'autre part, un traitement local très-énergique peut bien détruire les altérations formées; mais, la cause n'étant pas détruite, la maladie, pour l'ordinaire, reparaît bientôt, soit sur les mêmes points, soit sur les parties voisines. Il faut donc, à la fois, recourir au traitement local et au traitement général. Or, l'eau d'Uriage, par ses propriétés énergiques et complexes, par ses divers modes d'administration, satisfait très-bien aux indications du traitement général; mais elle ne saurait suffire, d'ordinaire, pas plus que tout autre remède du même genre, pour le traitement local, qui exige presque toujours les caustiques les plus énergiques, soit pour détruire les tissus dégénérés, soit, quand ces tissus sont moins altérés, pour y déterminer une inflammation vive et profonde, qui parfois les ramène à l'état normal.

Je ne parlerai pas des divers caustiques solides ou en pâte, non plus que des caustiques liquides qui ont été employés dans ce but. Parmi les derniers, celui qui m'a paru le plus efficace de tous, c'est le nitrate acide de mercure. Mais l'action de ce caustique est fort douloureuse, et beaucoup de malades ne veulent pas se soumettre aux applications répétées qu'on est ordinairement obligé d'en faire. J'ai cherché quelque autre moyen qui pût lui être substitué, et j'en ai trouvé un qui peut offrir quelques avantages dans certains cas, c'est un chlorure acide de zinc, préparé en faisant dissoudre, à froid, du zinc en grenaille dans l'acide chlorhydrique. Lorsque le zinc n'est plus attaqué, on décante le liquide pour s'en servir comme du nitrate acide de mercure. Il cautérise peut-être un peu moins énergiquement, mais assez énergiquement encore, et il est moins douloureux. Il y a des circonstances où tous ces moyens sont trop actifs et donnent lieu à des douleurs que peu de malades veulent supporter : c'est lorsque la peau, largement ulcérée, offre à l'action du médicament des surfaces trop sensibles. J'ai alors employé avec avantage un caustique végétal qui se trouve partout, le suc laiteux des euphorbes les plus communes, de l'*euphorbia cyparissias*, etc., exprimé de la plante fraîche sur les parties malades. Il produit peu de douleur, quoiqu'il détermine une inflammation assez vive, et dans beaucoup de cas il modifie d'une manière fort avantageuse les ulcérations cutanées des dartres rongeantes. Mais, quand il n'y a point d'ulcération, que le derme présente seulement ces tuméfactions, ces espèces de tubercules aplatis, indurés, qui d'ordinaire précèdent l'ulcération, le suc d'euphorbe n'est plus assez actif et devient insuffisant. Alors les caustiques minéraux se retrouvent à peu près indispensables.

Malgré tous ces moyens, peu de guérisons sont obtenues, parce qu'elles exigeraient des traitements fort longs et que peu de malades veulent ou peuvent y consacrer le temps nécessaire; parce que d'autres se refusent à subir des cautérisations douloureuses; parce que, chez un grand nombre, ces maladies ont été pendant trop longtemps négligées et ont fait des progrès funestes, que parfois elles se sont étendues sur les muqueuses des cavités voisines, des fosses nasales surtout, où l'on ne peut les poursuivre, etc. Certains malades se contentent d'arrêter les progrès de ces tristes affections, en se rendant chaque année à Uriage pour y faire un traitement qui rend le mal stationnaire jusqu'à l'année suivante, qui parfois même diminue un peu ses symptômes sans le guérir jamais. Je vais citer deux exemples de guérison, qui se rapportent aux deux formes principales de cette maladie : le premier, à l'esthiomène rampant, qui couvre souvent le visage de rougeurs et de cicatrices difformes; le second, à l'esthiomène térébrant, qui s'attaque au lobule et aux ailes du nez, les détruit dans bien des cas, et laisse les malades si tristement défigurés.

49e Obs. — Wüst, tailleur, habitant Is-sur-Till (Côte-d'Or), âgé de vingt-quatre ans, lymphatico-sanguin, d'une constitution médiocre. Esthiomène rampant, qui date de dix ans et qui a envahi toutes les parties inférieures de la face et les parties antérieures et latérales du cou, jusqu'au niveau du thyroïde. Il remonte latéralement autour du lobule de chaque oreille, en arrière et en avant, et attaque un peu ce lobule en avant. La maladie a débuté par une pustule sous le menton, laquelle s'est ouverte au bout de quelques jours, puis ulcérée. Plus tard, l'ulcération s'est guérie en ce point, en même temps qu'elle s'étendait sur les autres, et elle a ainsi occupé successivement toutes les parties que je viens d'indiquer. — Point de mauvais antécédents de famille connus, point d'autre maladie. — L'application successive d'un vésicatoire au bras, puis d'un cautère, qui ont été gardés près de quatre ans, ont arrêté les progrès du mal, qui ne s'est plus étendu après la suppression de ces exutoires, mais est resté stationnaire, avec des tubercules cutanés disséminés et sans ulcération. Un traitement de quinze mois à l'hôpital

Saint-Louis, sous la direction de M. Casenave, par des bains de vapeur (plus de soixante), un grand nombre de fumigations et de bains sulfureux, la solution d'iodure de potassium (environ 2 grammes par jour) pendant six mois, etc., et un bon nombre de cautérisations avec la pâte de chlorure de zinc, ont amélioré la maladie, mais sans la guérir. Il revenait toujours des tubercules cuivreux sur les surfaces malades, et il y en avait encore en beaucoup de points, mais peu développés, lorsque le malade s'est rendu à Uriage, au mois de juin 1844.

Traitement de plus de deux mois, à Uriage en 1844. Trente-sept bains tièdes, vingt-huit douches froides sur tout le corps, et une trentaine de purgations. Le mal s'est en bonne partie éteint, et depuis lors il n'est plus venu de tubercules nouveaux.

Le traitement a été recommencé en juillet 1845. Bains tièdes, douches froides, purgation tous les deux jours, quatre applications de pâte de chlorure de zinc sur certains points encore un peu tuberculeux. — Le malade a pris quarante-huit bains et trente-deux douches. Il part le 19 septembre, ne conservant plus que quelques rougeurs circonscrites qui s'effacent graduellement, et pouvant être considéré comme guéri. Il était bien décidé, d'ailleurs, à retourner aux eaux si le mal reparaissait encore. Je ne l'ai pas revu.

50e Obs. — M. A. P., de Lyon, dix-sept ans, lymphatique, constitution médiocrement forte. Tuméfaction du nez et particulièrement de tout le côté gauche de cet organe et de ses ailes; rougeur vive à gauche; un peu de gonflement de la lèvre supérieure. Bonne santé du reste. Il y a eu pour début quatre tubercules qui ont suppuré, au côté droit de la mâchoire inférieure, au lobule de l'oreille, au front et sur le nez. En ce dernier point, on a fait l'extirpation du mal, mais sans succès durable, la cicatrice s'étant tuméfiée, excoriée, recouverte de croûtes, tandis qu'il se formait au-dessous un engorgement fongueux qui persiste toujours. Les autres points ont guéri vite. On avait employé pour le nez beaucoup de remèdes, sans résultat notable. Le malade prit à Uriage trente-cinq bains à 35°, cinq douches à 44° et neuf douches faciales à 30°, se purgea vingt-cinq fois avec sept ou huit verres d'eau minérale chaque fois, et subit deux cautérisations avec le nitrate acide de mercure sur le point fongueux. Il partit le 18 août dans un état bien meilleur, l'engorgement et la rougeur étant en grande partie dissipés. Il continua encore assez souvent, chez lui, l'application du dépôt de l'eau minérale, commencé deux jours avant son départ. Il revint en 1843, conservant l'amélioration obtenue l'année précédente, fit encore un troisième traitement en 1844, après quoi il partit guéri. Je l'ai revu depuis, et la guérison s'était parfaitement maintenue.

AFFECTIONS LÉPREUSES.

Il doit être bien entendu que je parle ici de la lèpre véritable, et non pas de la maladie fort mal à propos désignée sous le nom de lèpre vulgaire, par les dermatologistes anglais, et qui n'est qu'une des formes du psoriasis. Les affections lépreuses, presque inconnues en France, ne s'observent pas souvent à Uriage. J'ai eu cependant l'occasion d'en voir quelques-unes dans cet établissement. J'ai cité, dans mon second Mémoire sur les eaux, une observation curieuse de ce genre, recueillie sur un officier des troupes de la marine, qui avait longtemps habité le Sénégal, où il avait gagné cette maladie. Le traitement thermal avait sensiblement amélioré son état, mais sans produire des changements qui pussent promettre une guérison, si difficile et si rare en pareil cas. Ce n'est qu'au début de cette maladie que l'on pourrait avoir des chances importantes de succès. Je ne reproduirai pas ici ce fait pour ne pas trop allonger un travail qui dépasse déjà les limites que je m'étais imposées. Par la même raison, je me dispenserai d'exposer un autre cas, fort grave et fort singulier, qui m'a paru ne pouvoir être rapporté qu'au groupe des lèpres et qui s'est présenté chez une jeune personne du département de l'Isère, dans une localité où les affections lépreuses ne semblent pas s'être jamais montrées. Du reste, ce cas a été complétement rebelle à l'action des eaux, qui ont été deux années de suite employées sans succès.

SCROFULE.

J'ai déjà dit, dans la troisième partie de cet ouvrage, que les eaux dont je m'occupe exerçaient une action très-puissante sur le système lymphatique et sur les maladies scrofuleuses, si difficiles à guérir généralement. Mais la scrofule envahit tous les appareils, tous les tissus de l'organisme, et présente tant de degrés et tant de formes diverses, que l'on doit nécessairement s'attendre à de grandes différences dans les résultats du traitement thermal, suivant ces variétés si nombreuses. Je présenterai des exemples de ses principales formes dans les observations qui vont suivre : pour le moment, je me borne à une indication sommaire.

La scrofule de la peau et du tissu cellulaire souscutané produit, à la peau, des ulcérations ordinairement consécutives à la formation de tubercules plus ou moins évidents, mais qui ensuite gagnent souvent les parties voisines, tantôt en formant des pertes de substance uniformes et plus ou moins étendues, tantôt en rampant irrégulièrement sur le derme, à la manière de l'esthiomène, dont j'ai parlé tout à l'heure et avec lequel elles se confondent ou se compliquent parfois ; — dans le tissu cellulaire, des abcès froids plus ou moins vastes, qui, ouverts spontanément ou par la main du chirurgien, donnent lieu fréquemment ou à des fistules interminables, ou à des ulcérations de la peau semblables à celles que je viens d'indiquer, aux premières surtout, soit parce que la peau avait été décollée et altérée d'avance par la suppuration sous-jacente, soit parce qu'elle se décolle ensuite ou qu'elle participe aux altérations des tissus qu'elle recouvre. Dans ces divers cas, le traitement thermal produit d'excellents effets pour l'ordinaire. Parfois il fait disparaître les engorgements ou les collections purulentes déjà formées, mais non encore ouvertes ; lorsqu'il ne peut en amener la résorption, il accélère la fonte des engorgements, l'évacuation des collections de pus, et ensuite il rend beaucoup plus rapide la cicatrisation des ulcères, des foyers sous-cutanés et des fistules. Dans certains cas, il est utile de favoriser son action par des injections plus ou moins excitantes, par des cautérisations légères, comme celles que réclament les ulcérations du lupus ; par des excisions de la peau décollée et trop lente à se détruire, ou par des débridements, etc. Mais, par la seule influence du traitement thermal sous ses diverses formes, on voit souvent, dans ce genre de mal, l'amélioration se développer très-rapidement et conduire en peu de temps à la guérison, pourvu que la maladie n'ait pas pris les caractères du lupus ou de l'esthiomène, car le succès alors devient plus difficile.

La scrofule des membranes muqueuses agit le plus souvent sur celles de ces membranes qui avoisinent les ouvertures naturelles, et à peu de distance de leur jonction avec la peau. Ainsi elle produit, aux yeux, des ophthalmies très-rebelles et souvent très-graves ; aux oreilles, des écoulements, des polypes, des altérations du conduit auditif qui compromettent très-sérieusement les fonctions de cet organe ; au nez, des coriza très-opiniâtres, même des engorgements et des ulcérations de la membrane pituitaire, qui sont souvent consécutifs à une altération préalable des téguments du nez, mais parfois primitifs, et qui, dans certains cas, occasionnent des fistules lacrymales ; à la bouche, des ulcérations des lèvres, du voile du palais, etc. ; aux organes sexuels, des leucorrhées assez fréquentes chez les petites filles scrofuleuses ou disposées à cette affection générale, des ulcérations aussi parfois, etc. Ici encore je dirai que l'influence des eaux est habituellement très-favorable et très-prononcée. Mais, dans certaines circonstances cependant, j'ai vu les irritations qui existaient dans l'intérieur du nez, de la gorge, ou au voile du palais, présenter une ténacité très-difficile à vaincre ; il m'a paru qu'alors ces altérations avaient le caractère de l'esthiomène, dont presque toujours, dans ces cas, les surfaces voisines de la peau étaient plus ou moins fortement affectées, et cela n'explique que trop le caractère rebelle qu'elles offraient en pareille circonstance.

Si la scrofule de la peau et des muqueuses est facilement modifiée par l'action des eaux, il n'en est plus de même de la scrofule des glandes, ou des engorgements strumeux qui se manifestent le plus ordinairement dans les ganglions du cou, des aisselles, des aines, etc. Dans ces cas, le traitement thermal, comme tous les traitements possibles, reste souvent impuissant; et cela ne se conçoit que trop. Lorsque les ganglions lymphatiques sont simplement engorgés, on peut, par la médication, modifier cet engorgement, en amener la résolution, et on l'obtient en effet généralement. Mais, quand ces ganglions contiennent, comme cela arrive trop souvent, des amas considérables de matière tuberculeuse, alors la résolution est presque toujours impossible et la suppuration seule peut évacuer cette substance étrangère à la vie. Aussi voit-on souvent, en pareil cas, la masse de l'engorgement diminuer, les ganglions s'isoler, parce que le tissu cellulaire ambiant, qui était plus ou moins enflammé et engorgé lui-même, revient à son état naturel; mais les ganglions persistent ensuite, quoi que l'on puisse faire parfois, à moins qu'on ne les stimule très-vivement, et puis ils suppurent, seul mode de guérison, pour ainsi dire, qui soit alors possible. Aussi les guérisons des engorgements ganglionaires tuberculeux sont rares à Uriage, comme aux bains de mer, comme partout.

La scrofule du système osseux et des jointures, si grave par les désordres et les conséquences funestes qu'elle entraîne si souvent, présente au contraire, sous l'influence du traitement thermal, des modifications et des résultats très-heureux et fréquemment très-remarquables. Aussi en voit-on à Uriage des cas très-nombreux. Lorsque la maladie attaque seulement le périoste, on comprend assez facilement qu'elle puisse s'améliorer d'une manière prompte et importante, mais je montrerai par des faits, et j'en ai vu un grand nombre de ce genre, qu'il en est souvent de même, alors que le corps des os est atteint et que les jointures sont plus ou moins fortement intéressées. Ces altérations du système osseux sont si graves, que des chirurgiens du plus grand mérite les ont presque déclarées en tout cas incurables, et n'y ont reconnu d'autre remède efficace que de cruelles opérations. Si une telle manière de voir n'est que trop souvent justifiée par ce qui arrive dans les grands hôpitaux, il n'en est plus de même dans des conditions différentes, et l'on voit assez fréquemment des guérisons survenues dans des cas fort alarmants d'abord. C'est donc là une opinion singulièrement exagérée, une erreur funeste, et il ne faut pas désespérer des ressources de la nature et de l'art sans les avoir toutes épuisées. J'ai démontré ailleurs [1] combien il est important de chercher à conserver un membre qui peut encore rendre de grands services, quoique altéré dans ses formes ou ankylosé dans une jointure, au lieu de le sacrifier par des opérations prématurées, qui entraînent le plus souvent de grands dangers pour les malades, et constamment au moins de redoutables souffrances. Car la chirurgie est presque toujours cruelle dans ses bienfaits.

Or, les eaux minérales sont une des plus puissantes ressources que nous possédions à cet égard; et, pour celles d'Uriage en particulier, j'en ai observé, dans de graves affections des os et des jointures, un si grand nombre de résultats heureux, qu'ils m'ont inspiré la plus grande confiance dans l'efficacité de ce moyen. Même dans les cas où l'emploi des eaux a paru complétement infructueux, tout le temps que les malades y ont été soumis, il arrive fréquemment qu'aussitôt après, ou à une époque un peu plus éloignée du traitement, la maladie prenne une marche favorable, et fasse ensuite de rapides progrès vers la guérison.

Enfin, dans certains cas, la scrofule agit principalement sur l'ensemble de l'organisme; et, soit qu'elle ait en même temps déterminé des lésions lo-

[1] *De la Résection des extrémités articulaires des os*, par J.-V. Gerdy. Paris, 1839. Béchet jeune.

cales plus ou moins importantes, soit qu'elle n'ait que peu ou point encore agi sur des organes spéciaux, elle détermine dans l'économie tout entière une perturbation profonde. Alors toutes les fonctions languissent, tous les organes sont menacés; et si une médication puissante ne vient ranimer la vie altérée dans ses sources, elle finit par être très-sérieusement compromise. Dans les cas de ce genre, j'ai vu très-souvent, sous l'influence des eaux, se produire très-rapidement des changements merveilleux. Chez les jeunes enfants surtout, dont l'organisme est plus impressionnable, on voit parfois, en quinze jours, par exemple, des changements énormes, au moral comme au physique, de véritables résurrections s'accomplir. De faibles, chétifs, languissants et taciturnes qu'ils étaient, incapables de se donner du mouvement ou de supporter la moindre fatigue, ils deviennent vifs, pétulants, turbulents même et parfois difficiles à contenir. Les mères, en pareil cas, sont loin de se plaindre; mais les voisins quelquefois n'ont pas lieu de s'en applaudir.

Je vais maintenant citer des faits à l'appui des généralités que je viens d'émettre. J'en serai sobre et ne ferai que rapporter ceux qui sont en quelque sorte nécessaires pour établir l'exactitude de mes assertions.

Scrofule cutanée.

51e Obs. — B., ouvrier en soie, de Lyon, vingt ans, lymphatico-sanguin, constitution médiocre. — Ulcérations scrofuleuses sur le membre supérieur gauche. Il y en a deux sur l'avant-bras, de la largeur d'une pièce de cinq francs au moins, une petite sur le premier métacarpien. Leurs bords sont déchiquetés, inégaux, irréguliers, rouges, un peu décollés. Suppuration abondante. En outre, sur le dos de la main et du poignet, lupus serpigineux, avec rougeur, tuméfaction du derme, formation de croûtes. Sur l'extrémité inférieure du radius, rougeur avec soulèvement de la peau, suppuration dessous, peu de douleur. C'est ainsi qu'ont commencé les ulcérations existantes, par une espèce d'abcès froid sous-cutané. — L'esthiomène de la main date d'environ quinze ans. Les ulcérations strumeuses n'existent que depuis le mois de janvier. — On a employé antérieurement, et sans succès, des pommades hydriodatées, mercurielles et autres, un cautère, etc.

Traitement commencé le 8 juin 1841. — Bains de deux heures, à 35°. Purgation deux ou trois fois par semaine, avec douze verres d'eau minérale d'abord, puis six à huit seulement. Trois ou quatre verres les autres jours. — Ensuite douches à 45°. Le 9 juillet, le malade a pris vingt-quatre bains, huit douches. Une des ulcérations est cicatrisée; les deux autres le sont en partie aussi. Une nouvelle s'est formée sur la tumeur de l'extrémité inférieure du radius, qui est fondue, et cette dernière plaie diminue aussi. J'engage le malade à partir pour revenir au mois d'août. — Revenu au mois d'août, il part le 28, après avoir pris encore dix-huit bains et sept douches. Toutes les ulcérations sont cicatrisées, excepté la dernière, qui ne l'est qu'à moitié, mais qui est aussi en bonne voie. Il reste de la rougeur à la place.

Scrofule des muqueuses.

52e *Obs.* — R. (Joseph), de Lyon, dix-neuf ans, lymphatique, assez fort. — Dureté de l'ouïe depuis dix ans. Il y a quatre ans, on reconnut un polype dans l'oreille gauche, et M. Perrin l'extirpa. En même temps M. Gensoul fit, par plusieurs opérations successives, l'ablation d'un polype du pharynx. Il resta un peu d'écoulement dans l'oreille et un peu de dysécie. Au commencement de juin dernier, il survint, par suite d'un coup d'air, au dire du malade, une inflammation du conduit auditif gauche, avec surdité de ce côté, dysécie très-forte de l'autre, douleurs violentes de la tête. Vésicatoires volants nombreux; un cautère au bras; un séton à la nuque, encore existant; deux saignées; quinze sangsues à l'anus; douze purgatifs et deux vomitifs, etc. Toute cette médication si active enleva les douleurs de tête, mais non la surdité.

Arrivé le 12 août, ce malade a pris douze bains, neuf douches à 45°, et a été purgé treize ou quatorze fois, d'abord avec huit verres, puis avec douze, qui le purgeaient bien. Après les premiers jours du traitement, la surdité et le bourdonnement avaient augmenté. Maintenant il n'y a plus de bourdonnement, et l'ouïe est redevenue presque naturelle. Départ du malade le 4 septembre.

53e Obs. — Marie G..., d'Herbeys, vingt ans, lymphatico-sanguine, peu forte, affectée d'une ophthalmie scrofuleuse, suite de la petite vérole inoculée à l'âge de trois ans. Cette maladie était devenue bien plus forte que jamais depuis deux ans, lorsque la fille G... est venue aux eaux l'an dernier, et y a subi un traitement de trente bains, sous l'influence duquel les yeux se sont d'abord améliorés et guéris ensuite, au bout d'un ou de deux mois. Il lui revient seulement parfois un peu d'irritation et des maux de tête. Il y a deux taies sur la cornée de l'œil gauche, dont la pupille est un peu déformée et la vision moins parfaite.

Elle a fait, en 1840, un nouveau traitement plus court, par des bains répétés tous les jours et de l'eau en boisson, à dose purgative, tous les deux jours, et elle est guérie. Si l'ancienneté du mal donne quelque valeur à cette observation, la suivante est bien plus remarquable par l'intensité et la singularité des accidents.

54e Obs. — Au mois de juin 1847 me fut amenée une petite fille de cinq ou six ans, peu développée et peu forte, qui était, depuis fort longtemps, tourmentée par une ophthalmie excessivement intense et douloureuse. Des taies et des ulcérations existaient sur les deux cornées, ce que je ne constatai qu'avec bien de la peine, parce que l'enfant tenait ses paupières violemment serrées et ne voulait pas laisser découvrir les yeux. Par suite de la douleur que provoquait l'impression de la lumière, l'un des yeux, depuis plusieurs mois, s'était convulsivement dévié en dehors, et il en résultait un strabisme très-prononcé. Depuis quelques semaines, la maladie avait pris un caractère fort singulier. Elle présentait des exacerbations quotidiennes, qui revenaient généralement le matin, au moment du réveil, et qui duraient tantôt quelques heures seulement, tantôt jusqu'à cinq ou six heures du soir. Pendant ces espèces d'accès, qui avaient le caractère d'une fièvre topique peu régulière, car l'invasion pouvait varier de quelques heures, la douleur et la sensibilité surtout étaient si vives que l'enfant restait couchée, la face sur son traversin, et ne changeait point de position, ne voulant rien boire, ni manger, lors même que cela se prolongeait toute la journée. C'était une photophobie poussée à ses dernières limites. Puis l'accès passé, les paupières s'ouvraient et l'œil supportait la lumière d'un lieu faiblement éclairé.

Je fis prendre à l'enfant un bain à peu près tous les jours ; je prescrivis aussi des purgations, mais à cet égard je ne pus presque rien obtenir. Je voulus aussi toucher les ulcérations avec le nitrate d'argent : une seule fois je pus y parvenir, et encore fort incomplétement. Au bout d'un mois, l'inflammation étant entièrement dissipée et les yeux ne présentant plus rien d'anormal, si ce n'est les taies produites par les ulcérations antérieures, et le strabisme qui persistait au même degré, je conseillai une interruption de traitement. Les accès de photophobie avaient disparu avec les ulcérations de la cornée.

A peine rentrée dans son pays, situé à quelques lieues de Grenoble seulement, la petite fille fut reprise d'une nouvelle ophthalmie, et les mêmes symptômes se reproduisirent presque avec la même intensité. Aussi sa mère se hâta de la renvoyer aux eaux, dix ou quinze jours après son départ. Elle recommença l'usage des bains, et cette fois l'inflammation fut dissipée au bout de peu de jours, tandis que, dans le premier traitement, les accès avaient reparu chaque jour pendant plus de deux semaines. La malade prit encore une vingtaine de bains, but quelques verres d'eau minérale et s'en alla parfaitement rétablie.

Depuis ce moment, les yeux n'ont plus présenté d'inflammation. Mais le strabisme persiste. L'an dernier, cette petite fille fut ramenée aux eaux, parce qu'elle avait un gonflement assez prononcé de la lèvre supérieure, qui existait déjà l'année précédente, mais moins apparent. Du reste, sa santé était très-bonne, sa constitution beaucoup améliorée, car elle avait grandi d'une manière assez remarquable et offrait un air de vivacité et de force bien différent de l'état où elle était en 1847. Après un nouveau traitement de trente-cinq jours au moins, elle a quitté les eaux, sans que ses yeux eussent un seul moment offert la moindre tendance à s'irriter de nouveau. La lèvre était presque revenue à l'état naturel.

Scrofule des ganglions lymphatiques.

55e Obs. — R..., de Bligny-sous-Beaune, cuisinier, âgé de vingt ans, lymphatico-sanguin, d'une assez bonne constitution. Il habite Lyon, et depuis trois ans il lui est survenu des glandes au cou, du côté droit, sous la mâchoire et jusque sous l'oreille. Il y a eu un peu de suppuration en deux points, il y a deux ans. Cette année, le mal a empiré, et il présentait, sous l'oreille, une masse très-volumineuse, allongée jusque vers la clavicule et laissant reconnaître au toucher de nombreux engorgements ganglionaires. Le malade part le 14 août 1846, après trente-quatre bains tièdes et huit douches à 44°. Il s'est purgé tous les deux jours. Résolution de plus de moitié de la tumeur. Les glandes sont isolées et peu volumineuses. — Retour aux eaux le 12 juin 1847. La masse ganglionaire du cou a presque complétement disparu depuis les eaux de l'année dernière, sans que le malade ait fait aucun traitement. On sent encore, sous l'oreille et sous l'angle de la mâchoire, trois ou quatre petites glandes, moins grosses que des noisettes, et qu'il faut chercher pour les découvrir. Il reste aussi un faible excès de volume de ce côté sur l'autre, par suite d'un peu d'hypertrophie du tissu cellulaire. On ne s'apercevrait pas maintenant de cette affection, si l'on n'était prévenu.

Le malade a fait encore un traitement d'un mois, et paraissait à son départ complétement guéri. Sa santé, du reste, était parfaitement bonne. Ce cas est d'autant plus remarquable que rarement on obtient une résolution aussi complète des engorgements de cette nature. S'il en a été ainsi, c'est que ce jeune homme n'était nullement scrofuleux par hérédité, car sa famille était d'une bonne santé, et probablement sa maladie était uniquement due à son séjour habituel dans une cuisine humide, qui avait bien pu altérer sa santé, mais non transformer entièrement sa constitution. Je dois dire, cependant, que j'ai vu d'autres cas aussi heureux à peu près, mais dans le plus grand nombre des affections de ce genre, on ne réussit pas aussi bien.

Scrofule des os et des articulations.

56e Obs. — M. B., de Lyon, dix-neuf ans, sanguin-lymphatique, d'une constitution assez forte. Ostéite scrofuleuse du coude droit et du pied gauche, survenue, il y a deux ans, à la suite d'un écoulement avec bubon, qui a été mal traité. Il se déclara alors des engorgements analogues à des furoncles, au coude et au bas de la jambe; puis le mal gagna plus profondément. M. B. avait eu, à la suite de la rougeole, à l'âge de six ans, une douleur au coude droit, qui était resté faible. Lorsque le malade vint à Uriage, en 1842, il présentait deux fistules vers l'articulation calcanéo-cuboïdienne, une autre sous le bord interne du pied, quatre autour du coude, qui laissaient pénétrer le stylet sur les os dénudés et altérés, mais non dans la jointure. Bonne santé d'ailleurs. Il prit trente bains, quinze douches à 42° et se purgea tous les deux ou trois jours. A son départ, le 2 août, la suppuration du pied était tarie, celle du coude bien diminuée, et les plaies commençaient à se cicatriser.

Revenu en 1843 avec deux petites fistules encore, mais qui n'atteignaient plus les os, il est parti guéri, et au bout de dix mois la guérison paraissait confirmée.

J'ai su, assez longtemps après, qu'elle s'était maintenue.

On pensera peut-être que ce cas n'était pas des plus graves, en raison de la cause syphilitique qui avait été le point de départ de la maladie. Cela peut en effet avoir rendu la guérison plus facile. Cependant il est bon de se rappeler que le coude avait déjà été un peu malade et était demeuré faible. La maladie spécifique n'avait donc fait que développer une disposition déjà existante. D'ailleurs, les observations suivantes, prises parmi plusieurs autres analogues, vont nous montrer des cas de scrofule très-caractérisés et très-graves, dont la guérison n'a pas moins été obtenue par l'effet des eaux, mais un peu plus difficilement peut-être.

57e *Obs.* — Césarine F..., gantière à Grenoble, âgée de dix-sept ans, lymphatique, petite et faible, réglée depuis un mois. — Affection scrofuleuse de la face et du coude droit. Début il y a quatre ans. Il y a deux ans, la malade vint à Uriage ayant le coude très-gros et douloureux, et plusieurs fistules autour de la jointure et sur les parties supérieures du radius et du cubitus. En outre une large ouverture existait au-dessous de la moitié externe de l'orbite droit, dont le bord inférieur avait déjà fourni plusieurs esquilles osseuses. Le mal de la face s'est guéri depuis un an en laissant, sous l'angle externe de l'œil, un enfoncement de 12 à 15 millimètres de profondeur et d'autant de largeur à son ouverture. Le coude est aussi en bien meilleur état, indolent, immobile, peu gonflé et ne présentant plus, depuis neuf mois, qu'un peu de suppuration par trois petits ulcères superficiels. La malade a pris, en 1838, environ quarante bains minéraux. Jusqu'à la fin du traitement, il n'y eut pas une grande amélioration. Plusieurs fois même il fallut, à cause de l'irritation qui en résultait, suspendre le traitement, qui dura deux mois. Elle but de l'eau pour se purger huit fois seulement. Au bout de quelques jours de repos, le mieux a commencé à se faire sentir et a toujours été en augmentant depuis. La santé générale est beaucoup meilleure aussi depuis ce traitement.

Traitement actuel. Bains à 35° tous les jours. Tous les deux jours, une demi-douche à 40° sur le coude; purgation deux fois par semaine avec six verres d'eau, deux verres les autres jours. La malade partit le 2 août après avoir pris, depuis le 27 juin, en trente-six jours de traitement, vingt-six bains et dix-huit demi-douches. La suppuration était moindre.

Revenue le 29 juin 1841, cette jeune fille me fournit l'occasion de constater les faits suivants : Il y a deux mois, il survint des douleurs vives à la tête, avec gonflement de toute la face; puis la cicatrice se rouvrit et il en sortit une grande quantité de pus. Mais, au bout de huit jours, tout cela était guéri. La joue est seulement encore un peu plus grosse que l'autre. La tumeur blanche du coude droit est maintenant entourée de plusieurs cicatrices larges et profondes de fistules guéries. Il reste encore un peu de suppuration en arrière et en dehors du cubitus, en deux points où furent appliqués des cautères il y a quatre ans. Du reste, bonne santé. Les règles, abondantes, ne viennent pas régulièrement. — La guérison s'est terminée ensuite, après un nouveau traitement fait en 1841.

58e Obs. — Octavie, âgée de onze ans, née d'un père qui a eu des maladies syphilitiques, a deux sœurs bien portantes et plus âgées qu'elle. A sept ans et demi, à la suite d'une vive émotion, si l'on en croit le rapport de sa mère, il lui survint successivement, aux membres supérieurs et inférieurs, au cou, au menton, etc., un grand nombre d'abcès froids ou tuberculeux, dont quelques-uns ont eu leur origine dans le voisinage des os, et qui ne se sont cicatrisés qu'après avoir suppuré pendant deux ou trois ans. Elle eut aussi un engorgement du genou droit, qui se guérit par un assez long traitement. Enfin, après deux ou trois ans d'un état très-fâcheux, sa santé s'améliora peu à peu. Amenée à Uriage en 1837, cette enfant y est restée près d'un mois, prenant chaque jour un bain tiède et buvant tous les matins deux ou trois verres d'eau minérale. Alors elle présentait plusieurs petits foyers de suppuration sous le menton, sur le menton, à la joue gauche, sur la paupière supérieure droite, à l'avant-bras droit. En outre, elle portait, depuis un an, une tumeur en dedans et en haut de la cuisse gauche et une pareille à la fesse, vers l'échancrure sciatique du même côté. Ces deux tumeurs indolentes, d'un volume médiocre, avaient grossi lentement et offraient une fluctuation manifeste qui se communiquait de l'une à l'autre. C'était évidemment un abcès froid, profond et considérable, ou un abcès par congestion, dont aucun signe ne révélait le point de départ. Enfin, par suite des abcès, actuellement guéris, qui avaient existé au-dessus des articulations tibio-tarsiennes, par suite de la maladie du genou et du long repos auquel ces accidents l'avaient condamnée, Octavie en conservait encore une grande roideur dans les deux pieds et ne marchait que sur la partie antérieure de ces organes, sans poser les talons sur le sol. Pendant son séjour à Uriage, un coup reçu à la hanche droite détermina la formation d'une petite tumeur, au niveau du tiers postérieur de la crête iliaque et paraissant tenir à cette crête osseuse. Cette tumeur grossit peu à peu et commençait à se ramollir lorsque la malade quitta les eaux. Elle fut ouverte plus tard et suppura pendant plusieurs mois. Au moment du départ d'Octavie, la suppuration avait diminué dans tous les points que j'ai indiqués ; la marche était devenue beaucoup plus facile et moins anormale ; l'état général s'était amélioré, et la double tumeur fluctuante de la cuisse et de la fesse avait perdu une partie de son volume. L'amélioration se continua ensuite, et cet abcès, qui, par son caractère et sa position, pouvait inspirer de sérieuses inquiétudes, se résorba et disparut complétement sans avoir été ouvert.

Cette malade revint à Uriage en 1838. Alors les mouvements étaient parfaitement libres, et la marche n'avait plus rien d'anormal. Il ne restait aucune trace de cette collection purulente, profonde, dont je viens de parler, et qui s'était résorbée. Il y avait seulement encore un peu de suppuration à la place de l'abcès formé, l'année précédente, à la hanche droite, où se voyait une cicatrice enfoncée et adhérente à la crête iliaque, dont le périoste paraissait avoir été intéressé ; un peu de suintement aussi à l'avant-bras droit ; enfin, au visage, à la place des points suppurants que j'ai indiqués, des taches rouges où la peau semblait un peu altérée dans sa texture, et se recouvrait encore de squammes légères. Après avoir pris vingt-trois bains, quatre douches, et s'être purgée cinq fois, Octavie s'en alla très-bien portante, n'ayant plus de suppuration nulle part, et conservant seulement un peu de rougeur aux points précédemment indiqués du visage. Dans les autres endroits où avait existé la suppuration, on voyait des cicatrices blanches, déprimées et bien fermes, dont quelques-unes adhéraient au périoste ou aux aponévroses.

Ainsi deux traitements de vingt-cinq à trente jours ont suffi pour guérir complétement cette jeune malade, et pour faire disparaître cette tendance à la suppuration qui se révélait à chaque instant par de nouveaux abcès. Du reste, ce qu'il y a de plus remarquable dans ce cas, c'est la guérison sans ouverture, ou la résorption de cette vaste collection purulente qui s'était formée dans les parties profondes de la cuisse et de la fesse, et qui pouvait entraîner de grands dangers pour l'enfant. Or, il serait difficile de nier l'influence des eaux dans ce résultat; car jusqu'alors les tumeurs n'avaient fait qu'augmenter de volume, tandis qu'elles diminuèrent pendant le séjour d'Octavie à Uriage, et disparurent ensuite graduellement. D'ailleurs, les observations suivantes vont nous montrer des résultats du même genre et plus importants encore.

59e Obs. — Marie A., de Gresse, vingt-trois ans, lymphatique, forte. — Engorgement énorme du genou gauche et presque de la moitié inférieure de la cuisse. Le genou avait doublé de volume. Au-dessus de l'engorgement, la cuisse était amaigrie. Cet engorgement était ferme dans toute son étendue, mais sans rougeur, sans symptômes inflammatoires prononcés, sans fluctuation sensible en aucun point, quoique la synoviale dût être distendue, mais sans doute à l'excès. Il y avait de la sensibilité sous le condyle interne du fémur. Plus de mouvements possibles. La marche était fort douloureuse. Cette fille, mal réglée depuis l'âge de dix-huit ans seulement, avait d'abord senti quelques douleurs dans le genou, même avant quinze ans; puis à seize ans, par une entorse du genou, le mal commença, et n'a plus cédé.

Traitement de quatre mois à l'hôpital de Grenoble, par quatre vésicatoires simultanés, trois cautères, des pommades, cataplasmes, etc., sans aucune amélioration.

A Uriage, bains à 36°, alternés avec des douches d'abord à 36°, puis à 38° et 40°. Purgation avec cinq ou six verres d'eau minérale : la malade en a bu deux fois seulement.

Elle partit le 25 septembre, après cinquante jours de traitement, sans avoir obtenu encore une grande amélioration, mais la tumeur ensuite a diminué graduellement, et la malade est revenue l'année suivante, presque guérie. Le genou n'avait guère plus de volume que celui du côté opposé; il était sans douleur, mais à peu près immobilisé par une fausse ankylose.

60e Obs. — Gélon (Silvestre), âgé de vingt-quatre ans, né à Hauteville (Savoie), mendiant, d'une famille scrofuleuse, d'une constitution médiocrement forte et d'un tempérament lymphatique, fut bien portant jusqu'à l'âge de dix-neuf ans. Alors il était domestique et couchait dans un endroit humide. Il lui vint un gonflement du doigt annulaire gauche, qui ensuite s'abcéda et laissa sortir successivement toutes les phalanges; puis d'autres abcès scrofuleux survinrent sur le dos des mains, sur les avant-bras, au médius droit, qui perdit aussi une partie de ses phalanges; aux coudes; sur la partie inférieure du péroné droit; à la face postérieure de cette jambe, à celle de l'article tibio-tarsien, à celle du jarret, sans communiquer avec les jointures voisines, etc. Vers 1835 aussi, il se forma un gonflement du genou qui augmenta de plus en plus, et s'accompagna de douleur. Lorsque Gélon se présenta à Uriage en 1837, non point pour prendre les eaux, mais pour solliciter l'obole de la pitié, son genou droit avait plus que doublé de volume et présentait un développement très-considérable de la synoviale : cette membrane était dilatée par un épanchement abondant, fluctuant, mais d'une fluctuation un peu pâteuse, comme si le liquide eût été assez épais. D'ailleurs, tous les points que je viens d'indiquer, et plusieurs autres encore, étaient toujours en suppuration, et ces ulcères et fistules répondaient les uns à des os malades, d'autres à des aponévroses, d'autres au tissu cellulaire seulement.

Ainsi, des tumeurs, des abcès, des fistules, des ulcères d'un hideux aspect, répandus sur presque toute la longueur des membres et en quelques points du corps; des doigts partiellement ou complétement privés de leurs phalanges, conservant leurs parties molles et formant des appendices charnus, immobiles, mais flexibles en tout sens, et tristement placés au rang des autres doigts; la face pâle, terreuse, dégradée; le tronc courbé par la gêne et par les douleurs que déterminait la marche, à cause surtout de l'état du genou : tel était le pénible spectacle qu'offrait ce malheureux, lorsqu'il me fut adressé par les habitants du château d'Uriage, qui avaient pensé que peut-être les eaux pourraient lui donner quelque soulagement et adoucir tant de misères. A l'aspect de ces lésions si graves et si nombreuses, de cette constitution qui semblait en proie à une nature en désordre, toute-puissante pour désorganiser et détruire, impuissante à rien réparer, je fus pris d'abord de ce sentiment pénible qu'on éprouve en face d'un grand malheur auquel on se sent incapable d'apporter des adoucissements.

Néanmoins, comme les fonctions principales étaient intactes, je résolus d'essayer l'emploi des eaux sur ce pauvre Savoyard, non point dans l'espoir de le guérir, mais dans la pensée que peut-être il y trouverait quelque amélioration à son sort. Je lui prescrivis donc un traitement que je l'engageai à suivre.

Il le fit très-inexactement et se contenta de prendre des bains, dont il interrompait fréquemment l'usage pour se livrer à sa vie errante de mendiant. Il prit ainsi seulement vingt-huit bains en deux mois. Cependant il en résulta un grand amendement dans les symptômes; un mois après avoir cessé les bains, ce malade s'aperçut que son genou avait perdu une partie du volume qu'il présentait; la diminution continua, et la marche, auparavant fort pénible, devint beaucoup plus facile. En 1838, Gélon se rendit de nouveau à Uriage. Il marchait assez librement. La synoviale du genou ne présentait plus aucun épanchement, mais le genou était encore plus gros que l'autre, par suite du gonflement des tissus, qui existait toujours à un degré assez prononcé, quoique sans douleur notable. Gélon prit, cette fois, une quarantaine de bains, menant toujours, du reste, la vie errante et misérable à laquelle il était habitué.

En 1839, il revint encore au commencement de juillet. Alors, plusieurs de ses anciens abcès étaient guéris, d'autres en voie de guérison; la suppuration était faible dans les autres points, et il y avait une très-notable amélioration dans l'ensemble de sa maladie. Trois ou quatre petits abcès seulement s'étaient encore formés depuis que ce malade avait commencé de prendre les bains d'Uriage en 1837. Une collection purulente nouvelle s'était développée au-dessous et en dehors du genou droit, toujours plus volumineux que l'autre; mais elle n'était pas ouverte et ne communiquait point avec l'articulation. La jambe correspondante était aussi plus volumineuse que l'autre, surtout dans sa partie inférieure, où la peau et le tissu cellulaire paraissaient engorgés comme dans l'éléphantiasis, mais à un faible degré.

Gélon a continué de venir, les années suivantes, faire à Uriage un traitement de trente à quarante jours, jusqu'en 1842, qu'il y est revenu pour la sixième fois, à peu près guéri des mille accidents scrofuleux qu'il avait éprouvés. Il ne lui restait plus qu'un peu de suppuration derrière le tendon d'Achille droit, où existait encore une ulcération superficielle sur un engorgement strumeux de la peau. Il prit quinze bains seulement, et partit le 5 septembre, guéri définitivement. Il n'est plus revenu depuis.

Un des points le plus remarquables, dans ce cas si remarquable, c'est la guérison de la maladie si grave de la synoviale du genou, et la disparition de son épanchement, après un seul traitement de moins de trente bains, quoique jusqu'à cette époque l'affection, déjà fort ancienne, de cette jointure n'eût cessé de faire des progrès. Les chirurgiens savent combien il est difficile d'obtenir la guérison d'une pareille espèce d'hydarthrose. J'ai signalé aussi, dans cette observation, un fait sur lequel je reviendrai un peu plus loin, et qui me semble digne d'attention : c'est l'engorgement dur et comme éléphantiaque du tissu cellulaire de la jambe.

61e Obs. — Geneviève D., gantière, de Saint-Pancrace, près de Grenoble, âgée de dix-huit ans, et non encore réglée, vint à Uriage en 1838. Depuis trois ans elle avait commencé à éprouver des accidents scrofuleux, sans que sa santé d'ailleurs fût altérée. Elle présentait, sous la mâchoire inférieure et le long de ses branches, plusieurs ulcérations reposant sur des engorgements tuberculeux des ganglions lymphatiques, d'autres ulcérations semblables au bas du cou t à la partie inférieure interne du bras; enfin, au pied gauche, un gonflement considérable, et, sur le côté interne et le côté externe du métatarse, plusieurs fistules qui suppuraient abondamment. Il ne m'a pas été possible de faire les explorations nécessaires pour bien constater l'état des parties. La malade ne pouvait marcher qu'avec peine et appuyée sur le bras d'une autre personne. Elle prit, en deux fois, environ soixante bains, se purgea tous les deux jours en buvant six à huit verres d'eau minérale, et prit une seule douche, qui la fatigua. A son départ, elle avait obtenu déjà une grande amélioration, qui se continua ensuite, et marchait sans aucun appui. Les règles ont paru trois fois l'hiver suivant. En 1839, cette fille revint à Uriage. Elle marchait sans bâton, comme à son départ l'année précédente, et pouvait marcher deux ou trois heures de suite. Le pied était beaucoup moins volumineux, et il n'y avait plus qu'un peu de suppuration, par deux des fistules seulement, les autres étant guéries. Les ulcérations des parties supérieures étaient aussi guéries pour la plupart. Il n'en restait qu'une au cou et une autre sur la branche gauche de la mâchoire. Elle prit, en deux fois, trente-six bains et onze demi-douches sur le pied. Lorsqu'elle s'en alla, il ne lui restait plus que très-peu de suppuration au pied.

Certes, il me paraît impossible de méconnaître l'efficacité des eaux dans tous les cas que je viens de citer. Si j'ai rapporté le dernier, quoique la guérison ne fût pas terminée, c'est que d'abord elle paraissait assurée pour l'avenir, et que, d'après les résultats obtenus, on pouvait compter sur un rétablissement complet à la suite d'un troisième traitement, s'il ne suivait pas le second, comme il y avait lieu de l'espérer; c'est en outre, et surtout, parce que cette observation présente la maladie sous d'autres aspects que ceux qui nous ont été offerts par les précédentes : je veux parler des ulcérations consécutives à la suppuration des glandes du cou, et particulièrement de la maladie du pied. Dans les cas où l'ostéïte s'empare de plusieurs des os de la voûte du pied, amène un gonflement général et très-considérable de cette partie et produit des suppurations multiples, comme chez notre malade, toutes les jointures de cette région s'enflammant en même temps, il arrive assez fréquemment que l'influence des eaux exaspère cette inflammation et détermine de grandes souffrances. Alors il faut parfois interrompre le traitement et ne le reprendre ensuite qu'avec de très-grandes précautions, pour pouvoir obtenir un résultat favorable. Du reste, avec ces précautions, on arrive alors presque toujours à améliorer graduellement la position des malades et à leur éviter de graves amputations.

62e *Obs.* — Ainsi j'ai soigné, les deux années précédentes, un pauvre jeune homme de dix-huit ou vingt ans, qui présentait une maladie de ce genre à peu près aussi grave que possible. On voulait lui couper la jambe, parce qu'on ne voyait plus d'autre remède pour mettre sa vie à l'abri des dangers que lui faisait courir la maladie du pied. Par humanité, le docteur Bouchacourt lui conseilla de venir, comme dernière ressource, essayer un traitement à Uriage. Le pied était énorme, rouge, tendu, luisant, et des fistules et des abcès s'y montraient de tous les côtés. La jambe desséchée, tout le corps amaigri, les forces épuisées, la face pâle et ridée par les souffrances, tel était l'état peu encourageant de ce malheureux, qui pouvait encore cependant marcher avec des béquilles, en suspendant son pied au moyen d'une écharpe. Il n'avait pas beaucoup de fièvre, malgré l'intensité des accidents locaux, et les fonctions se faisaient encore passablement. Il a subi, en 1847 et 1848, deux traitements à Uriage, durant une trentaine de jours chaque fois. L'état de son pied s'est peu à peu amélioré, et si, à son départ l'an dernier, il était loin encore de toucher à la guérison, du moins on pouvait espérer avec confiance de lui conserver un membre encore utile pour l'avenir, et de lui éviter une opération au moins bien cruelle quand elle n'est pas suivie d'un résultat fatal.

Faux éléphantiasis.

Ce serait ici le lieu de parler d'un état morbide que, dans mon second mémoire sur les eaux d'Uriage, j'ai décrit sous le nom de faux éléphantiasis, parce qu'on l'a plus d'une fois confondu avec l'éléphantiasis des Arabes. Plusieurs fois j'ai eu occasion d'observer, à l'hôpital Saint-Louis, à Uriage, et à l'hôpital de la Charité de Paris, des individus scrofuleux qui avaient été affectés, ou qui l'étaient encore, de carie vers la jointure tibio-tarsienne, ou aux os du pied, et chez lesquels, sous l'influence de cette maladie, il était survenu, dans le tissu cellulaire et la peau de la jambe, des altérations fort analogues en apparence à celles qui constituent l'éléphantiasis des Arabes (*lèpre tubéreuse* d'Alibert). Ordinairement le mal procède par des espèces de jetées érysipélateuses ou d'une autre nature, qui se font plus ou moins fréquemment, et qui chaque fois amènent un accroissement de la tuméfaction du membre. Au bout d'un certain temps, la jambe, par son volume, sa dureté, la couleur obscure de la peau, l'état rugueux de l'épiderme, les plis épais qui se forment autour de l'articulation de la jambe avec le pied, etc., ressemble singulièrement à l'éléphantiasis ou *jambe des Barbades*. Cependant j'ai toujours trouvé dans ces cas un caractère qui ne me paraît point exister, au moins au même degré, dans la véritable lèpre dont je parle : c'est que la compression exerce une influence considérable sur ces tuméfactions et peut en arrêter les progrès, en faire rétrograder les symptômes jusqu'à un certain point. Toujours alors j'ai vu le pied beaucoup moins tuméfié que la jambe, par suite de l'obstacle que les souliers opposent à son développement, et présentant une ligne de démarcation bien tranchée, une empreinte profonde, surmontée par en haut d'un bourrelet plus ou moins épais, au point où se termine la chaussure. En ce point-là, il y a brusquement un changement considérable de volume, et le pied et la jambe semblent appartenir à deux membres différents. C'est là sans doute un caractère accidentel, puisqu'il dépend des chaussures ; mais il s'observe d'ordinaire et démontre la nature œdémateuse de la maladie. Dans l'éléphantiasis véritable, au contraire, du moins dans ceux que j'ai eu l'occasion d'observer, je n'ai rien vu de pareil. L'augmentation de volume est à peu près aussi forte au pied qu'à la jambe, quelquefois même plus forte, et la compression n'exerce plus, à beaucoup près, une influence aussi marquée sur les tissus. Cela me paraît tenir précisément à ce que, dans la maladie que je viens de décrire, l'altération principale est un œdème, tandis que dans l'éléphantiasis vrai il y a non-seulement œdème, mais aussi et surtout peut-être hypertrophie des tissus. Mais je ne veux pas m'étendre davantage sur ce cas particulier, dans lequel l'action des eaux m'a paru à peu près sans effet, et où l'on aurait beaucoup plus à attendre de la compression ou de l'élévation du membre, qui a donné à mon frère, dans des cas analogues, des résultats très-remarquables.

Disposition strumeuse constitutionnelle.

63e Obs. — A. M..., de Tarare, âgé de quatre ans, lymphatique, faible, est né de parents assez bien portants. On accuse une mauvaise nourrice. Eruption générale peu de temps après la naissance. Commencement de carreau à l'âge d'un an. Il y avait, au dire de la mère, beaucoup de glandes dans le ventre. Arrivé à Uriage, par le conseil du docteur Bottex, le 24 juillet 1842, il présente encore, sur toute la peau, des boutons papuleux et surtout des pustules qui laissent des taches brunes foncées. Le ventre est toujours gros, mais indolent, et on n'y sent point de glandes. Grande faiblesse et état de langueur assez prononcé.

On avait employé antérieurement des jus d'herbes, des sirops dépuratifs, etc., qui avaient amélioré son état. A Uriage, il prit vingt-trois bains, et fut purgé quatre ou cinq fois avec deux verres d'eau minérale. Il partit le 18 août, n'ayant plus d'éruption en aucun endroit. Le ventre avait diminué, la santé générale était parfaite, l'appétit très-bon, et l'enfant avait rapidement acquis une vivacité, une vigueur et un teint de santé qui le rendaient méconnaissable.

Il est revenu en 1843, avec un petit retour d'éruption, et, après un nouveau traitement, il en a été complétement guéri. Le ventre était complétement à l'état normal et la santé générale était très-bonne. Mais, l'hiver suivant, cet enfant ayant fait une chute sur la face, le nez, qui s'était d'abord tuméfié, resta un peu plus gros que d'ordinaire, et devint un peu rouge et luisant, comme au début des engorgements strumeux de cette partie. Évidemment la disposition primitive n'était pas encore complétement détruite. En conséquence, on ramena encore le petit malade aux eaux, une troisième année. Après un troisième traitement d'environ vingt-cinq jours, comme les précédents, il partit assez bien rétabli, et je ne l'ai pas revu depuis.

Ce cas a été très-remarquable par les rapides changements survenus et dans le physique et dans le moral de cet enfant, sur lequel on avait de sérieuses inquiétudes lorsqu'il fut amené pour la première fois. C'est un de ceux où j'ai vu les eaux produire, à un plus haut degré, cette transformation constitutionnelle, pour ainsi dire, ou cette résurrection dont je parlais dans les généralités de cet article. Tout languissait chez lui à son arrivée; au bout de quinze jours il était plein de vie, d'activité et de pétulance. Mais, le traitement n'ayant pas été assez prolongé, la disposition vicieuse de la constitution n'avait pas été complétement détruite; elle était seulement atténuée et dissimulée par l'excitation du système nerveux. Aussi l'accident arrivé ensuite à son nez fit-il reconnaître les tendances fâcheuses qui existaient encore chez lui, et exigea-t-il un troisième traitement. J'ai su, un ou deux ans après, que l'enfant paraissait bien portant, et, sa famille ne l'ayant pas ramené aux eaux, il y a tout lieu de croire que la guérison ne s'était pas démentie.

J'ai vu des changements non moins prononcés et plus complets encore, mais moins rapides, chez un autre enfant, qui m'a offert en outre un phénomène critique remarquable. Je vais, pour ce dernier fait surtout, rapporter brièvement son histoire. Ces deux cas, d'ailleurs, établissent une sorte de transition entre cet article et le suivant, où nous retrouverons de semblables modifications dans l'ensemble des fonctions de l'économie animale.

64e Obs. — J..., de Lyon, vint à Uriage à l'âge de huit ou neuf ans. Peu développé, débile et maladif, il avait eu une enfance tout entière languissante et tourmentée par divers accidents. Une tumeur blanche du genou avait longtemps menacé sa vie, et avait produit un demi-déplacement en arrière du tibia sur le fémur. Les accidents inflammatoires étaient dissipés, mais il restait encore un peu de suppuration au genou, un peu de sensibilité et un épuisement général assez prononcé. Cependant l'enfant pouvait marcher avec des béquilles, et ses fonctions s'exécutaient assez bien. Après environ vingt jours de traitement, il se développa rapidement une vive inflammation phlegmoneuse et un abcès assez considérable à la marge de l'anus. Une petite incision donna lieu à l'évacuation d'une grande quantité de pus, et la guérison du foyer fut rapide. Le traitement ne fut suspendu qu'une quinzaine de jours environ, et on le continua ensuite pendant à peu près trois semaines encore. Il en résulta un changement très-remarquable dans la constitution et dans la vie du petit malade, qui commença à sortir de sa torpeur habituelle et à retrouver la vivacité de son âge. C'était surtout à partir de l'évacuation purulente produite par l'abcès anal, que ces changements s'étaient manifestés.

L'hiver suivant, l'enfant fut beaucoup mieux sous tous les rapports. Mais l'été qui vint ensuite ne fut pas favorable. Diverses circonstances et une saison humide et froide à l'excès firent que le malade demeura aux eaux trois semaines seulement, et n'en retira aucun bénéfice. Son état est resté stationnaire, ou même l'amélioration a un peu rétrogradé. Mais, la troisième année, un traitement d'environ cinquante jours a ramené une amélioration très-considérable, et, à partir de ce moment, la santé s'est développée et fortifiée de plus en plus. Néanmoins, la famille du jeune J..., qui comprenait toute la valeur des résultats obtenus et qui voulait en assurer la persistance, l'a ramené encore aux eaux les deux étés suivants. L'enfant souffreteux et languissant est devenu un jeune homme vigoureux, dont l'air de santé et de force, l'activité infatigable et la vie surabondante contrastaient singulièrement avec l'état languissant, étiolé et chétif de ses premières années.

DÉBILITÉ DE L'ENFANCE. — RACHITIS.

Je ne sais quel nom donner à ces états indéterminés qui s'observent assez souvent chez les enfants, et principalement pendant les trois ou quatre premières années de la vie, états intermédiaires entre la santé et la maladie, dans lesquels c'est surtout la vie de relation qui manque d'énergie. La vie organique cependant n'est pas non plus régulière, et présente des désordres assez importants. Les fonctions digestives, respiratoires, circulatoires, et les sécrétions s'exécutent d'ordinaire d'une manière à peu près normale. Mais il n'en est pas toujours de même des excrétions, de celle des urines surtout, qui assez souvent est involontaire, au moins pendant le sommeil. Les actes nutritifs sont irréguliers, et d'ailleurs moins actifs que dans l'état sain, car presque toujours le développement général est moindre qu'il ne devrait l'être. Parfois il y a beaucoup d'embonpoint; le ventre surtout est ordinairement très-volumineux, sans douleur, sans qu'on y reconnaisse d'engorgement; mais les membres, au contraire, ne sont pas développés en proportion du corps et de la tête, et surtout ils n'ont pas la force qu'ils devraient avoir; les enfants ne peuvent marcher à l'âge où ils devraient le faire; quand la marche enfin s'établit, elle fait des progrès lents, elle est pénible, incertaine, chancelante; quand elle a acquis une certaine activité, elle reste singulière, accompagnée de mouvements du corps très-étendus, et oscillante à la manière des canards; les membres inférieurs semblent surchargés par le poids du corps; les pieds se renversent en dehors sur les jambes; les genoux deviennent trop saillants en dedans, aussi bien que les malléoles internes; parfois aussi les tibia se cambrent dans leur longueur à un degré très-variable. Ici apparaît un symptôme de rachitis, ou qui du moins témoigne d'une tendance au rachitis; et si, en même temps, les jointures sont plus volumineuses que dans l'ordre normal, tandis que la diaphyse des membres est amaigrie, alors le rachitis est déclaré. C'est qu'en effet il n'est pas rare que les symptômes dont je viens de tracer le tableau fort imparfait précèdent le rachitis, et soient un acheminement à cette maladie : cependant il s'en faut bien qu'il en soit toujours ainsi.

Quoi qu'il en soit, dans ces états de débilité, de développement imparfait, tardif et irrégulier, de rachitis commençant enfin, les bains d'eaux minérales fortement excitantes sont très-favorables; et par suite de l'impulsion qui en résulte pour toutes les fonctions, presque toujours on voit l'accroissement se prononcer et le développement des enfants prendre rapidement une marche régulière et normale. Bon nombre de cas de ce genre se présentent chaque année à Uriage, et il est rare que l'emploi des eaux ne produise pas des résultats très-avantageux. Ainsi que je le signalais tout à l'heure pour les dispositions scrofuleuses générales, qui se confondent fréquemment avec celles-ci, au point que l'on ne peut savoir à laquelle des deux natures, scrofuleuse ou rachitique, appartiennent les tendances qui se manifestent, on voit souvent alors des transformations surprenantes se produire en peu de temps dans le physique et dans le moral des sujets, dont la vie jusqu'alors opprimée, si je puis ainsi dire, semble vouloir regagner tout le temps perdu.

Lorsque les enfants présentent seulement une débilité générale, un accroissement lent et faible, mais non pas suspendu et sans aucune tendance apparente ou vers la scrofule ou vers le rachitisme ; lorsque, en un mot, la constitution a seulement besoin d'être tonifiée, la vie d'être excitée et réveillée d'une torpeur fâcheuse, alors les résultats du traitement thermal sont promptement complets et définitifs dans beaucoup de cas. Mais lorsqu'il existe des symptômes morbides prononcés, lorsque le rachitis est déclaré, par exemple, on ne saurait obtenir aussi vite le rétablissement des malades. Il faut une action plus longtemps soutenue pour détruire les altérations existantes, pour fortifier la constitution et la ramener à l'état normal. Si les os sont infléchis, ce n'est que par le développement ultérieur de l'accroissement que les courbures pourront s'effacer en partie, les gonflements disparaître, et que les désordres primitifs pourront être réparés d'une manière plus ou moins complète, en raison de l'étendue et de la gravité des lésions. Voici un exemple de ce genre.

65e Obs. — Annette Clavel, de Vienne, sept ans, lymphatique et faible, présente une courbure rachitique très-prononcée des jambes et un peu du sternum. Impossibilité de marcher sans béquilles. La maladie durait depuis trois ans lorsque cette enfant fut amenée à Uriage, en 1841. L'action des eaux produisit une amélioration très-notable. Six mois après, elle se cassa la cuisse, et, malgré cet accident, lorsqu'elle revint à Uriage, en 1842, ses jambes avaient plus de volume et de force, le sternum était redressé. Elle reprit vingt bains et six douches à 40°, et à son départ, le 18 août, elle commençait à marcher sans béquilles.

Mariette Clavel, sœur d'Annette, âgée de six ans, portait une affection semblable, que les eaux améliorèrent beaucoup en 1841. Le tibia gauche, très-infléchi, s'était un peu redressé, la marche était facile et pouvait être longtemps soutenue et la démarche de l'enfant trahissait très-peu sa maladie.

AFFECTIONS SYPHILITIQUES.

J'ai dit, dans mon premier mémoire, que les eaux avaient souvent pour effet de raviver des maladies qui semblent éteintes, mais dont le principe n'est pas détruit ; de faire *ressortir*, suivant une expression vulgaire, le mal qui reste caché dans l'organisme, et qui peut, à chaque instant, se réveiller et produire de fâcheux symptômes. Depuis cette époque, j'ai eu encore l'occasion de constater quelques faits de ce genre; mais ils se sont offerts à moi fort rarement et sont beaucoup moins fréquents, à Uriage du moins, qu'ils ne m'avaient paru d'abord. Quelquefois, au contraire, j'ai vu, sous la seule influence des eaux, disparaître des symptômes dont la nature syphilitique ne paraissait pas douteuse. Mais ce dernier cas est rare aussi, ou bien il faudrait, pour arriver à un résultat favorable, des traitements fort longs et répétés. Toutes les fois que le caractère spécifique existe encore d'une manière évidente, il est incontestablement utile, à mon avis, et presque toujours nécessaire, de joindre au traitement thermal un traitement spécial, soit par les mercuriaux, soit par l'iodure de potassium, suivant la nature et l'importance des accidents. Lorsque la peau est sérieusement affectée, les iodures mercuriels m'ont paru généralement préférables. En combinant ainsi les moyens spécifiques avec l'action extérieure et intérieure des eaux, j'ai obtenu, dans un très-grand nombre de cas graves, des guérisons rapides, durables et sans qu'aucun accident vînt entraver la médication ou compromettre l'efficacité du traitement. Dans un seul cas, j'ai vu l'emploi du proto-iodure hydrargyrique entretenir les accidents, qui se sont ensuite guéris lorsque le malade n'a plus fait usage que du traitement thermal. Mais c'était chez un individu presque complétement dénué d'intelligence, et dont il m'a été impossible d'obtenir des renseignements un peu exacts sur ses antécédents. Je vais rapporter son observation, remarquable à différents égards. Je citerai ensuite un autre cas seulement d'une gravité rare, et qui a très-bien guéri, sous l'influence d'un traitement dirigé d'après les principes que j'exposais tout à l'heure.

66e Obs. — P., cultivateur des environs de Grenoble, vingt-quatre ans, tempérament indécis, constitution moyenne, intelligence obtuse. — Affection syphilitique il y a deux ans, guérie par un traitement mercuriel, sous la direction du docteur Charvet. Deuxième syphilis, caractérisée par des excoriations et un bubon, huit mois avant l'époque où le malade vient aux eaux (juin 1842). D'après ses dires incohérents, il a fait un nouveau traitement mercuriel, qui paraît avoir été incomplet et insuffisant, et pendant lequel s'est développée sur tout le corps une squameuse humide très-intense. Le bubon s'est ouvert, la santé s'est altérée. Il s'est en outre formé des ulcérations dans les jarrets. Le malade se présente dans cet état, toute sa peau rouge et couverte de squames humides, son bubon ulcéré, ses jarrets parsemés de petites ulcérations.

Bains minéraux, remplacés de temps en temps

par des douches à 43° d'abord, puis à 44°; pilules de proto-iodure de mercure (5 centigr.), une chaque jour.

Au bout de vingt jours de traitement, l'ulcère de l'aine s'étant beaucoup agrandi, et l'irritation ne faisant que croître, j'envoie le malade se reposer et lui conseille de suspendre les pilules. Il revient au bout de quinze jours. L'ulcère inguinal était à peu près cicatrisé, ceux des jarrets s'étendaient. Je lui fais reprendre le traitement thermal et les pilules : l'aine achève bien de se guérir, mais les jarrets vont de plus mal en plus mal, et offrent plusieurs ulcères de trois à cinq centimètres de diamètre. Je fais cesser le traitement mercuriel, pour continuer les bains et les douches, et panser les ulcères avec une décoction aromatique. Alors tout guérit. Le malade avait pris cinquante bains et vingt-deux douches.

En 1843, il revint, ayant encore un peu de rougeur et de desquamation sur la face antérieure de la poitrine, et cela disparut assez vite.

67e Obs. — B., manœuvre, de La Verpillière, âgé de quarante et un ans, lymphatico-sanguin, d'une forte constitution. Lorsqu'il vint aux eaux, en 1843, il portait en beaucoup de points de vastes ulcères syphilitiques, dont l'origine remonte à des ulcérations primitives, mal traitées, à l'âge de dix-sept ans, et qui, après diverses éruptions, se seraient reproduites il y a cinq ans. Quoi qu'il en soit, une grande partie de la surface de la peau était ravagée par des plaies hideuses, profondes, et plus larges que la main en certains endroits. C'était aux jambes et sur les parties postérieures et latérales du tronc que le mal se montrait avec plus d'intensité. Cet homme ne pouvait plus marcher, et présentait un état déplorable. Un traitement thermal de trois semaines seulement, et puis un traitement par le proto-iodure en pilules et en pommade, qui fut continué pendant plus de quatre mois, le guérirent.

B. revint aux eaux l'année suivante. Il n'avait plus d'ulcères, mais, à leur place, des cicatrices épaisses, rouges, sensibles, principalement sur le flanc droit, où l'on aurait cru voir une kéloïde. Un traitement thermal de quinze bains à 36° et quinze douches à 45° fit disparaître en grande partie l'exubérance de ces cicatrices et la sensibilité qu'elles conservaient. Cependant, en 1845, on voyait encore sur le flanc une cicatrice épaisse de près d'un centimètre, presque du volume du petit doigt, longue de neuf à dix centimètres, et élargie par en bas en triangle de cinq centimètres de diamètre.

Elle présentait une rougeur assez forte et une sensibilité encore assez prononcée. Le malade fit un nouveau traitement de cinquante bains ou douches, en prenant les douches d'abord à 44°, puis à 45°, et enfin 46°. Au moment de son départ, cette cicatrice avait beaucoup diminué, et sa couleur se rapprochait de celle de la peau environnante. J'ai revu ce malade depuis. Il lui reste seulement un cordon un peu saillant dans le lieu indiqué.

RHUMATISME.

Toutes les eaux minérales, pourvu qu'elles soient employées à une assez haute température et convenablement administrées, combattent plus ou moins efficacement le rhumatisme. Ici, le mode d'administration des eaux a une très-grande influence. Ce n'est pas à dire pourtant que la nature du liquide ne contribue en rien aux résultats obtenus. Dans certains cas, au contraire, elle joue un grand rôle dans les effets qui résultent du traitement. Mais il n'est pas toujours possible de s'en rendre compte et de reconnaître pourquoi telle eau a réussi, tandis qu'une autre avait échoué. Cependant, il m'a paru qu'en général les individus sanguins et pléthoriques se trouvaient mieux, pour combattre leurs rhumatismes, de l'action des eaux peu riches en principes minéralisateurs, et, par conséquent, moins susceptibles de produire dans l'organisme une excitation inutile chez eux, ou qui leur serait même parfois défavorable. Au contraire, les rhumatisants qui présentent des conditions individuelles différentes, ceux surtout qui ont un tempérament éminemment lymphatique, m'ont paru se mieux trouver des eaux très-actives par leur composition minérale. Beaucoup de personnes ne doivent leurs douleurs de rhumatisme qu'à la faiblesse, naturelle ou acquise, d'une constitution tantôt dépourvue d'une force de résistance suffisante contre les agents extérieurs, tantôt appauvrie par des causes diverses et par cela même rendue plus impressionnable à l'action de ces influences étrangères. Dans ces cas, les eaux très-excitantes et toniques par leur nature m'ont paru souvent mieux convenir. C'est ainsi que j'ai vu, un grand nombre de fois, des personnes guéries de leurs rhumatismes par les bains seuls d'Uriage, employés tièdes et sans le secours des douches. Mais, je le répète, on ne saurait préciser rien de général à cet égard, parce que les résultats sont très-souvent influencés par des dispositions particulières inappréciables.

Déjà, parmi les observations que j'ai citées antérieurement, plusieurs ont présenté des rhumatismes qui se sont guéris par l'influence du traitement dirigé contre une autre maladie. Je me bornerai à ajouter ici quelques faits.

68e Obs. — La femme Bonneville, de Grenoble, âgée de quarante-deux ans, gantière, d'un tempérament lymphatique, d'une constitution peu forte, a eu huit enfants, dont quatre seulement sont vivants et ne jouissent pas d'une très-brillante santé. Pour elle, toujours bien réglée depuis l'âge de quinze ans, elle fut assez bien portante jusqu'après sa sixième couche. Alors, pendant qu'elle allaitait, elle commença, par suite de refroidissements fréquents, à éprouver des douleurs et à boiter. Après avoir sevré son enfant, elle fit une maladie grave qui dura trois mois, et ensuite elle conserva des douleurs dans la tête, dans les épaules, les lombes, les hanches, et resta boiteuse des deux membres inférieurs. Elle eut une septième grossesse, et depuis elle ne marcha plus, les membres pelviens ne pouvant être soulevés. Sa huitième couche ne changea rien à cet état. Elle souffrait beaucoup de la tête, surtout quand le temps voulait changer, et alors aussi elle éprouvait une forte agitation, beaucoup d'inquiétude et de malaise par tout le corps. Les temps froids lui donnaient une grande rigidité dans les membres, les émotions pénibles lui causaient des douleurs et la rendaient bien plus malade. Hors ces circonstances, quand elle était immobile, elle ne souffrait point, si ce n'est de la tête; mais elle ressentait de vives douleurs quand elle voulait remuer ses membres, et il lui était complétement impossible de mouvoir les inférieurs, qui étaient raides, disait-elle, comme des barres de fer. D'ailleurs, elle avait de la constipation, des ballonnements du ventre, et ne pouvait supporter sur cette partie des vêtements un peu serrés. Après sa dernière couche elle prit onze bains simples qui ne firent qu'augmenter son mal.

La femme Bonneville vint aux eaux d'Uriage en 1836, par les secours d'une dame bienfaisante. Alors elle ne pouvait nullement se soutenir sur ses membres inférieurs, et il fallait chaque jour la porter au bain. Après avoir pris cinq bains, elle put commencer à marcher en s'appuyant sur des béquilles, et ensuite elle alla de mieux en mieux. Après vingt-trois bains et trois douches, elle s'en retourna assez bien portante, marchant avec l'aide d'un bâton seulement. Elle ne s'était purgée que trois jours, en buvant huit ou dix verres d'eau minérale. Pendant plusieurs mois, elle resta dans le même état, pouvant faire son ménage et vaquer à toutes ses affaires, en s'aidant d'un bâton quand elle sortait. L'hiver lui rendit de la rigidité dans les membres et un peu de douleurs, mais à un point qui ne l'empêchait pas de se livrer à ses occupations intérieures ; seulement elle cessa de sortir. En 1837, elle revint à Uriage ; elle marchait avec son bâton, un peu péniblement, mais sans souffrir beaucoup. Elle resta environ un mois, prit vingt-deux bains et cinq douches, et cette fois elle put jeter le bâton dont elle empruntait auparavant l'indispensable appui. Elle éprouvait néanmoins encore de la raideur, principalement quand elle voulait se mettre en mouvement. La marche, par suite, chez cette malade, avait perdu son caractère normal, et ressemblait assez bien à la progression oscillatoire de certains oiseaux, comme les canards. Cela m'a paru tenir à ce que les membres inférieurs ne se fléchissant pas bien dans leurs diverses brisures, et particulièrement dans leur articulation avec l'os coxal, le bassin suivait dans son mouvement le membre qui se portait en avant, et tournait en pivotant sur le membre immobile, beaucoup plus que cela n'a lieu dans l'état ordinaire.

Ce cas est remarquable par l'importance des résultats obtenus à la suite d'un traitement peu actif, et ayant consisté presque uniquement en bains tièdes. J'ai revu depuis cette malade, dont la santé s'était maintenue. L'observation suivante va nous montrer encore un rhumatisme grave et compliqué, qui a été deux fois guéri par les eaux d'Uriage, mais qui a toujours récidivé, et par suite des dispositions particulières du malade, et par suite des conditions dans lesquelles il était forcément placé, et parce que d'ailleurs, une fois sa guérison obtenue, il cessait toute espèce de traitement et de précautions pour l'avenir.

69e Obs. — Roche, d'Uriage, âgé de trente-six ans, ancien militaire, d'un tempérament bilieux et nerveux, d'une constitution forte, fut pris, à dix-sept ans, d'un rhumatisme général très-grave, qui, au bout de quatorze mois de maladie, fut guéri à

Uriage par un traitement de six semaines. A vingt-cinq ans, en Afrique, nouvelle attaque de rhumatisme, compliquée de palpitations et guérie au bout de sept à huit mois d'hôpital, en laissant des palpitations. En 1841, à trente-quatre ans, troisième attaque à Strasbourg, où il a passé quatre mois à l'hôpital. Puis il est venu à Uriage, souffrant toujours beaucoup de douleurs articulaires et de palpitations. Toutes les jointures étaient alternativement envahies. Vingt-huit bains et quelques douches, qui n'étaient pas bien supportées, l'ont de nouveau débarrassé. Les palpitations ont persisté, mais un peu moins fortes. Il a été repris de rhumatisme en 1843, en travaillant au chemin de fer de Montpellier. Hypertrophie légère du cœur et insuffisance des valvules artérielles, etc. Il a fait un nouveau traitement, dont je ne sais pas le résultat.

70e Obs. — Joséphine Drevon, de Grenoble, couturière, vingt-deux ans, lymphatique, peu forte. — Douleurs rhumatismales vagues existant depuis plusieurs années par tout le corps, surtout aux jointures, sans gonflement. Les douleurs étaient à peu près continuelles, mais surtout en hiver et dans les saisons humides. Les mouvements étaient difficiles, la marche presque impossible, lorsqu'elle vint aux eaux l'an dernier. Elle y a pris dix bains et dix douches qui l'ont beaucoup soulagée. Cette année, elle a toujours pu travailler et va beaucoup mieux. L'amélioration n'a été que consécutive au premier traitement. En 1842, elle a fait un nouveau traitement : huit bains à 36° et huit douches à 45°, deux purgations avec huit verres d'eau. Elle part le 17 juillet, ressentant encore parfois quelques douleurs, mais presque uniquement dans les pieds, et qui probablement ne tarderont pas à disparaître par l'effet ultérieur du traitement.

A propos de ces effets ultérieurs déjà éprouvés par notre malade l'année précédente, je citerai un fait intéressant qui m'a été raconté en 1844, par un professeur distingué de la Faculté de droit de Grenoble, et qui montre comment l'économie peut ne ressentir, parfois, les résultats du traitement qu'après qu'elle s'est débarrassée des principes étrangers qui lui ont été fournis par les eaux. Tourmenté par un rhumatisme, ce malade s'était rendu à Uriage quelques années auparavant, et avait subi un traitement par des bains et des douches, sans boire d'eau minérale, en raison d'une vive susceptibilité gastrique. Il n'éprouva d'abord aucun soulagement, et ne s'aperçut point d'ailleurs, après avoir quitté les eaux, qu'il conservât sur sa personne l'odeur sulfureuse ; mais, au bout de deux mois, une nuit, il fut pris d'un mouvement fébrile assez prononcé, puis d'une transpiration extrêmement copieuse et tellement chargée de soufre qu'elle en était infecte, et que les premières personnes qui entrèrent, le matin, dans sa chambre reculèrent devant l'odeur suffocante de soufre dont elle était remplie. En même temps, les douleurs rhumatismales avaient disparu. Ce fait, cette exhalation de soufre, qui parut au malade fort extraordinaire, n'a rien, du reste, de bien surprenant; il présente seulement d'une manière plus prononcée, plus subite et plus rapide, un phénomène qui n'est pas très-rare à la suite de traitements pareils, mais qui d'ordinaire s'accomplit plus lentement et d'une manière moins apparente et moins tranchée.

71e Obs. — Moissat, vingt-trois ans, de Parnans (Drôme), manœuvre, sanguin, robuste. — Douleurs de rhumatisme vagues dans les genoux, les reins, etc., depuis trois ans. Depuis la même époque, engorgement du genou gauche, qui présente une hydarthrose médiocrement développée et, en outre, des corps étrangers dans la capsule. Il y a huit mois qu'il a senti dans le genou *comme une petite pierre,* qui parfois l'arrête court dans la marche. Il semble qu'il y ait, dans cette jointure, des corps étrangers nombreux, qui font éprouver une sensation de crépitation lorsqu'on presse la capsule en deux sens inverses.

Venu à Uriage le 13 juillet 1846, Moissat a pris huit bains d'eau minérale et environ quinze douches d'eau à 43° ou de vapeur. Il s'est purgé douze fois.

Il part le 8 août. Son genou est désenflé. Il n'y a plus de liquide dans la jointure, et on n'y sent plus qu'un corps étranger, gros comme une noisette aplatie, qui reste au-dessus de la rotule et ne gêne plus le malade.

AFFECTIONS NERVEUSES

OU SPASMODIQUES.

Qui pourra dire toutes les formes sous lesquelles se présentent ces irritations si nombreuses, si variées, que l'on réunit sous le nom de maladies spasmodiques, et qui n'ont de commun entre elles que d'être des troubles fonctionnels plus ou moins graves, dont aucune lésion organique appréciable ne peut expliquer l'origine? Qui tracera une ligne de séparation entre ces névroses et les rhumatismes, quand si souvent leurs caractères semblent se mêler, se confondre, de manière à former des affections mixtes, auxquelles me paraît convenir parfaitement le nom de rhumatismes nerveux? Qui dira tous les caprices de ces maladies dans leurs symptômes, dans leur marche, dans les moyens de traitement qu'elles réclament? Aussi ce serait une bien folle pensée que de prétendre leur opposer à toutes, avec le même succès, une médication analogue, que de prétendre même déterminer pour chacune d'elles une médication infaillible. Cependant il en est quelques-unes qui se montrent sous des formes plus régulières, plus constantes, et dont le traitement par suite offre moins d'incertitudes. On sait, d'ailleurs, que les eaux minérales figurent au premier rang parmi les remèdes qui leur sont le plus souvent appliqués, et qui offrent des résultats plus généralement avantageux. Pour ne pas être entraîné trop loin, je me bornerai à citer quelques exemples.

A l'article des dartres humides compliquant des lésions de l'appareil respiratoire et à l'article de la mélitagre, j'ai déjà offert des exemples d'affections spasmodiques des poumons, très-avantageusement modifiées par les eaux d'Uriage : je n'y reviendrai pas. Je ne reproduirai pas non plus une observation assez curieuse, publiée dans mon second mémoire sur ces eaux, et où j'ai rapporté l'histoire d'une névrose très-compliquée de l'estomac, du ventre, de la vessie et de l'urètre, etc., qui a été traitée à Uriage, qui, pendant ce traitement, a été constamment excitée à un degré modéré, et qui ensuite a présenté une remarquable amélioration. J'ajouterai seulement que, les changements obtenus ayant été détruits au bout de six mois par des chagrins, des émotions pénibles et très-vives, la malade est revenue l'année suivante faire un nouveau traitement, pendant lequel elle a éprouvé presque constamment encore un peu d'irritation, mais à la suite duquel sa santé est devenue beaucoup meilleure qu'elle n'avait été depuis fort longtemps. Voici deux autres faits plus ou moins analogues à ceux dont je viens de parler.

72e *Obs.* — Adèle M., du Monestier de Clermont, quarante ans, tempérament nerveux. Accès d'oppression venant tous les matins et durant de six heures à midi, accompagnés de douleurs générales, plus fortes du côté droit, qui existaient, du reste, à peu près constamment, augmentant par les causes morales, par le brouillard, les changements de temps, etc. Il y avait, en outre, des vomissements très-fréquents et des douleurs d'estomac, de la tête, du ventre. Ces accidents duraient depuis plusieurs années et avaient été combattus par des vésicatoires, des sangsues, des bains, etc., qui amélioraient le mal pour quelque temps seulement.

Venue à Uriage le 20 juin 1842, mademoiselle M. prit des bains mitigés, tièdes, alternés avec des douches écossaises à 25 et 42°, et se purgea trois fois, à la fin de son séjour, avec six verres d'eau. Elle partit le 12 juillet, après avoir pris neuf bains et neuf douches. Elle n'éprouvait plus du tout les maux qui l'avaient amenée, et en avait seulement ressenti quelques atteintes pendant les premiers jours de son traitement. Pendant toute l'année qui a suivi, elle a été beaucoup mieux portante. Elle est revenue, en 1843, passer quelques jours seulement à Uriage. Elle éprouvait encore quelques malaises nerveux, mais incomparablement plus faibles, et se contentait de son état, devenu pour elle très-supportable.

73e *Obs.* — Marcelline, âgée de trente-sept ans, fille de l'hospice de Grenoble, peu forte et d'un tempérament nerveux, vint aux eaux le 6 août 1842. Irritation vive de la poitrine, toux, douleur au côté gauche, sous le sein, oppression, extinction de voix. Ces accidents avaient d'abord duré trois mois, s'étaient guéris presque complétement par l'application successive de deux cautères sur le côté, puis avaient reparu au bout de deux mois et étaient devenus ensuite de plus en plus forts et fréquents. En dernier lieu, ils se reproduisaient presque tous les jours et souvent plusieurs fois par jour. L'examen ne révèle aucune lésion importante. Les fonctions se font bien.

Bains minéraux de 36° à 37°, d'abord d'une demi-heure, puis de trois quarts d'heure et enfin d'une heure, en laissant des intervalles de repos. Elle partit le 10 septembre parfaitement rétablie et se portant bien depuis près de quinze jours. Sa santé s'est maintenue depuis.

NÉVROSES DE L'ESTOMAC.

74e *Obs.* — Potton, tourneur, de Vif, trente-deux

ans, sanguin-nerveux, de constitution peu forte. — Eczéma et lichen agrius des cuisses, des bourses, de l'anus et de la partie postérieure du cou. Démangeaison excessive. Cette maladie durait depuis deux ans et demi lorsqu'il vint, en 1841, à Uriage, où il prit une vingtaine de bains et quatre douches, qui le soulagèrent pour l'hiver ; mais le mal revint aux chaleurs de l'été suivant. En 1842, il fit encore un traitement pareil, qui améliora de même son état sans le guérir complétement, au moins pour le moment.

Mais il était sujet, depuis 1828, à des douleurs très-vives de l'estomac, s'étendant dans tout le membre supérieur droit, venant presque tous les mois et le mettant au lit jusqu'à quinze jours de suite. Elles ont disparu depuis le premier traitement thermal.

75e Obs. — Madame R., de Lyon, âgée de quarante-huit ans, tempérament sanguin nerveux, constitution assez forte. — Venue à Uriage en 1841 pour accompagner son mari, auquel les eaux étaient ordonnées, madame R. me consulta pour son propre compte. Elle éprouvait depuis quatorze mois des crampes d'estomac qui revenaient souvent, au moins une fois par mois, avec une intensité extrême, et la rendaient malade pendant plusieurs jours. Elle était alors obligée de garder le lit et ne pouvait prendre d'aliments. Le docteur Pointe avait employé sans

25

succès des antispasmodiques, des bains, etc., etc.

Je lui fis prendre d'abord des bains mitigés, alternés avec des douches écossaises variées, et, vers la fin de son traitement, des bains d'eau minérale pure. Depuis ce moment, elle a été guérie de ses crampes d'estomac. Elle en a éprouvé une petite crise à son retour chez elle, comme cela arrive presque toujours en pareil cas, et puis la maladie n'a plus reparu. Madame R. a fait l'année suivante un nouveau traitement, et s'est toujours bien portée depuis.

J'ai vu très-souvent à Uriage des malades qui s'y sont guéris de vomissements spasmodiques ou d'autres troubles nerveux importants de l'estomac. Parfois l'eau en boisson, sous forme purgative, leur a rendu de grands services. Dans ces affections, toutefois, elle doit toujours être employée avec modération et avec grande prudence, parce qu'il est des cas où son emploi demande les plus grands ménagements et d'autres où il serait tout à fait nuisible. Mais j'ai eu surtout l'occasion de traiter souvent à Uriage la forme de gastralgie la plus fréquente de toutes, celle qui se montre chez un si grand nombre de femmes nerveuses, obligées à une vie sédentaire ou fatiguées par des grossesses répétées, des chagrins, etc.; chez les hommes de cabinet, de bureau; celle, en un mot, que l'on désigne vulgairement par le nom de *gastrite*, et qui se caractérise surtout par une grande susceptibilité de l'estomac, des digestions difficiles qui réclament de grandes précautions pour le choix et la quantité des aliments, des souffrances de l'estomac plus ou moins vives et tantôt habituelles, tantôt survenant après les repas, à la suite des émotions tristes, parfois après les moindres contrariétés, etc., etc. Dans ces cas, l'emploi intérieur de l'eau minérale est très-rarement avantageux, surtout si on le répète plus ou moins fréquemment, et serait la plupart du temps très-fâcheux. Mais si l'on se borne à l'usage des bains purs ou mitigés, des douches et surtout des douches écossaises, en appropriant la température aux conditions individuelles ; des douches ascendantes très-mitigées, pour combattre la constipation habituelle chez ces malades, etc., on peut obtenir des eaux d'Uriage des résultats très-importants et parfois inespérés. Mais, je dois le dire encore, le traitement alors doit être dirigé avec beaucoup de précaution si l'on veut en retirer un grand bénéfice et ne pas s'exposer à des irritations pénibles. Je citerai seulement un exemple de ce genre de maladie.

76e Obs. — M. B..., de Grenoble, âgé de plus de quarante ans, d'un tempérament éminemment nerveux, d'une constitution faible, d'une santé débile et toujours chancelante, était, depuis sa jeunesse, tourmenté par une susceptibilité extrême du tube digestif et en particulier de l'estomac, qui avait plusieurs fois donné lieu à des maladies sérieuses ou graves, et qui l'obligeait aux plus grandes précautions dans son régime et son genre de vie. Il avait fréquenté diverses eaux minérales, était allé, pendant plusieurs années, à Aix en Savoie et ensuite à Plombières. Chaque fois il avait obtenu un amendement notable, un soulagement marqué, mais de peu de durée. Il se trouvait mieux tout le temps qu'il était aux eaux, et puis, rentré chez lui, il retombait bientôt dans son état habituel. Il y a six ou sept ans, empêché de se rendre à Plombières, il vint, avec crainte, me consulter pour savoir s'il pourrait essayer des eaux d'Uriage, en place de celles où il lui était impossible d'aller cette année-là. Je lui fis une réponse affirmative, en le prévenant que le traitement demanderait plus de ménagements, que, pendant sa durée, il pourrait se trouver moins bien qu'à Plombières peut-être, mais qu'ensuite aussi il pourrait en résulter une amélioration plus marquée dans son état. Il se décida, non sans inquiétude, à en tenter l'épreuve comme je le lui conseillais.

Son traitement se composa de bains mitigés et peu prolongés pendant longtemps, et de quelques bains purs seulement à la fin, de douches tièdes et de douches écossaises. Non-seulement il ne but pas d'eau minérale, mais il était obligé d'interrompre l'usage des bains tous les trois ou quatre jours d'abord, puis moins souvent, parce que le tube digestif en éprouvait un peu d'excitation, qui parfois même produisait une légère purgation ou du dévoiement. Il fit ainsi un traitement d'une activité très-modérée, mais assez prolongé, car il prit à peu près quarante bains ou douches. Tout le temps qu'il fit usage des eaux et durant un mois encore après qu'il eut cessé leur emploi, sa susceptibilité extrême fut tenue en éveil, si je puis ainsi dire, par un faible degré d'excitation. Puis sa santé s'améliora, se fortifia, et il éprouva un changement bien prononcé. En définitive, il se trouva, pendant l'année qui suivit, beaucoup mieux qu'il n'avait été les années précédentes. Aussi ne manqua-t-il pas de revenir à Uriage l'été suivant, et après ce second traitement, qui fut un peu plus actif que le premier, il retrouva une vigueur inusitée, il acquit même un certain embonpoint, auquel il n'était nullement habitué.

M. B.... a fait un troisième traitement assez long et régulier, comme les deux premiers; puis, il ne manque pas, chaque année, de venir prendre à Uriage, de temps à autre, des bains et des douches, au nombre de vingt ou vingt-cinq par été, pour maintenir l'amélioration inespérée qu'il a obtenue dans sa santé. Il est rentré dans les conditions d'une vie ordinaire, tandis qu'auparavant il était dans un état de maladie continuel, et toujours inquiété par la crainte des accidents graves qui l'avaient plus d'une fois assailli et le menaçaient incessamment.

Aux névroses du tube digestif se rattache la constipation extrême, dont bon nombre de personnes sont atteintes et dont je vais citer un exemple.

77e *Obs.* — M. X., de Romans, trente-sept ans, très-sédentaire, d'un tempérament lymphatico-sanguin, d'une constitution peu forte, souffrait depuis neuf ans d'une constipation opiniâtre qui ne lui permettait d'aller à la selle que tous les huit ou dix jours, encore avec grand'peine et à l'aide de nombreux lavements. Il lui était survenu, depuis un an, une irritation eczémateuse légère sur les coude-pieds et la rainure sacrée. Il vint à Uriage en 1841, fit un traitement de trente et un jours par des bains, des douches ascendantes en lavement, tous les deux jours, et des purgations à peu près sans effet. Il revint en 1842, prit quinze ou vingt bains et quelques douches ascendantes encore, pour confirmer sa guérison. La liberté du ventre s'était rétablie depuis l'année précédente. Les irritations de la peau avaient disparu.

Je ne m'étendrai pas davantage sur les différentes formes de névroses si variées dont notre économie est trop souvent le siége. Je ne parlerai pas des névralgies faciales, sciatiques ou autres que j'ai eu assez souvent l'occasion de traiter à Uriage, et dans lesquelles j'ai pu constater plus d'une fois des résultats importants. Je dirai seulement que les névralgies très-intenses et très-douloureuses demandent beaucoup de ménagements, pour ne pas être d'abord exaspérées par l'influence du traitement thermal, et que, dans les névralgies faciales particulièrement, je me suis presque toujours bien trouvé de joindre à l'action des eaux l'emploi de l'acupuncture, qui est beaucoup trop rarement usitée en pareil cas, où elle produit souvent des effets merveilleux. Enfin j'ajouterai un dernier mot sur les paralysies, qui sont tantôt le dernier terme des irritations du système nerveux, tantôt seulement une forme particulière de ces irritations.

PARALYSIES.

Je n'entends point parler ici des paralysies qui se déclarent à la suite des épanchements ou des inflammations graves des centres nerveux. Pour celles-là, comme elles sont presque toujours accompagnées de phénomènes de congestion très-active, ou même d'inflammation des parenchymes organiques les plus importants à la vie, il est bien rare que l'action toujours plus ou moins excitante des eaux minérales y produise des effets avantageux ; et, pour les eaux d'Uriage en particulier, malgré les avantages que leur action purgative semble devoir leur donner en pareil cas, j'en ai rarement vu résulter alors des conséquences avantageuses et de quelque importance. Mais je veux parler des paralysies qui surviennent à la suite de simples irritations du système nerveux, ou de congestions modérées et tenant à des causes qui peuvent être modifiées ou détruites. Ainsi on voit des paralysies survenir à la suite de névralgies plus ou moins intenses, à la suite d'une influence rhumatismale qui a fixé son action sur la moelle épinière, à la suite des congestions de cette moelle qui se montrent parfois chez les jeunes filles au moment de la puberté, lorsque la menstruation s'établit avec peine et produit dans l'organisme une perturbation considérable, etc. Alors les eaux peuvent être d'un très-grand secours et amener des guérisons véritables.

J'ai cité, dans mon premier Mémoire, l'observation d'une dame de Lyon qui, à la suite d'accidents nerveux divers, avait été prise d'une paraplégie presque complète et qui fut guérie par un traitement de trente-deux jours à Uriage. Les bains surtout avaient été employés, et presque tout l'honneur de cette guérison leur revenait. Mais l'action des eaux n'est pas toujours aussi favorable et surtout aussi rapide qu'elle l'a été chez cette dame; et, dans ce cas encore, je me suis plusieurs fois bien trouvé de combiner avec le traitement thermal l'emploi de l'acupuncture. Ainsi j'ai rapporté, dans le même travail, l'observation d'une autre dame également affectée de paraplégie très-avancée, paraissant due à une affection rhumatismale, et qui, après quinze jours de l'emploi des bains, de purgations fréquentes et de douches très-chaudes, n'avait obtenu presque aucune amélioration. J'eus recours alors à l'acupuncture, tout en continuant le traitement thermal, et alors l'amélioration se déclara franchement et marcha avec rapidité. Après un traitement d'un mois et dix applications environ de longues aiguilles à acupuncture, la guérison fut obtenue. Je vais rapporter encore un fait du même genre.

78e Obs. — Mademoiselle Bécard, de Lyon, âgée de dix-huit ans, tempérament indécis, constitution faible. Elle ne commença à marcher qu'à l'âge de quatre ans seulement, et la marche s'est établie très-péniblement. Elle marcha ensuite assez bien jusqu'à quinze ans. Alors les règles sont venues très-irrégulièrement d'abord, et les jambes se sont affaiblies, en même temps qu'il se formait dans les lombes et dans les flancs des douleurs habituelles, qui étaient plus fortes en hiver. L'hiver dernier la marche était devenue presque entièrement impossible, et depuis elle était restée très-difficile. A son arrivée, cette jeune fille ne pouvait qu'à bien grand' peine monter un escalier, en se servant de ses mains attachées à la rampe. Le traitement commença le 10 juillet 1844. (Bains à 35° et douches à 42°). Au bout de dix ou douze jours, les douches chaudes ne produisant aucun effet favorable et fatiguant la malade, elles sont remplacées par des douches écossaises à 44 et 25°. Purgation le jour des bains. Au bout de quinze jours, les jambes ne prenant aucune force, application tous les soirs de douze aiguilles à acupuncture, le long de la colonne vertébrale et des membres inférieurs, ce qui améliore promptement l'état des jambes. La malade part le 10 août, après vingt-huit bains ou douches et treize applications de l'acupuncture. Depuis l'emploi de ce dernier moyen, la marche s'est rapidement améliorée et présente un état infiniment meilleur. La malade est allée deux fois, dans les derniers jours, sans se reposer, jusqu'au château d'Uriage, ce qui exige, dans l'état sain, plus d'un quart d'heure de marche, car il faut monter à 100 mètres au-dessus de l'établissement. Les règles sont venues, il y a quelques jours, bien plus abondamment que d'habitude.

Il y avait là évidemment une congestion de la moelle épinière, qui fut détournée par la médication. Malheureusement, la cause qui l'avait produite ne put être annulée à tout jamais. Le docteur Baumès, qui revit la malade après les eaux, et qui avait été heureux de la voir à peu près complétement rétablie, m'apprit plus tard que l'affection de la moelle avait reparu avec plus de gravité l'année suivante, et que cette jeune demoiselle avait succombé.

FISSURE A L'ANUS.

Je dirai seulement un mot de cette maladie, qui est, dans beaucoup de cas du moins, une véritable névrose, et contre laquelle l'eau d'Uriage me paraît offrir un remède très-avantageux. En effet, par sa triple action en bains, en boisson qui purge facilement et sans fatiguer généralement, en douches ascendantes dirigées sur l'anus et dans l'intérieur du rectum, elle agit simultanément par plusieurs voies, et d'une manière très-convenable pour combattre cette maladie. J'ai cité dans mon second mémoire un cas de ce genre, où la maladie existait à un degré bien prononcé, et où les résultats obtenus par l'action des eaux permettaient d'espérer la guérison. C'est le seul cas où j'aie eu l'occasion de traiter par les eaux une semblable affection bien caractérisée; mais plusieurs fois j'ai vu des personnes qui en éprouvaient les symptômes à un faible degré, et qui ont été promptement rétablies par cette même médication.

AFFECTIONS DES MEMBRANES MUQUEUSES.

Par leurs qualités éminemment toniques et fortifiantes, par l'excitation vive qu'elles produisent à la peau, et dans certains cas, par la stimulation directe que leur contact détermine sur les surfaces chroniquement malades, les eaux d'Uriage exercent une influence très-prononcée et souvent très-favorable sur les affections des muqueuses. J'ai déjà montré tout à l'heure qu'elles pouvaient guérir des névroses fort anciennes et fort graves du tube digestif. Il en est de même pour les irritations chroniques des intestins qui n'ont pas le caractère des névroses, celles du gros intestin spécialement. Ainsi, j'ai vu plus d'une fois des malades affectés de dévoiement ancien, et qui se sont très-bien guéris par l'action du traitement thermal. Cela peut paraître contradictoire avec les propriétés purgatives de ces eaux. Il n'en est rien cependant. D'abord, dans ces cas, il est bien entendu que l'emploi de l'eau en boisson ne fait pas partie du traitement, quoique cependant parfois, peut-être, il pût encore être favorable. Mais avec des bains un peu chauds et d'une durée peu considérable, pour ne pas trop favoriser l'absorption, avec des douches modérément chaudes, on peut très-bien combattre ces états d'irritation chronique, qui s'accompagnent d'une augmentation plus ou moins forte des sécrétions normales.

De même, dans les catarrhes chroniques de la muqueuse respiratoire, j'ai vu plus d'une fois aussi de très-bons effets des eaux dont je m'occupe. Je n'ai pas besoin de dire qu'il s'agit de catarrhes sans complication de lésions organiques, sans altération du tissu des poumons ; car si de pareilles lésions existaient, un semblable remède serait, à peu près certainement, fort nuisible. J'en citerai un exemple seulement.

79ᵉ *Obs.* — M. X...., de Beaune, âgé de plus de cinquante ans, ayant une constitution peu forte, une santé très-fatiguée, depuis plusieurs années, par des rhumatismes et un catarrhe pulmonaire, fort intense durant les hivers, fut envoyé à Uriage en 1838, au sujet d'une éruption eczémateuse qui était venue se joindre à ses maux habituels. Dans ses redoublements de catarrhe, il lui arrivait assez souvent de cracher du sang, comme s'il avait eu une véritable pneumonie, et c'est ainsi qu'il débuta en arrivant à Uriage. Il s'était enrhumé dans le voyage, et fut pris, à son arrivée, d'une inflammation catarrhale très-forte, avec fièvre considérable et expuition abondante de crachats rouillés. Il lui fallut garder le lit pendant plusieurs jours, et je n'étais pas tout à fait sans inquiétude sur la manière dont il supporterait l'action des eaux. Cependant, comme il n'y avait aucun symptôme, ni de tubercules, ni d'inflammation du parenchyme pulmonaire, je lui fis commencer son traitement thermal lorsque ces accidents du voyage furent dissipés. Il le continua sans aucun accident pendant au moins trente jours, s'en alla bien portant et ne s'enrhuma presque point l'hiver suivant. Ce malade est venu trois années de suite à Uriage; il a été complétement débarrassé, après la seconde année, et de son catarrhe et de sa maladie de peau, et en grande partie débarrassé aussi de ses rhumatismes, qui ne se faisaient plus sentir que faiblement et de loin en loin.

Voici maintenant un exemple assez intéressant d'inflammation chronique de la muqueuse des fosses nasales, avec un ozène qui n'a pu encore être détruit, et une fistule lacrymale parfaitement guérie par les eaux.

80e Obs. — Alexandrine B..., de Grenoble, douze ans, tempérament lymphatico-nerveux, constitution faible. — Irritation intérieure du nez, qui a commencé il y a trois ans, par la formation de croûtes dans les narines, avec sécheresse de la pituitaire et un peu d'odeur fétide du nez. Au mois de janvier 1844, il survint une tumeur inflammatoire sur le sac lacrymal gauche, qui s'abcéda au bout de quinze jours et laissa une fistule lacrymale. Alors, et déjà auparavant, l'œil gauche était souvent larmoyant. Un grand nombre de remèdes ont été employés inutilement: Injections diverses dans le canal nasal, application de sangsues dans le nez, topiques résolutifs, bains iodurés, lotions salées sur tout le corps, pommades, etc., etc. La fistule suppurait toujours, lorsque la malade vint à Uriage en juillet 1844. La fistule se guérit au bout de huit jours de traitement thermal, et n'est pas revenue depuis. L'année suivante, il restait, dans les narines, des croûtes épaisses que la malade évacuait tous les deux jours, par des aspirations nombreuses d'eau tiède; toujours un peu d'odeur dans le nez; un peu d'irritation aux paupières gauches, et parfois un peu de gonflement du sac lacrymal, qui disparaissait immédiatement par la pression. Bonne santé du reste.

Le traitement de 1844 a consisté en vingt-six ou vingt-huit bains d'eau minérale, lotions, aspirations de la même eau, purgations tous les deux ou trois jours. Revenue en 1845, cette jeune fille a pris seulement huit bains et s'est purgée six fois. Chaque année, depuis cette époque, elle est venue prendre de même quelques bains, mais en trop petit nombre pour détruire une affection aussi tenace et aussi grave que l'ozène. Quant à la fistule lacrymale, elle est complétement guérie.

D'après tout ce qui précède, on comprend que l'eau d'Uriage doit produire des résultats très-avantageux dans les cas de leucorrhée ou perte blanche des femmes (catarrhe utérin ou vaginal), provenant soit de l'atonie des organes, soit d'un état d'irritation chronique du col de l'utérus ou de la membrane muqueuse de ces parties. Tantôt par l'action seule des bains et de l'eau en boisson, tantôt en y joignant des injections et des douches ascendantes plus ou moins énergiques, on peut, dans beaucoup de cas et sans aucun inconvénient, remédier à ces états souvent si pénibles, et qui, souvent aussi, sont la cause d'une foule d'autres accidents. Je me dispenserai de citer à cet égard des faits particuliers. J'ai eu à traiter également, à Uriage, des écoulements chroniques de l'urètre chez l'homme; et, dans ces cas, j'ai pu ordinairement observer des phénomènes analogues à ceux qui se produisent dans les phlegmasies de la peau, une surexcitation ou une exacerbation plus ou moins prompte, plus ou moins intense, après laquelle diminue par degrés le flux morbide, pour ne disparaître le plus souvent que lorsqu'on a cessé l'emploi des eaux. Du reste, il en est fréquemment de même pour les leucorrhées dont je parlais tout à l'heure. Bien plus, il n'est pas rare de voir survenir, sous l'influence de l'excitation déterminée par les eaux et pendant la période d'excitation, de légers accidents de cette nature, chez des personnes du sexe, qui, auparavant, en étaient complétement ou presque complétement exemptes. Alors on s'inquiète, on s'afflige, jusqu'à ce que bientôt on soit rassuré par la disparition de ces symptômes, quand les fonctions, momentanément exaltées, reviennent à leur type normal. C'est que tous les organes, toutes les fonctions se ressentent de l'impulsion puissante imprimée à la vie commune, et qui est la principale cause des bienfaits des eaux.

Je dois ranger dans cette classe d'affections morbides les écoulements chroniques et anciens du conduit auriculaire. C'est là une maladie des plus tenaces, des plus rebelles, et dont la guérison par un traitement local, lorsqu'on peut l'obtenir ainsi, n'est pas toujours sans danger. Sous l'influence de l'eau minérale, au contraire, dont l'action modifie toute l'économie en même temps que l'organe affecté, on peut souvent obtenir assez facilement, et toujours sans aucun risque, la disparition du mal. J'ai déjà cité, parmi les affections dartreuses, un écoulement du conduit auditif externe qui dépendait d'une cause de cette nature. J'en ajouterai ici un autre exemple, dans lequel la maladie était beaucoup plus grave, et par sa nature et par son ancienneté, et dont j'ai pu constater encore la guérison au bout d'une année.

81e Obs. — C'était chez un jeune homme, âgé d'environ trente ans, habitant Lyon, d'une assez bonne santé d'ailleurs, mais atteint depuis fort longtemps déjà d'un écoulement d'oreilles. L'audition en était un peu altérée et paraissait s'altérer davantage. Du reste, point de maladie de la peau qui pût indiquer une cause dartreuse; et le désordre semblait plutôt dépendre d'un principe strumeux ou d'une légère disposition à des accidents de cette nature. Le malade subit à Uriage, en 1838, un traitement d'un mois, par des bains, des douches, de l'eau en boisson, en injections, etc. Il survint, dans les derniers jours, une poussée assez intense ou une vive exacerbation des symptômes, avec fièvre, gonflement des oreilles, douleurs très-pénibles dans la tête; puis tous les accidents se calmèrent, et lorsque ce jeune homme partit, il n'y avait presque plus d'écoulement. Cependant, ce n'est qu'un peu plus tard qu'il disparut tout à fait. En 1839, j'ai appris du malade lui-même qu'il n'éprouvait plus aucun accident de ce genre, et que l'audition était revenue à l'état normal. Il se trouvait complétement débarrassé et ne retourna pas à Uriage.

AFFECTIONS VISCÉRALES.

Je veux parler ici des organes parenchymateux. J'ai dit déjà que les affections graves des centres nerveux ne pouvaient que bien rarement être favorablement influencées par les eaux minérales. C'est que toutes les causes d'excitation qui agissent avec une certaine énergie, en ranimant, dans ces organes si importants, un travail morbide toujours dangereux, produisent des effets qui deviendraient nuisibles, dans beaucoup de cas, si on persistait dans l'emploi de pareils agents. On est donc obligé presque toujours, par le développement des phénomènes de surexcitation, ou de suspendre la médication ou de l'atténuer d'une manière qui annule à peu près ses résultats. Il en est de même, à des degrés divers, pour tous les organes parenchymateux qui jouent un rôle important dans la vie, lorsqu'une lésion grave affecte leur tissu. Déjà aussi je l'ai dit pour les organes respiratoires : si l'on peut, par l'action des eaux, modifier souvent d'une manière très-avantageuse les irritations et les inflammations chroniques de leur membrane muqueuse, ainsi que le témoignent plusieurs des observations citées dans mon travail, il n'en est plus de même lorsque leur parenchyme lui-même est le siége d'une altération importante, lorsque les tubercules, par exemple, viennent l'envahir.

Il en est de même encore pour le foie, jusqu'à un certain point. J'ai guéri plus d'une fois, par les eaux, des douleurs, même fort anciennes, qui siégeaient dans la région de ce viscère, mais qui n'étaient point accompagnées d'une tuméfaction sensible de l'organe lui-même, d'un travail morbide apparent dans son tissu. Je n'en saurais dire autant pour les cas contraires, et même je ne conseillerais pas de tenter, par les eaux d'Uriage, la guérison de certains engorgements graves du foie, que guérissent souvent les eaux de Vichy. Je dirai d'une manière générale que toutes les fois qu'un travail morbide, *actif* et *grave*, se révèle dans les parenchymes importants à la vie, l'emploi des eaux est presque toujours peu favorable, quand il n'est pas nuisible, et que l'emploi des eaux d'Uriage, en particulier, me paraît alors tout à fait contre-indiqué. Je vais terminer mon travail par quelques considérations et observations sur certains phénomènes des maladies du cœur, des reins et sur les maladies de la matrice.

MALADIES DU COEUR.

J'ai émis, en 1838, cette opinion que les eaux sulfureuses, et les eaux d'Uriage plus encore que les bains simplement sulfureux, ayant la propriété de ralentir les mouvements du cœur, pourraient être utilement employés dans certains cas des maladies de cet organe. J'ai cité en même temps l'observation d'un malade affecté d'une hypertrophie du cœur, avec bruit de souffle très-fort et impulsion précordiale très-énergique, et chez lequel un petit traitement par les eaux d'Uriage avait notablement amendé les symptômes, diminué la force et la fréquence des battements du cœur, dissipé, au moins en grande partie, l'infiltration du tissu cellulaire qui en était la conséquence, rendu enfin au malade la possibilité de son travail quotidien. J'y voyais donc un moyen de *soulagement* utile dans ces maladies.

Depuis cette époque, dans le grand nombre des rhumatisants que j'ai eu à traiter, plusieurs m'ont présenté des symptômes de maladies du cœur assez prononcés, et chez quelques-uns que j'ai pu observer d'une manière assez suivie, j'ai constaté encore des résultats analogues. Mais lorsque les malades faisaient usage de bains seulement et qu'ils en prenaient un grand nombre de suite, il m'a paru que la sédation finissait par disparaître et était même parfois remplacée par une excitation nouvelle. Cela s'accorde parfaitement avec les phénomènes que j'ai signalés pour les maladies de la peau, par exemple, qui, après une sédation plus ou moins forte, offrent souvent une recrudescence assez énergique. Il y aurait donc d'abord sédation générale de l'économie, dans un grand nombre de cas, puis, par la continuation du traitement, excitation plus ou moins manifeste.

Je n'osais pas trop d'abord employer les douches chez les rhumatisants affectés de maladie du cœur, à cause de l'excitation immédiate qui en résulte. Plus tard, j'y suis arrivé par degrés, et ici encore j'ai obtenu des résultats en harmonie avec les observations que j'ai présentées dans mes considérations générales. Il y a donc augmentation des palpitations par l'effet primitif de la douche chaude, puis, par l'effet sédatif ultérieur, diminution de ces palpitations. Il résulte de là que les douches chaudes même peuvent parfois calmer les palpitations. Mais un tel moyen demande à être employé, en pareil cas, avec bien de la circonspection et de la prudence, pour qu'il ne puisse pas quelquefois provoquer des accidents graves dans la première période de son action, c'est-à-dire pendant l'excitation qui en est le premier effet. Il ne saurait être mis en usage, par conséquent, dans les maladies du cœur très-prononcées. Quoi qu'il en soit, par ces divers modes d'administration des eaux, j'ai vu plus d'une fois, chez des rhumatisants, la maladie du cœur s'améliorer en même temps que les symptômes propres du rhumatisme, la circulation se régulariser, l'impulsion précordiale diminuer, les bruits de râpe même diminuer parfois notablement, etc. Déjà, dans quelques-unes des observations antérieurement citées, des améliorations de ce genre ont été indiquées, par exemple à la p. 377 obs. 68e. J'en rapporterai une encore tout à l'heure qui montre un fait de ce genre.

Mais il est un autre genre de palpitations sur lequel le traitement thermal peut avoir une grande influence, ce sont les palpitations nerveuses. Et comme, dans les maladies du cœur, l'excitation nerveuse contribue souvent beaucoup à aggraver les symptômes, c'est encore un côté par lequel le traitement thermal peut agir sur ces maladies. Le cas le plus remarquable que j'aie vu sous ce rapport est celui d'un jeune homme de vingt ans environ. Il venait de perdre son père par suite d'une maladie du cœur, et déjà plusieurs personnes de sa famille avaient succombé à des affections du même genre. Quant à lui, il n'avait encore rien éprouvé de pareil jusque-là ; mais, sous l'influence du chagrin qu'il avait ressenti, il avait été pris depuis quelques jours de palpitations extrêmement fortes, continuelles, et qui le fatiguaient beaucoup. Le cœur examiné ne présentait aucun signe de maladie organique. Je lui conseillai des douches écossaises ou à température variée. Après la première douche, ses palpitations s'arrêtèrent, et elles n'ont pas reparu ensuite. Il a pris quatre ou cinq douches semblables, et est parti bien portant. Je vais citer maintenant un fait, où le cœur paraissait atteint d'une maladie organique.

82e Obs.—Femme Chapuys, couturière, de Vienne, vingt-deux ans, lymphatico-sanguine, peu forte, d'une famille saine. Affection rhumatismale générale, datant de six ans, réapparue il y a deux ans par suite d'un refroidissement grave qui produisit une fluxion de poitrine, des palpitations violentes, etc. Depuis lors, toux sèche continue jusqu'à la fin de l'hiver dernier, moindre depuis, fréquentes douleurs dans les membres, palpitations intenses, crachement de sang à plusieurs reprises, quatre ou cinq fois abondant. *Etat actuel :* Palpitations avec impulsion énergique, bruit de râpe après le premier bruit et couvrant le second, bruit de souffle par moments dans les carotides. Les palpitations s'entendent presque sur toute la poitrine et assez fort au sommet, en avant; bruit d'inspiration dur et un peu crépitant sous les clavicules. Pas de matité en ce point.

On a employé des vésicatoires nombreux sur la poitrine et les membres, des adoucissants à l'intérieur, etc., sans grand résultat. Venue à Uriage le 12 juin 1840, cette malade y prit des bains à 35° et d'une heure seulement chaque fois. Le 28 juin elle était infiniment mieux, n'éprouvant plus de gêne dans la respiration, plus de toux et n'ayant que des palpitations beaucoup moins fortes. L'impulsion était encore un peu exagérée, le deuxième bruit remplacé par un choc sourd, suivi d'un bruit de souffle modéré. Léger bruit de souffle dans les carotides. Elle partit après avoir pris huit bains.

A la fin de l'été, les jambes furent reprises de douleurs très-intenses, mais sans gonflement, qui la forcèrent de rester trois mois au lit. Sa poitrine n'est plus redevenue malade. L'année suivante, cette femme se rendit de nouveau à Uriage; elle souffrait encore dans les jambes et avait des palpitations comme l'année précédente, mais elle ne toussait plus et n'avait plus la poitrine malade depuis le premier traitement thermal. Je ne sais ce qu'a fait le second.

MALADIES DES REINS.

83e Obs. — M. M...., de Saint-Étienne, âgé de 55 ans, bilieux et nerveux, d'une constitution forte, mais d'une impressionnabilité extrême, vint à Uriage en 1841 ou 1842. Ce malade avait depuis quelques années, dans la région du flanc, des douleurs faibles, presque nulles généralement; mais, deux ou trois fois par an, il éprouvait, dans la même région, des crises de douleurs atroces, qui duraient plusieurs jours et lui laissaient une longue fatigue et une grande susceptibilité nerveuse. Il avait reçu, plusieurs années auparavant, dans le voisinage de cette région, à la partie inférieure et postérieure de la poitrine, un coup de fusil chargé à plomb et tiré à bout portant, qui avait labouré la peau et les muscles. C'était à ce coup de fusil qu'il rapportait tous ses maux; et, au milieu du récit très-coloré et des idées fixes du malade sur les conséquences de cet accident, il me fut impossible de démêler exactement la nature de sa maladie et de savoir si ses crises de douleurs étaient dues en effet aux suites de la plaie d'arme à feu, ce qui était très-peu probable, ou si elles dépendaient d'une névrose, d'une maladie des reins, etc. Il n'y avait aucun trouble du côté des voies urinaires; il n'avait jamais été rendu de graviers; et aucun autre organe ne donnait des signes d'une lésion physique.

En conséquence, je dirigeai le traitement avec circonspection et fis prendre au malade des bains mitigés, plus tard des douches écossaises peu énergiques, puis quelques bains purs, et très-peu d'eau en boisson. Il alla de mieux en mieux, et partit, après un mois de *baignée*, sans douleur, sans trouble d'aucun genre. Jusqu'à l'été suivant, il ne ressentit pas la moindre douleur, pas le moindre retour de ses crises. Aussi se pressa-t-il de revenir à Uriage, où il arriva cette fois très-bien portant. Il recommença un nouveau traitement, mais un peu plus actif que le précédent et dépassa même sous ce rapport les prescriptions données. Il se croyait à l'abri de tout accident. Mais au bout de quelques jours, il fut pris d'une de ses crises antérieures, dont il avait presque perdu le souvenir, depuis plus d'un an qu'il n'en avait rien ressenti. Elle fut à peu près aussi forte que les autres, mais de bien moins longue durée, car elle se termina au bout de quinze ou vingt heures; et, dans les heures qui suivirent, le malade rendit avec les urines plusieurs petits calculs, depuis la grosseur d'une tête d'épingle jusqu'à celle de la moitié d'un pois environ. Dès lors, il fut complétement débarrassé, et continua son traitement sans aucun accident nouveau. Il était convenu, lorsqu'il s'en alla, que, si son année se passait sans retour de crises, il reviendrait à Uriage l'année suivante, pour tâcher de guérir complétement ces coliques néphrétiques, en prévenant la formation de nouveaux calculs ou en favorisant leur expulsion avant qu'ils ne fussent arrivés à un volume notable; dans le cas contraire, il devait aller à Vichy. Mais la crainte de ramener de nouvelles douleurs l'emporta sur celle de voir le mal revenir plus grave, et, quoique l'année tout entière se fût très-bien passée, le malade ne revint pas. J'ai appris, deux ou trois ans plus tard, que M. M. se portait fort bien, n'avait plus souffert depuis son traitement d'Uriage, et n'était allé prendre aucune espèce d'eaux minérales.

84e Obs. — Il y a trois ans, une dame de Lyon, âgée de près de soixante ans, vint à Uriage pour une éruption eczémateuse de la tête et du cuir chevelu. Cette dame avait eu, l'hiver précédent, une crise de colique néphrétique très-forte, qui avait duré plusieurs jours et qui n'avait amené aucune expulsion de graviers ou de calculs. Cette dame n'avait jamais rendu de gravelle. Pendant son traitement thermal, elle fut prise tout à coup de malaises, de douleurs abdominales, puis d'une nouvelle colique néphrétique assez intense, mais qui dura quelques heures seulement. Le lendemain matin, la malade expulsa un petit calcul du volume d'un pois, et fut complétement débarrassée.

Ainsi, voilà deux cas, les seuls de cette maladie

que j'aie observés à Uriage, dans lesquels l'action des eaux a été extrêmement favorable pour faire disparaître les concrétions formées dans les reins. Dans le premier, la disposition morbide paraît avoir été complétement modifiée et la guérison définitive; dans le second, je ne saurais dire s'il en a été de même, attendu que je n'ai point eu de nouvelles de la malade. Mais il n'en résulte pas moins que l'eau d'Uriage, et par ses propriétés diurétiques sans doute, et sans doute aussi par l'action éminemment tonique qu'elle exerce sur la constitution, a produit l'évacuation des calculs rénaux dont la présence était signalée par les accidents antérieurs, et a produit ce résultat sans donner lieu à des souffrances à beaucoup près aussi fortes que celles des crises précédentes, qui n'amenaient aucune évacuation salutaire. Voici encore un exemple curieux d'une maladie du rein, très-avantageusement modifiée par l'action des eaux.

85e Obs. — Madame X..., de Grenoble, vint à Uriage en 1846, pour une petite éruption de peu d'importance. Cette dame avait une maladie beaucoup plus importante, dont l'origine est fort ancienne et dont les accidents sérieux datent de plus de quinze ans. Par suite d'un coup reçu dans la région du rein, il paraît s'être développée une affection grave de cet organe, par suite de laquelle, depuis cette époque, les urines ont toujours été troubles et présentant un dépôt mucoso-purulent, qui occupait près de la moitié de la hauteur du liquide. La santé de cette dame a été assez gravement altérée, et par l'état de souffrance habituel que lui occasionnait sa maladie et par des crises assez fréquentes et très-douloureuses, qu'elle éprouvait toujours plusieurs fois par an, et quelquefois à des intervalles assez courts. Ces crises, de plusieurs jours de durée, étaient souvent provoquées par un petit excès de fatigue ou par des émotions pénibles, etc.

A part ces désordres locaux, qui avaient été longtemps et vainement combattus par le docteur Pointe, de Lyon, et par d'autres médecins, les fonctions se faisaient assez bien ; mais la malade était pâle, faible, et ne pouvait marcher un peu de temps sans en ressentir une augmentation du malaise continuel qu'elle éprouvait dans le flanc. La région rénale était tellement sensible à la pression, qu'il me fut impossible de l'explorer d'une manière suffisante ; cependant, la percussion, pratiquée avec peu de force, me parut indiquer une tuméfaction assez notable de l'organe malade. Y avait-il encore un état inflammatoire du rein ? y avait-il une désorganisation de son tissu, une destruction lente de son parenchyme, etc. ? C'était évidemment un cas fort embarrassant et qui demandait les plus grandes précautions. En conséquence, je prescrivis des bains toujours mitigés, d'une durée peu considérable d'abord, et je recommandai de ne pas boire une goutte d'eau minérale.

Ces précautions n'étaient pas superflues, car, à plusieurs reprises, il fallut suspendre le traitement, parce qu'il survenait des phénomènes d'excitation du côté du rein, qui menaçaient de ramener une crise sérieuse. Plusieurs fois donc le traitement fut interrompu par un jour de repos, et, en outre, il fut fait en trois périodes, avec des intervalles d'au moins quinze jours entre chaque période. De cette manière, la malade put prendre environ trente-cinq bains, sans irritation immédiate ou consécutive, importante; et, chose remarquable! l'année se passa ensuite sans qu'aucune crise nouvelle, sans qu'aucune douleur grave et prolongée vînt reproduire les accidents antérieurs. En conséquence, l'année suivante, un second traitement fut fait en deux fois et un peu plus actif que le premier, et l'état de la malade continua de s'améliorer. Enfin, l'année dernière, un troisième traitement a eu lieu, pendant lequel madame X. a pris, en deux fois, environ quarante-cinq bains, dont quelques-uns même d'eau minérale pure, s'est purgée plusieurs fois et a vu sa santé se fortifier de plus en plus. Cependant, plusieurs fois encore des accidents menaçants ont obligé de suspendre le traitement. Mais, grâces aux précautions prises, depuis le traitement thermal de 1846, la malade n'a plus eu de grandes souffrances, plus de crises sérieuses comme auparavant; ses forces se sont beaucoup accrues, et j'ai su, il y a peu de temps, qu'elle s'était assez bien portée tout l'hiver dernier. Pourrait-on donc espérer sa guérison?... Au moins, une amélioration très-considérable a été obtenue et pour le présent et sans nul doute pour l'avenir.

MALADIES DE LA MATRICE.

L'eau d'Uriage exerce sur le système utérin une action extrêmement prononcée. Déjà je l'ai dit, elle excite puissamment la menstruation. Et ce résultat ne se manifeste pas seulement après un long emploi de l'eau minérale, c'est le plus souvent après quelques bains que l'on voit l'écoulement périodique survenir, devancer l'époque habituelle, souvent aussi se faire avec plus d'abondance. Il résulte de là qu'elle est très-utilement employée pour établir la menstruation chez les jeunes personnes retardées dans leur développement, pour la régulariser chez celles où la nature, impuissante par faiblesse ou par désordre, ne produit que de rares ou insuffisantes évacuations, pour rappeler et régulariser encore l'hémorrhagie sexuelle à un âge plus avancé, lorsqu'elle a été accidentellement supprimée ou dérangée. Chaque année la source d'Uriage produit en grand nombre des résultats de ce genre, et il en est souvent de fort remarquables.

Une autre conséquence de cette stimulation particulière produite par l'eau d'Uriage sur les organes génitaux de la femme, c'est de rendre à ce système son énergie normale ; c'est de dissiper ces états d'atonie ou de débilité que l'on rencontre si souvent chez les femmes des villes, et qui se caractérisent principalement par des écoulements muqueux abondants. Or, si l'on tient compte de tous les désordres qui dérivent de ces trois causes, l'aménorrhée, la dysménorrhée et la leucorrhée excessive, on se fera une juste idée de l'importance qu'acquiert sous ce rapport l'eau minérale dont nous nous occupons. Mais ces causes ou ces accidents morbides, que nous considérons comme causes relativement aux désordres qui en résultent, ne sont eux-mêmes que des effets d'une cause première, qui est un état vicieux des organes dont ils dépendent. Cet état vicieux des organes produit souvent en même temps une autre conséquence non moins fâcheuse : c'est la stérilité. On sait en effet combien souvent l'absence ou les dérangements de la menstruation, aussi bien que les pertes blanches abondantes, s'accompagnent de stérilité. Eh bien ! en remédiant à la cause première de ces maladies, à la lésion organique qui en est le principe, l'eau d'Uriage, en même temps qu'elle ramène à son état normal le flux ménorrhagique ou qu'elle modifie favorablement des leucorrhées opiniâtres, peut rendre la fécondité aux femmes qui en étaient privées. C'est par suite de tels résultats qu'elle a été considérée comme un remède contre la stérilité ; non pas qu'elle exerce une action directe sur la conception, non pas qu'elle puisse, dans toutes les circonstances, favoriser cet acte vital, mais parce que, dans certains cas, et dans certains cas seulement, elle fait disparaître la cause qui empêchait la fécondation de s'effectuer.

Par suite encore de son influence sur l'hémorrhagie sexuelle, l'eau d'Uriage peut exercer indirectement une action très-favorable sur d'autres maladies. C'est ainsi que, sous l'influence d'une menstruation très-abondante produite par son emploi, j'ai vu diminuer d'une manière remarquable, en même temps que les accidents qui en provenaient, une tumeur énorme située dans le ventre, et qui, par sa forme, sa régularité, son poids, sa dureté, sa rénitence, son union intime avec le corps de la matrice, présentait les caractères d'un corps fibreux de cet organe.

C'est aussi en partie par la stimulation énergique qu'elle imprime à l'appareil générateur, en partie par son action tonique et fortifiante sur l'ensemble de l'organisme, que cette eau minérale produit d'excellents effets dans les affections chlorotiques. Ce n'est pas que, dans la chlorose très-développée, la source sulfureuse dont nous nous occupons puisse dispenser de l'emploi du fer; mais, en joignant à son action celle des sources ferrugineuses qui l'avoisinent, ou des préparations ferrugineuses de la pharmacie, on obtient bien plus sûrement des guérisons durables, qui sont souvent si difficiles à obtenir par l'emploi seul des ferrugineux.

Quant aux affections spéciales de l'utérus lui-même, je dois m'y arrêter quelques instants. Elles sont de deux sortes très-différentes : tantôt ce sont des affections du tissu, du parenchyme utérin (je n'ai pas besoin de rappeler que je ne m'occupe que des maladies chroniques); tantôt ce sont des déplacements seulement de l'organe, qui proviennent d'une affection de ses ligaments, mais qui entraînent fort souvent à leur suite une irritation secondaire de l'utérus.

Je dirai d'abord que toutes les fois que le corps même de la matrice est le siége d'un engorgement prononcé et d'un travail phlegmasique un peu actif, l'action du traitement thermal peut facilement produire une excitation trop vive, comme on doit le prévoir d'après ce que j'ai dit en général sur les maladies des parenchymes viscéraux. Aussi alors convient-il, suivant les cas, ou de s'abstenir de ce traitement, ou de ne l'employer qu'avec beaucoup de précaution et de réserve, comme en fournit un exemple l'histoire de cette altération si importante et si grave du rein, que je viens de rapporter en dernier lieu. Mais ce ne sont pas là les cas les plus ordinaires. Dans les engorgements du corps de l'utérus qui n'offrent pas d'irritation vive, et qui se présentent bien plus souvent, le traitement peut être assez énergique et produit fréquemment d'excellents effets.

Il est une autre forme d'altération de cet organe, que j'ai rencontrée assez souvent, et qui appartient au moins autant au corps même de la matrice qu'à son col, c'est la flexion utérine (antéflexion ou rétroflexion), qui se fait le plus souvent en avant, et qui dépend évidemment, dans certains cas, d'un relâchement des ligaments, d'où est résultée la pression du col sur le plancher du bassin. Lorsqu'elle provient de cette cause, et qu'elle n'est pas ancienne, on peut espérer de la modifier; mais lorsqu'elle provient d'une disposition ou d'une altération spéciale de l'organe lui-même, elle n'offre guère de chances de succès, et j'ai vu échouer plus d'une fois complétement les moyens dirigés contre elle.

Lorsque le col seul est affecté, les ressources du traitement sont plus puissantes. S'agit-il d'une ulcération du museau de tanche, par le traitement général et par les douches ascendantes on peut en obtenir, assez rapidement parfois, la guérison complète. Ainsi, j'ai vu une ulcération, qui couvrait toute la surface de cet organe, disparaître presque entièrement par un traitement de quinze jours seulement. S'agit-il d'un engorgement du col, pourvu également qu'il ne soit lié à aucune tendance fâcheuse, à aucune disposition aux dégénérations carcinomateuses, le traitement thermal encore le modifiera d'une manière très-favorable.

Lorsque la maladie consiste, uniquement ou principalement, dans le relâchement des ligaments, qui produit l'abaissement ou la déviation de l'utérus, on arrive presque toujours, par l'action tonique et fortifiante des eaux, et par l'emploi des bains, quelquefois des douches chaudes, surtout si une disposition rhumatismale complique l'affection et paraît, comme cela arrive assez fréquemment, contribuer aux souffrances; plus souvent par les douches écossaises ou par les douches froides, enfin par des douches ascendantes d'une température peu élevée, à modifier l'état fâcheux des organes et à débarrasser les malades, tantôt au moins en bonne partie, tantôt complétement, des malaises, de la faiblesse et des douleurs qu'elles éprouvent. Mais, dans ce cas, le traitement doit être souvent assez long, si l'on veut arriver à des conséquences importantes, quoique parfois on obtienne assez rapidement des changements considérables. En voici un exemple.

86e Obs. — Madame M..., de Lyon, vingt-cinq ans, lymphatique, assez forte, vint à Uriage en 1841, pour une antéversion utérine, suite de couches, et compliquée de pertes blanches anciennes et abondantes, d'une gastralgie habituelle, de chaleurs abdominales, de douleurs lombaires, etc. Quatre ou cinq ans auparavant, elle était venue à Uriage pour les mêmes indispositions et pour un ulcère à la jambe; un traitement de quarante-huit bains l'avait guérie sous tous les rapports. Les accidents ont reparu après une deuxième couche. (Bains à 34°, douches à 36°, purgation deux fois par semaine.)

La malade partit après avoir pris seulement cinq bains et six douches. Tous les symptômes avaient disparu, si ce n'est un peu de faiblesse de reins qui persistait encore. Mais il est évident qu'on ne pouvait compter avec certitude sur la durée d'un pareil changement.

J'ai dit que les douches ascendantes étaient généralement très-favorables dans ces cas. Il en est de même à peu près pour toutes les irritations chroniques de l'utérus. Pourtant, il est des personnes chez lesquelles leurs effets ne sont nullement avantageux, surtout au début du traitement; car j'ai rencontré plus d'une fois des cas où elles semblaient d'abord défavorables, et où, à une époque plus avancée de la médication, elles produisaient de très-bons effets. Leur emploi, d'ailleurs, demande de la prudence. Trop froides, elles peuvent irriter assez fortement, et, parfois, supprimer trop vite des leucorrhées qui ne sauraient sans quelque danger disparaître brusquement; trop chaudes, elles peuvent occasionner une excitation redoutable. Ainsi, j'ai vu une dame qui, à la suite d'une douche ascendante beaucoup trop chaude, fut prise de violentes douleurs abdominales, avec sensibilité vive, fièvre intense, et chez laquelle il fallut recourir à la saignée pour dissiper ces symptômes d'une péritonite imminente.

Du reste, en raison de l'influence considérable que ces maladies exercent sur le système nerveux, le traitement agit d'une manière assez diverse sur les différentes personnes, et demande des modifications assez fréquentes. Ainsi, l'an dernier, chez une dame que m'avait adressée le docteur Richard de Nancy, et pour laquelle, en raison d'une susceptibilité nerveuse et d'une irritabilité extrême, l'influence des eaux était fort redoutée, je suis parvenu, par des bains de quinze ou vingt minutes seulement d'abord, à lui faire parfaitement supporter l'action du traitement, et à en obtenir de très-bons effets, en définitive. Chez une autre dame, pour laquelle on avait essayé des médications assez variées, sous la direction des docteurs Cauvière et Cayol, et chez laquelle les bains de mer, même très-courts, produisaient une irritation fâcheuse, j'ai pu, avec des bains de dix à vingt minutes, et même à la fin d'une demi-heure, répétés deux fois par jour, avec des douches écossaises, des douches ascendantes assez énergiques, arriver à une amélioration très-considérable, par un traitement de moins de trente jours.

Mais je ne m'étendrai pas davantage sur ce sujet, et je ne parlerai point en particulier des irritations nerveuses du col utérin, du méat urinaire, de l'entrée du vagin, etc., que j'ai vues plus d'une fois aussi très-avantageusement modifiées par le traitement thermal.

J'aurais dû peut-être parler de la chlorose, des ulcères des jambes, dont un bon nombre viennent se guérir à Uriage, et de quelques autres maladies qu'on y observe plus ou moins souvent. Mais j'en ai dit assez, je crois, pour faire comprendre parfaitement le mode d'action de ces eaux, et je n'abuserai pas davantage de la patience du lecteur.

FIN.

TABLE DES MATIÈRES.

PREMIÈRE PARTIE.

DEUXIÈME PARTIE.

TROISIÈME PARTIE.

QUATRIÈME PARTIE.

FIN DE LA TABLE.

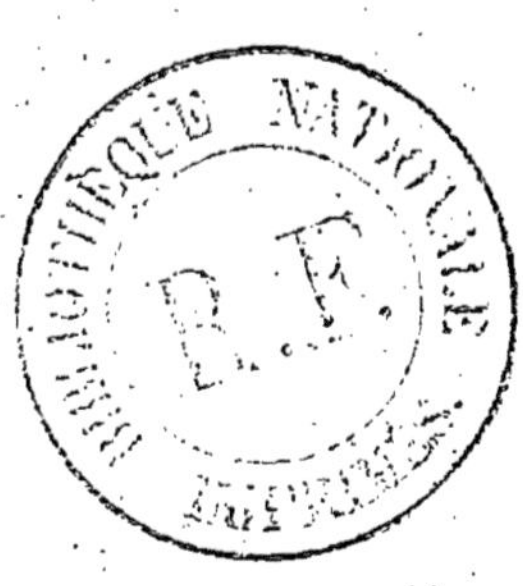

www.ingramcontent.com/pod-product-compliance
Ingram Content Group UK Ltd.
Pitfield, Milton Keynes, MK11 3LW, UK
UKHW022321190726
13856UKWH00001B/145